药物毒理学研究进展

主编　靳洪涛　宋海波　王海学

中国协和医科大学出版社

图书在版编目（CIP）数据

药物毒理学研究进展 / 靳洪涛，宋海波，王海学主编 .—北京：中国协和医科大学出版社，2020.5

ISBN 978-7-5679-1507-7

Ⅰ. ①药… Ⅱ. ①靳… ②宋… ③王… Ⅲ. ①药物学－毒理学－研究生－教材 Ⅳ. ①R994.39

中国版本图书馆 CIP 数据核字（2020）第 031779 号

药物毒理学研究进展

主　　编：靳洪涛　宋海波　王海学
责任编辑：杨小杰

出版发行：中国协和医科大学出版社
（北京市东城区东单三条 9 号　邮编 100730　电话 010-65260431）
网　　址：www.pumcp.com
经　　销：新华书店总店北京发行所
印　　刷：三河市华晨印务有限公司

开　　本：787×1092　1/16
印　　张：13.75
字　　数：270 千字
版　　次：2020 年 5 月第 1 版
印　　次：2020 年 5 月第 1 次印刷
定　　价：108.00 元

ISBN 978-7-5679-1507-7

编者名单

主　编　靳洪涛　宋海波　王海学

副主编　王三龙　杨文良　耿兴超

编　者　（按姓氏笔画排序）

王三龙　中国食品药品检定研究院
王凤华　北京协和建昊医药技术开发有限责任公司
王晓星　中日友好医院
王海学　国家药品监督管理局药品审评中心
刘　丽　中国食品药品检定研究院
李建国　中国辐射防护研究院
杨文良　北京市药品检验所
杨增艳　广西国际壮医医院
宋海波　国家药品监督管理局药品评价中心
周　莉　上海市计划生育科学研究所
胡宇驰　北京市药品检验所
耿兴超　中国食品药品检定研究院
高　虹　中国医学科学院医学实验动物研究所
高　洁　中国辐射防护研究院
郭飞虎　原子高科股份有限公司
郭家彬　中国人民解放军疾病预防控制中心
靳洪涛　中国医学科学院药物研究所
董世芬　北京中医药大学

前　言

安全、有效、质量可控、可及性是药物的内在属性，而安全性是新药最为关注的属性之一；安全合理用药也是临床精准用药的关注点，而基于药物不良反应的药物退市可能的路径和方法、药物及个人防护用品的环境健康影响评价，在我国的研究尚未正式开展或者刚刚起步，自 2019 年 12 月 1 日执行的新版《药品管理法》首次提出“国家建立药物警戒制度”要求，这些都亟待系统介绍，都是药物毒理学研究需要关注的内容。

目前国内出版的药物毒理学著作，从分子毒理学到非临床的安全性评价，到临床药物毒理学，但往往侧重一个方面，注重基础概念的介绍，我们结合北京协和医学院开展的研究生课程《药物毒理学研究进展》的授课情况，有选择地进行补充和完善，针对目前药物毒理学研究的热点和国际最新进展编写本书，旨在指导即将走上工作岗位的研究生。本书侧重实用性、进展性、示范性和指导性，力图涉及药品生命周期中安全性评价的全过程，并争取以后进行修订再版，不断完善。

本书的编写者多数是北京协和医学院《药物毒理学研究进展》课程的授课老师，涉及药学与药物毒理学相关的各个领域，还特约了国内与药物毒理学应用相关的专家，他们在繁忙的工作之余，花费大量的宝贵时间参与编写，有些授课老师没有参与编写，但提出很好的建议。本书的出版，得到北京协和医学院 2017 年度研究生教育教学改革项目的大力支持，同时也体现有关编者所在单位承担的重大新药创制专项课题研究的最新进展；研究生范潇予、胡广和李恩灿做了大量具体文字的校对工作，在此谨向他们表示诚挚的感谢！

近年来药物毒理学发展迅速，新药研发进展很快，知识不断更新，国际同步加速，同时由于编者的能力和水平有限，并且是初步尝试，本书一定存在不少不足之处，恳请阅读者和同行专家批评指正，以便在再版时改进，持续提高。

编者

2020 年 5 月

前 言

目 录

第一章
毒理学概述

第一节　毒理学起源与发展史

毒理学是从生物医学角度研究人类生产和生活环境中的外源性化学物质、物理和生物因素对机体损害作用及其机制、安全性评价与危险性分析的科学。它是理论性和实践性很强的一门学科。

在古代中国及古埃及、古希腊、古罗马和印度等国，古代医药文献中都有对毒物和中毒的文献记载，大约在公元前1500年书写在莎草纸上的埃伯斯（Ebers）就有关于多种毒物的记载。其中毒物 toxic 一词就源于希腊文字 toxikón，毒理学 toxicology 则是由希腊文 toxikón 和 logos 两词结合演变而来，原文含义是指描述毒物的科学。

毒理学最先是从药理学发展分化而来，药理学为毒理学的发展奠定了科学基础。药理学主要研究药物对生物体的有益作用，从而发挥其在治疗疾病中的效能。毒理学则研究化学物在一定条件下对机体的有害作用。相对于药理学的特定性来说，毒理学具有明显的多样性，即回答这样一个问题："会有什么有害作用发生?" 特别是化学物的安全性毒理学评价（描述毒理学），具有筛查的特征。

关于毒理学，中国最早有神农尝百草，一日遇七十二毒的记载，《淮南子·修务训》中说，"神农……尝百草之滋味，水泉之甘苦，令民知所避就，当此之时，一日而遇七十毒"。中国的《黄帝内经》被认为是大多数中医药著作的基础，也有很多毒物及解毒的记载。公元前580~498年，Pathagoras 研究了金属对机体的毒性效应，提出中毒的因果关系，对早期毒理学做出重要贡献。瑞士著名医师 Paracelsus 是中世纪文艺复兴时期医学史和毒理学史上的一位重要人物，他指出：所有物质都是毒物，没有绝对的非毒物，剂量决定一种物质是不是毒物（the dose makes the poison），他还确立了剂量-反应关系这一重要的毒理学概念，被认为是毒理学发展史上的重要里程碑。

19世纪以后，有机化学的发展大大促进了现代毒理学的研究进展。第二次世界大战期间，药品、农药、军需品、合成纤维及化学工业的发展大大刺激了毒理学的研究。同时，这一时期的基础学科如化学、物理学、生物学、医学、药理学及统计学的发展使毒理学研究如虎添翼，出现了快速发展。

1906 年美国通过了第一个《美国药品食品法》。1918 年 *Journal of Industrial Hygiene*（《工业卫生杂志》）的创刊，以及化学品生产商开始建立企业内部的毒理学研究室，这些都标志着毒理学的社会需求和学科地位的确立。1930 年 *Archives of Toxicology* 杂志的创刊，以及在 20 世纪 40 年代，胆碱酯酶抑制剂的发现，有机磷中毒及解毒机制的研究，化学致癌作用的研究，对混合功能氧化酶及细胞色素 P-450 对毒物代谢转化作用的研究为毒理学研究描绘了华丽的篇章。

20 世纪 60 年代的“反应停事件”和 20 世纪 70 年代的“已烯雌酚事件”向世人敲响了警钟，极大地催生了许多毒理学法规的诞生（表 1-1）。1965 年成立了国际毒理学会（International Society of Toxicology，IST），是毒理学学术交流上的一个重要里程碑。这一时期的化学分析已达到了超微量水平，细胞生物学、生物化学和分子生物学的长足发展促进了毒理学作用机制的研究。20 世纪 70 ~ 80 年代，分子生物学技术的迅速发展和在毒理学研究中的应用使毒理学研究步入分子水平。这一时期毒理学重要出版物主要有海斯（Hayes）主编的 *Principles and Methods Toxicology*（1982），以及赛普斯（Sipes）等主编的 *Comprehensive Toxicology*，这些毒理学著作至今已多次再版，成为毒理学的经典著作。从 20 世纪 80 年代至今是毒理学发展的鼎盛时期，也是分子毒理学形成和发展的重要时期，近年来更是兴起了安全性评价和风险评估的管理毒理学研究。中国自 20 世纪 80 年代以来，也陆续制定了一系列有关化学物管理的法规（表 1-2），在新的时代背景下，毒理学将会在知识迅速膨胀的免疫学、遗传学和分子生物学等学科的影响下取得更大的发展。

表 1-1　部分国家/组织与毒理学相关的法规汇总表

国家/组织	年份	法律名称
美国	1962 年	《Kefauver-Harris 修正法》
欧盟	1965 年	《65/65EEC 指令》
瑞士	1969 年	《有毒物质贸易法》
日本	1973 年	《日本化审法》
美国	1976 年	《有毒物质管理法》
法国	1977 年	《化学物质管理法》
德国	1980 年	《有毒物质保护法》
国际经济合作与发展组织	1982 年	《良好实验室规范》
加拿大	1988 年	《环境保护法》
美国	1992 年	《仿制药实施法案》
美国	1997 年	《食品药品监督管理局现代化法案》

表1-2 部分中国与毒理学相关的法规汇总表

年 份	法律名称
1984年颁布，2015年修改，2019年修订	《中华人民共和国药品管理法》
1984年颁布，2008年修订，2017年修正	《中华人民共和国水污染防治法》
1987年颁布，2018年修正	《中华人民共和国大气污染防治法》
1989年颁布，2014年修订	《中华人民共和国环境保护法》
1989年发布，2019年修改	《化妆品卫生监督条例》
2001年颁布，2017年第3次修订	《中华人民共和国职业病防治法》
2002年发布，2013年修订	《危险化学品安全管理条例》
2009年颁布，2018年修正	《中华人民共和国食品安全法》

第二节 毒理学概述

一、毒理学基本概念

传统的毒理学（toxicology）定义是研究外源化学物对生物机体的损害作用以及损害作用机制，研究对象为外源化学物。而现代毒理学的概念拓展到研究化学、物理和生物因素对机体的损害作用、生物学机制、危险度评价和危险度管理，现代毒理学的研究以风险评价为中心（图1-1），研究对象包括：①化学因素：如环境化学物、药物、食品添加剂等；

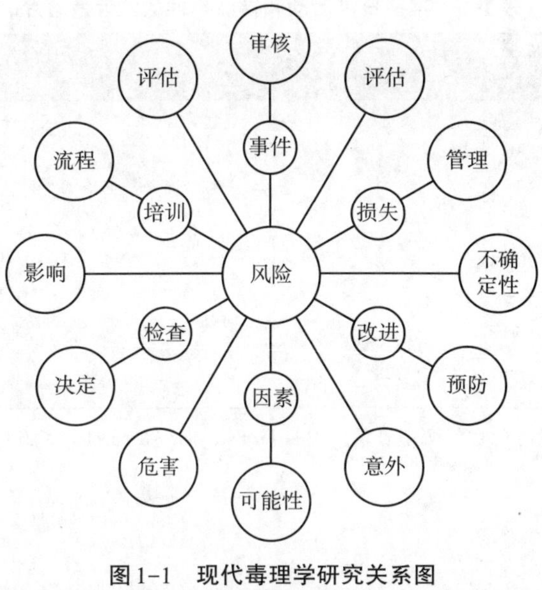

图1-1 现代毒理学研究关系图

图片修改引自dreamstime.com.

②物理因素：如电离辐射；③生物因素：如生物毒素、机体产生的氧自由基等活性中间产物。以下将简单对毒理学中的基本概念做简单的介绍。

（一）毒物（毒素）

毒物（毒素）是指在一定条件下，较小剂量就能引起机体功能性或品质性损伤的（化学）物质。

（二）毒性

毒性是指一种物质能引起机体损害的性质和能力。在同等的剂量，对生物体损害能力越大的（化学）物质，其毒性就越大；相对于同一损害指标，需要剂量越小的（化学）物质，其毒性就越大。但是一个物质的“有毒”与“无毒”，毒性的大小都是相对的，关键是此种物质的暴露量。在一定意义上，只要到达一定的剂量，任何物质对机体都具有毒性。

（三）中毒

中毒是指机体受到某种（化学）物质的作用而产生急性、慢性或亚慢性的功能性或器质性病变。

（四）危险度

又称危险性或风险度。指在一定暴露条件下化学物导致机体产生某种不良反应的概率，即某种物质在具体的接触条件下对机体造成损害可能性的定量估计，如死亡的概率。人类的各种活动都会有一定的危险度存在（表1-3）。与之相对应的是危害性，危害性的意义与危险度相似，但缺乏定量概念，未考虑机体可能接触的剂量和损害程度，一般指（化学）物质对机体产生危害的可能性。

表1-3　某些日常活动和自然事件的估计危险度

活动内容	危险度*
吸烟（每天10支）	1/400
全部意外事件	1/2000
开车（16 000千米/年）	1/5000
全部交通事故	1/8000
工业生产劳动	1/30 000
自然灾害	1/50 000
雷击	1/100 0000

*危险度以一年内个体发生死亡的概率表示；引自Lu FC，Basic Toxicology，3rd ed，Hemisphere，Washington，1997，334.

（五）剂量

剂量表示毒物的量。剂量有多种表示方式。外剂量是指机体接触（化学）物质的量或在实验中给机体受试物的量（mg/kg，mg/cm²）。内剂量是指被吸收入血的量。

与剂量相关的名词有：①致死剂量或浓度（lethal dose/concentration，LD / LC）：一次染毒后引起受试动物死亡的剂量或浓度；②绝对致死剂量或浓度（absolute lethal dose/concentration，LD100 / LC100）：指（化学）物质引起受试动物全部死亡所需要的最低剂量或浓度；③半数致死剂量或浓度（lethal Dose 50% / lethal concentration 50%，LD50 / LC50 ）：指（化学）物质引起一半受试动物出现死亡所需要的剂量或浓度，又称致死中量（表1-4）；④最小有作用剂量（minimum effective dose，MEL）：又称阈剂量，能使机体发生某种异常变化所需的最小剂量，即能使机体开始出现毒性反应的最低剂量；⑤最大无作用剂量（maximal no-effective dose）：指化学物质在一定时间内，按一定方式与机体接触，用现代的检测方法和最灵敏的观察指标不能发现任何损害作用的最高剂量，又称未观察到损害作用的剂量（no observed effect level，NOELS；no observed adverse effect level，NOAEL）。

表1-4　某些代表性化学物的半数致死量（LD_{50}）的粗略值

化学物	物种	LD_{50}（mg/kg）
乙醇	小鼠	10 000
氯化钠	小鼠	4000
硫酸铁	大鼠	1500
硫酸吗啡	大鼠	900
苯巴比托钠盐	大鼠	150
DDT	大鼠	100
印防己毒素	大鼠	5
硫酸士的宁	大鼠	2
尼古丁	大鼠	1
d-筒箭毒素	大鼠	0.5
河豚毒素	大鼠	0.10
二噁英（TCDD）	豚鼠	0.001
肉毒杆菌毒素	大鼠	0.00001

表格修改自卡萨瑞特·道尔. 毒理学-毒物的基础科学［M］.第6版. 人民卫生出版社，2005. 表2-1.

（六）效应和反应

效应是指一定剂量的外源化学物与机体接触后所引起机体的生物学变化（研究对象为个体，为量反应）；反应是指接触一定剂量化学物质后，表现一定程度某种效应的个体在一个群体中所占的比例（研究对象为群体，为质反应）。

剂量-效应关系和剂量-反应关系：剂量-效应关系（dose-effect relationship）和剂量-反应关系（dose-response relationship）分别表示不同剂量在个体或群体中表现出来的关系（量效应大小之间的关系，以及不同剂量与质效应发生率之间的关系），均可通过曲线来表示，即以表示效应强度的计量单位或表示反应的百分率或比值为纵坐标，以剂量为横坐标，绘制散点图，可得出相应曲线。剂量效应关系曲线呈直线、抛物线或S形曲线等多种形状（图1-2）。

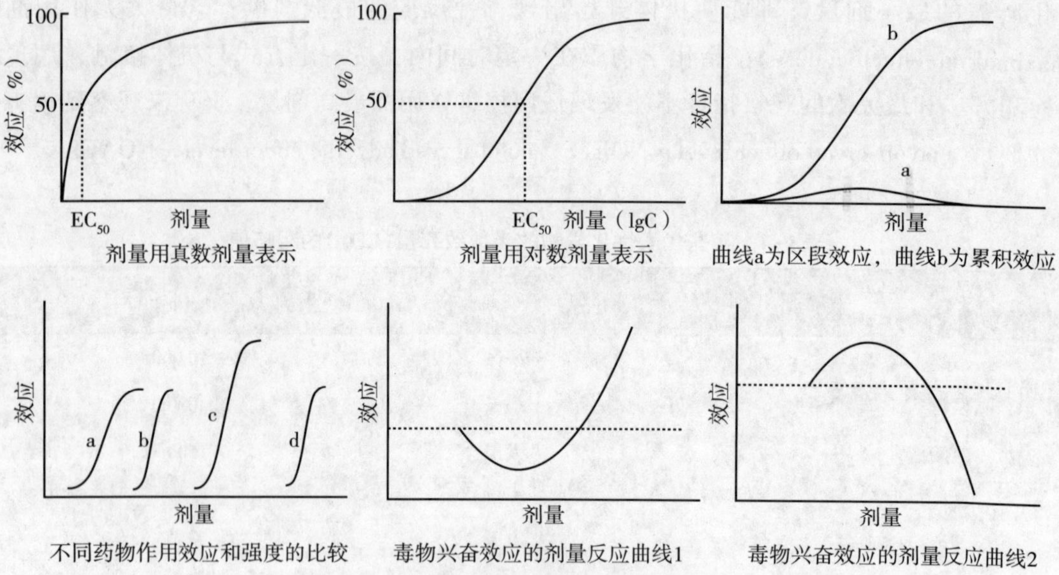

图1-2　部分剂量-效应关系的类别

图片源于刘天天，靳洪涛，王爱平.毒物兴奋效应及其对毒理学和医药研究的影响［J］.毒理学杂志，2016（1）：78-83.

二、毒性作用类型

（一）速发毒性作用与迟发毒性作用

速发毒性作用是指某些外源化学物在一次接触后短时间内所引起的毒性作用。如氰化物和一氧化碳（CO）等引起的急性中毒。迟发性毒作用是指在一次或多次接触某种外源化学物后经一定时间间隔才出现的毒性作用。如某些有机磷类物质有迟发性神经毒，在急性中毒恢复后10天左右，可出现肢体麻痹、共济失调等病变。而致癌物往往有20~30年的潜伏期。

（二）局部毒性作用与全身毒性作用

局部毒性作用指发生在化学物质与机体直接接触部位处的损伤作用。如强酸、强碱对皮肤的烧灼和腐蚀作用，吸入氯气、氰氢酸对呼吸道黏膜的刺激作用等。全身毒性作用指化学物质吸收入血后，经分布过程到达体内其他组织器官所引起的毒效应。

（三）可逆毒性作用与不可逆毒性作用

可逆毒性作用指停止接触化学物质后，毒性损伤可以逐渐恢复。不可逆毒性作用指停止接触化学物质后，损伤不能恢复，甚至进一步发展加重，如二氧化硅（SiO_2）所致的肺硅沉着病（矽肺）、锰中毒造成的脑病、致癌物引起正常细胞发生的恶变等。在药物毒性评价时，可逆性毒性往往比不可逆毒性作用容易接受。

（四）变态反应

变态反应是指机体对抗原物质初次应答后，再次接受相同的抗原刺激时，发生的一种以机体生理功能紊乱或组织细胞损伤为主的生理变化。描述这种变应状态最常用的术语是“超敏性”。一旦造成致敏状态，再次接触极少量的化学物就可能引起变态反应，因此变态反应的群体剂量-反应曲线极难获得。由于资料缺乏，有些学者认为变态反应是一种非剂量相关性反应。然而，对某一个体而言，变态反应确实与计量相关，如对花粉过敏的人，其发病是与空气中花粉的浓度相关的。此外还有“类过敏反应”或“过敏样反应”（anaphylactoid reaction），顾名思义，是指临床上表现为过敏反应，但通过各种检查不能证明它是一类免疫反应，在有些情况下，也不能确定引起这类反应的原因，在临床上，“类过敏反应”或“过敏样反应”可能比真正的过敏反应还要多见。

（五）特应性反应（特异体质反应）

特应性反应（特异体质反应）是指遗传因素所决定的，对某种化学物产生的异常生物反应。所谓特应性反应的个体，在反应的性质上与其他个体并没有明显的差别，所不同的是反应的程度，其方式变现为或是对低剂量化学物异常敏感，或者是对高剂量化学物极不敏感。我们更关心异常敏感的反应个体和化学物质。如氯霉素导致的再生障碍性贫血，发生率约为1/50 000；少数患者对琥珀酰胆碱异常敏感，标准剂量的药物肌肉松弛和呼吸暂停作用持续数小时，这与部分患者丁酰胆碱酯酶基因多态性有关，从而使降解琥珀酰胆碱的酶活性减低。

三、联合毒性作用

（一）联合作用类型

1. 协同作用

指两种或两种以上化学污染物同时或数分钟内先后与机体接触，其对机体产生的生物学作用强度远远超过它们分别单独与机体接触时所产生的生物学作用的总和，如四氯化碳和乙醇，臭氧和硫酸气溶胶。

2. 相加作用

指多种化学污染物混合所产生的生物学作用强度等于各化学污染分别产生的作用强度

的总和，如丙烯腈和乙腈，稻瘟净和乐果。

3. 独立作用

指多种化学污染物各自对机体产生毒性作用的机制不同，互不影响，如苯巴比妥和二甲苯。

4. 拮抗作用

是两种或两种以上的化学污染物同时或数分钟内先后输入机体，其中一种化学污染物可干扰另一化学污染物原有的生物学作用，使其减弱，或两种化学污染物相互干扰，使混合物的生物作用或毒性作用的强度低于两种化学污染物任何一种单独输入机体的强度，如硒与汞、硒与镉等。

5. 增强作用

一种环境化学物本身对机体并无毒性，但能使与其同时进入机体的另一种环境化学物的毒性增强。又称增效作用，如异丙醇本身不具备肝脏毒性，但与四氯化碳同时染毒时，使四氯化碳对肝脏的毒性增强。

（二）联合作用类型评定

1. 联合作用系数法。

2. 等效应线图法。

对于联合作用的机制目前尚知不多，特别是三四种物质的联合毒性研究尚不多见。污染物的联合毒性作用是一个很复杂的问题，其联合作用效应不仅与污染物组成有关，也与测试生物、测试生物的不同发育阶段有关，联合作用效应的性质还与混合物的浓度及各组分的配比、致毒时间、环境中的盐度、温度、溶氧等理化因子有关。

四、毒性作用机制

毒性作用损伤的机制包括：①直接损伤作用；②受体配体的相互作用与立体选择性作用；③干扰易兴奋细胞膜的功能；④干扰细胞能量的产生；⑤与生物大分子（蛋白质、核酸、脂质）结合；⑥膜自由基损伤；⑦细胞内钙稳态失调；⑧选择性细胞死亡；⑨体细胞非致死性遗传改变；⑩诱发细胞凋亡（程序性死亡）；⑪自噬等。

物质毒性作用机制的研究是个复杂的过程，需要考虑不同的作用阶段。一般分为四个阶段：第一阶段是毒物转化的过程，即从暴露部位到靶部位；第二阶段是终毒物与靶分子的反应；第三阶段是细胞功能障碍及其介导的毒性；第四阶段是修复与修复紊乱。认识毒性作用机制具有重要的实践和理论意义，这为解释描述性毒性资料、评估特定化合物引起有害效应的概率、确定预防和拮抗毒性效应的方法、开发对靶生物具有良好选择毒性的杀虫剂或者涉及毒性更小的化合物等提供了合理基础，但必须认识到对毒性作用机制的研究和认识是一个递进的漫长和严谨的过程。

第三节　影响毒性作用因素及现代毒理学研究领域

一、影响毒性作用因素

（一）结构

①同系物的碳原子数：烷、醇、酮，其一般碳原子数越多，毒性越大；②取代基团：卤素基团的个数、位置均影响药物的毒性；③饱和度：当碳原子数相同时，不饱和度越大，其毒性越大，如乙炔毒性＞乙烯毒性＞乙烷毒性；④构型异构：相同的物质，但化学构象不同，其毒性也不同；构象包括顺反异构和手性异构，如沙利度胺属于谷氨酸衍生物，在生理 pH 条件下有两种旋光异构体——R（右旋）和 S（左旋），其中 R 构型具有镇静作用而 S 构型却能导致胎儿畸形。

（二）物理性质

物理性质包括：①脂/水分配系数：化学物的脂溶性、水溶性与其毒性密切相关，如砒霜（As_2O_3）的溶解度比雄黄（As_2S_2）和雌黄（As_2S_3）大 3 万倍，其毒性亦小；②电离度、挥发度和蒸气压；③分散度；④纯度等。

（三）机体（宿主）状况

包括种属和个体差异、性别与激素、年龄、营养与健康、生物节律、疾病等。

（四）接触条件

包括接触途径、溶剂、毒物浓度与容积、交叉接触等。

（五）环境因素

包括气温、气湿、气压、噪声、震动与辐射等。

二、现代毒理学研究领域

现代毒理学的研究领域主要包括三个方面：描述毒理学（descriptive toxicology）（应用层面）、机制毒理学（mechanistic toxicology）（研究层面）以及管理毒理学（regulatory toxicology）（管理决策层面）。虽然每一个领域都有其明显的特征，但三者互为关联，对于危险度评价至关重要（图 1-3）。

（一）描述毒理学

传统的描述毒理学是采用实验动物进行适当的毒性试验，获得用于评价人群和环境中特定化学物暴露的危险度信息的科学。其作用体现在两个方面：①进行毒性鉴定，为安全性评价和危险度管理提供信息。其中，对药品、食品添加剂来说，主要是对人类的影响；工业化学品如杀虫剂、除草剂、有机溶剂等还要研究它们对野生动植物以及整个生态环境的潜在影响。②为化学物的毒作用机制研究提供重要线索。有机磷农药可引起胆碱能神经兴奋，包括毒蕈碱样症状和烟碱样症状，如腺体分泌增加、瞳孔缩小、肌肉痉挛等。这提示它们主要影响乙酰胆碱代谢。

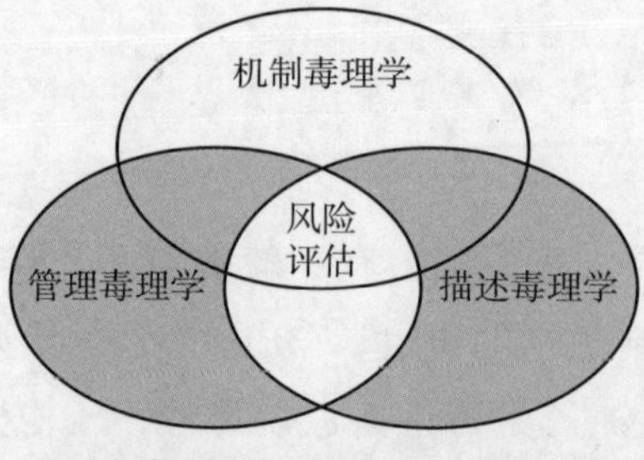

图 1-3　现代毒理学的主要研究领域相互关系图

图片修改自 Casarett LJ，DoullJ. Toxicology - The basic science of poisons［M］. Macmillan，1975.figure 2-1.

（二）机制毒理学

研究化学物对生物体产生毒作用的细胞、生化和分子机制。在危险度评价中，机制毒理学的研究资料可以用于 4 个方面：①证实与人类直接相关的实验动物中观察到的损害作用：如有机磷对人类、啮齿类动物和昆虫的相对毒性有大小，可以根据有机磷的一般作用机制和其在不同动物种属体内生物转化的差异进行预测。②验证与人类无关的发生于实验动物中的有害效应：如糖精可致大鼠膀胱癌，而正常的饮食中糖精并不引起人类膀胱癌。机制毒理学研究证实：只有在尿液中糖精达到很高的浓度并形成结晶状沉淀的情况下，才会诱发膀胱癌，而人类即使大量饮食也不会达到如此高的糖精浓度。③设计生产较为安全的化学物以及合理治疗化学中毒和临床疾病：这一点尤其重要，如反应停以及后来沙利度胺治疗红斑狼疮新的适应证的批准；④加深对基础生理学、药理学、细胞生物学和生物化学的认识。

（三）管理毒理学

根据描述毒理学和机制毒理学的研究资料进行科学决策，协助政府部门制定相关法规条例和管理措施并付诸实施，以确保化学物、药品食品等进入市场足够安全，达到保护人民群众身心健康的目的。相关机构如中国食品药品监督管理局、环保部、农业部等，大多数毒物都是不能完全从环境中消除，所以采取合适和及时的风险管理措施是至关重要的。

（四）其他研究领域

除上述 3 个研究领域外，毒理学的特殊研究领域，还包括法医毒理学、临床毒理学等：①法医毒理学主要研究化学物对人和动物有害效应的法医学问题；②临床毒理学主要研究由毒物和药物引起的疾病，研发解毒剂，改进新疗法，控制中毒的发生以及外源性化学物的损害作用；③卫生毒理学（health toxicology）是与公共卫生（公众健康）工作有直接联系的各个毒理学分支的总称，包括环境毒理学、工业毒理学、食品毒理学、农药毒理学、放射毒理学等。而卫生毒理学的目的是研究外源化学物的毒性和产生毒作用的条件，阐明剂量-反应关系，为制定卫生标准及防治措施提供理论依据。

第四节　毒理学研究意义及展望

一、药物毒理学领域

药物毒理学研究包括药物毒理学评价、以注册为目的的毒理学研究——GLP研究（NDA）、临床研究阶段的药物安全性研究（GCP）、药物上市后的不良反应（ADR）、药物警戒（PA）、药物安全性评价与药物毒性机制研究等。药物毒理学研究在用药安全及新药发现等方面起着极大的推动作用。

一项针对2005年1月1日至2008年12月31日期间受理进入药品审评中心审评系统，并完成技术审评报送国家食品药品监督管理局行政审批的161个创新性化学药品的调查研究表明，在不批准临床试验的17个品种中，安全性研究结果不支持临床方案的品种有5个，约占不批准原因的29%。一项通过动物实验数据来推测上市药物对人体是否产生相应不良反应的调查研究表明，当动物实验数据表明该药物诱发癌症或先天性畸形的风险增加时，监管机构和药物制造商可能会以很快的速度将药物召回。由此可见，严格的药物安全性评价以及上市后再监测有助于及时发现药物的毒性而减少对人类健康的损害。

一些具有明显毒副作用的物质，随着人们经验的积累以及研究的深入，若加以合理利用，却可以用来治疗疾病，如陈竺教授的团队应用全反式维A酸和三氧化二砷对急性早幼粒细胞白血病进行联合靶向治疗，使得这一疾病5年的无病生存率上升至90%以上，达到基本治愈的标准。洋地黄具有明显的心脏毒性，但在心衰治疗方面，效果良好。可见对毒性物质的合理利用，能起到意想不到的效果，这些发现都有赖于毒理学的研究。而新近上市的免疫疗法，其更多的严重不良反应及有效防护原则对机制毒理学、临床毒理学和药物警戒都提出了巨大的挑战。

二、毒理学对创新药物研究模式的影响

随着基因时代和个体精准医疗时代的到来，药物发现的模式发生了变化，从原来的分子模型及动物模型转变为从基因到靶标的发现以及靶标的确认，再到先导化合物的发现、优化，经过临床前及临床研究，最终走向市场的新模式（图1-4）。药物研究模式的转变为相关工作者评价研究手段的更新提供了更多的机会和更大的挑战。新时代强调个体化医疗，原于不同的个体对相同剂量的同一物质所做出的反应不同。其中P_{450}酶就分为很多不同的代谢亚型，如慢代谢型、中间代谢型、快代谢型以及超快速代谢型，不同个体间代谢型不同，就会导致药物在机体的存留时间不同，进而产生不同的药效。精准治疗中安全性的关注也需要更多的毒理学研究的支持和支撑。

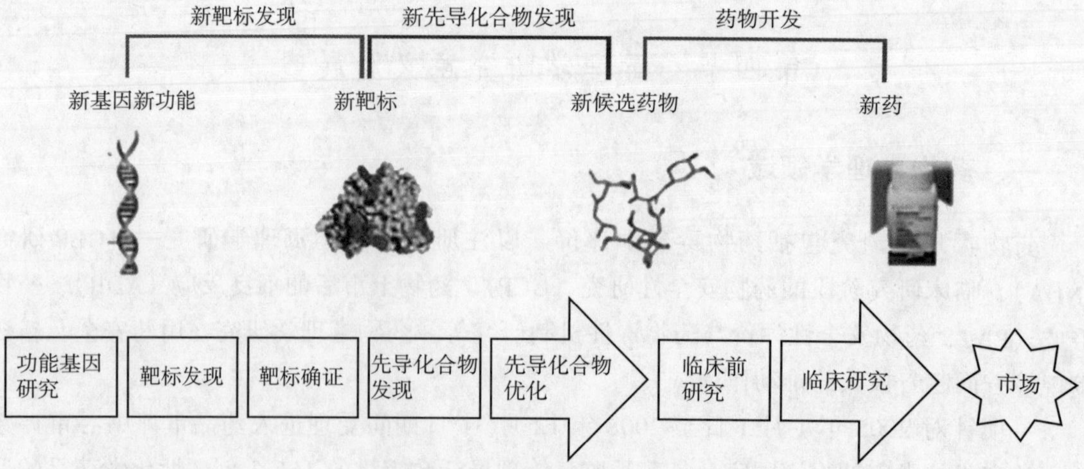

图 1-4　药物研究模式的转变

图片修改自陈晓光. 新药药理学［M］. 中国协和医科大学出版社，2010. 图 3-1.

三、环境与健康领域

随着人们生活条件的改善，人们在从事生产和日常活动中所接触到的化学物质越来越多，全世界等级的化合物已经超过 800 万种，常用的也有 7 万到 8 万种，在人的一生中不可避免地会通过生产使用或者滥用短时间接触到多种化合物，或通过多种环境介质（水、土壤、食品污染等）持久地接触某些化学物。这些外源化学物是否会产生毒副作用仍然是值得探索的问题，因此环境毒理学研究应运而生。环境毒理学的研究目的在于：探索早期检测指标与生物标志物，为制定环境卫生标准和减少环境污染对人体健康的危害提供理论依据；研究损害作用及其机制、早期损害指标及防治理论和措施；促进包括人类在内的各种生物的生存和持续健康的发展。

四、毒理学发展展望

目前毒理学的发展趋势主要体现在从高度综合到高度分化、从整体动物试验到替代试验、从阈剂量到基准剂量、从结构活性关系到定量结构活性关系以及从危险度评价到危险度管理这 5 个方面。毒理学最终的目标就是研究外源化学物对人体的有害作用及其机制，这就面临着动物实验资料如何外推到人、小样本资料如何外推到大样本等问题。有学者在近期妊娠的母亲和胎儿中建立了基于生物学的剂量反应模型（biologically based dose-response model），用于预测母体和胎儿血清中碘化物、总甲状腺素（T4）、游离甲状腺素（fT4）和总三碘甲腺原氨酸（T3）的水平，以确定各种膳食碘摄入量。该模型已经成为一种新型公共健康评估工具，可以追溯食物和环境中存在的其他内分泌活性化学物质。

随着分子生物学的空前发展，新的技术不断出现，为毒理学的发展提供更广阔的空间，毒理基因组学应运而生，得到大家的广泛关注。它将功能基因组学技术（转录组学、蛋白质组学、代谢组学）用于毒理学，借助生物信息学和计算技术，从而研究外源化学物与生物系统的相互作用。毒理学正逐渐步入一个全新的时代，最终我们得以阐述机体内发生的所有毒理学反应，并可能对其作用方式进行预测，从而更好地为人类社会服务。

经过多年的发展，无论在规范性还是技术上，我国的毒理学研究都取得巨大的进展，毒理学相关工作者应继续努力，走出一条"加强桥接，通过转化毒理学认证毒性生物标志物和新的检测方法；提早决策，缩短新药开发时间和降低成本；抓住重点，关注最可能导致新药开发失败的线粒体毒性和人体特有的代谢物毒性问题；兼容并蓄，积极从现代生物医学领域引进并应用新技术和新方法，以及与制药企业、学术界和药政监管部门三方协作，以联合体（consortium）形式实施药物毒理学重大课题的合作攻关"的发展药物毒理学的新道路。

同时需要看到，我国药物毒理学的发展与国际先进水平还有一定的距离，尤其是我们国家加入国际人用药物注册要求协调会（the International Council for Harmonization of Technical Requirements for Pharmaceuticals for Human Use，ICH）之后，从药物毒理学的各个方面全面与ICH的规范接轨还需要大量的工作去做，从毒性研究到风险识别、风险管控、风险交流的认识和实践还有巨大的提升空间，需要各方的努力和积极参与。

（靳洪涛　李恩灿　范潇予　耿兴超）

参考文献

［1］周宗灿.毒理学基础［M］.第2版.北京：北京医科大学出版社，2000：1-7.

［2］周志俊.基础毒理学［M］.上海：复旦大学出版社，2008：1-31，178-192.

［3］黄吉武.毒理学基础［M］.第2版.北京：人民卫生出版社，2016：1-33，379-394.

［4］王心如.毒理学基础［M］.第6版.北京：人民卫生出版社，2013：2-13.

［5］陈永法.国际药事法规［M］.北京：中国医药科技出版社，2011：54-160.

［6］Guan Y，Zhang B. Significance and application of toxikenetics in military toxicology［J］. Journal of Health Toxicology，1997，167（1）：228-250.

［7］杨志敏，冯毅.创新性药物研发失败原因的探讨［J］.中国新药杂志，2010，19（1）：17-19.

［8］Onakpoya IJ，Heneghan CJ，Aronson JK. Postmarketing withdrawal of human medicinal products because of adverse reactions in animals：a systematic review and analysis［J］. Pharmacoepidemiology & Drug Safety，2017，26（11）：1328-1337.

［9］Chen Z，Zhao WL，Shen ZX，et al. Arsenic Trioxide and Acute Promyelocytic Leukemia：Clinical and Biological［M］//Acute Promyelocytic Leukemia.Springer Berlin Heidelberg，2007：129-144.

［10］Lumen A，Mattie DR，Fisher JW. Evaluation of perturbations in serum thyroid hormones during human pregnancy due to dietary iodide and perchlorate exposure using a biologically based dose-response model［J］.Toxicological Sciences，2013，133（2）：320-341.

［11］王全军，廖明阳，丁日高，等.药物毒理学发展展望［C］//中国药理学与毒理学杂志，2013.

第二章 良好实验室规范与药物毒理学

药物毒理学是根据药物的理化特性，运用毒理学的原理和方法，对药物进行全面系统的安全性评价并阐明其毒性作用机制，以便降低药物对人类健康危害程度的一门科学。其主要目的在于指导临床合理用药，降低药物不良反应及减少因药物毒性导致的新药开发失败。

药物安全评价又称非临床药物安全性评价。它是指通过实验室研究和动物体外系统对治疗药物的安全性进行评估，是新药品进入最终临床试验和最终批准前的必要程序和重要步骤。具体是指为评价药物安全性，在实验室条件下，用实验系统进行的各种毒性试验，包括单次给药毒性试验、反复给药毒性试验、生殖毒性试验、遗传毒性试验、致癌试验、局部毒性试验、免疫原性试验、依赖性试验、毒代动力学试验及与评价药物安全性有关的其他试验。

指导规范药物等健康相关产品非临床安全性研究的质量管理规范便是良好实验室规范（Good Laboratory Practice，GLP），其是一种质量体系，目的是为了提高非临床研究试验数据的质量，确保试验的可靠性和完整性。

第一节 良好实验室规范产生历史及现状

药物非临床研究质量管理规范是药物进行临床前研究必须遵循的基本准则。其内容包括药物非临床研究中对药物安全性评价的实验设计、操作、记录、报告、监督等一系列行为和实验室的规范要求，是从源头上提高新药研究质量、确保人民群众用药安全的根本性措施。

20 世纪 60 年代震惊世界的“反应停”事件，德国、加拿大、日本、欧洲等 17 个国家或地区的妊娠妇女用“反应停”治疗妊娠呕吐而造成 12 000 余例“海豹肢畸形”婴儿。该事件就是药物审批制度不完善的产物，这一悲剧增强人们对药物毒副作用的警觉，从而进一步完善现代药物的审批制度。20 世纪 70 年代，GLP 这一术语由政府用于控制实验室的质量而产生。1972 ~ 1973 年，新西兰、丹麦率先实施 GLP 实验室登记规范。新西兰于 1972 年颁布《实验室注册法》，是世界上第一个正式提出这个概念的国家。该法涉及实验室的记录、试验步骤、仪器和设施，并成立了实验室注册委员会，负责《实验室注册法》

在各实验室执行和实施。1973 年，丹麦也颁布了《实验室规范》法案，其目的是保证安全性评价的质量控制。

20 世纪 70 年代中期，美国食品药品监督管理局（Food and Drug Administration，FDA）在评审申请资料时，发现美国工业生物实验室和生物检测公司递交的实验室数据存在严重的质量问题，为此下令停止其进行临床前研究。为此，FDA 专门成立了起草 GLP 的委员会，最终于 1976 年 11 月颁布了 GLP 法规草案，并于 1979 年 6 月正式实施（21 CFR Part 58），此后分别在 1987 年和 2006 年颁布了修订版。FDA GLP 是以联邦食品、药品和化妆品法案的形式发布，适用范围除药品外，还适用于食品添加剂和色素、饲料添加剂、兽药、人用医疗器械、生物药物和电子药物等的临床前安全性评价。

另外，美国国家环境保护局（U.S. Environmental Protection Agency，EPA）依据《联邦杀虫剂、杀菌剂和杀鼠剂法》（*Federal Insecticide，Fungicide，and Rodenticide Act，FIFRA*）和《有毒物质控制法》（*Toxic Substances Control Act，TSCA*），于 1983 年分别发布了两个几乎与上述 FDA 同样的法规，用于农产品、工业用化学品的卫生与安全测试管理。1989 年，EPA 法规进行修订，GLP 制度正式实施。1990 年，EPA 又提出了自己的《优良自动化实验室规范》（*Good Automated Laboratory Practices，GALP*）法规，它是专门规范计算机和数据处理系统进行认证的法规，以此来健全实验室数据的管理制度。

FDA 颁布 GLP 法规以后，带动了世界上许多其他国家的关注。1980 年 5 月，国际经济合作与发展组织（Organization for Economic Cooperation and Development，OECD）制定了 GLP 汇编，随后十六个成员国将其收录到各自的法规中。而欧洲经济共同体（European Economic Community，EEC）致力于欧洲法律的协调，亦发布了有关设备评估和实验室品质保证的指南。为了克服贸易上的差别，并使 GLP 也在国外获得认可，许多进行化学品贸易的国家签署了谅解备忘录。此后多年里，OECD 不断致力于 GLP 原则的修订和完善工作，并以共识文件的形式发布，在成员国内及成员国以外的国家和地区中实施。截至目前，已公布的共识文件有 18 个。OECD GLP 原则的适用范围是：除国家立法的明确豁免外，适用于所有的非临床健康和环境研究，包括医药、农药、食品添加剂与饲料添加剂、化妆品、兽药和类似产品的注册或申请许可证，以及工业化学品的管理。

日本自 1982 年颁布第一个 GLP 法规后，厚生省、农林水产省、经济产业省、劳动省等有关部委相继制定和实行各自的 GLP 法规。到目前为止，正在执行的有人用药品和医疗器械、农药、化学品、新化学物质、兽药和饲料添加剂 GLP。日本政府自 1984 年开始对 GLP 实验室进行认可检查，厚生省、农林水产省、环境厅、经济产业省和劳动省等有关部委分别根据药事法、农药取缔法、化学物质审查和制造法、饲料安全法和劳动安全卫生法等对有关 GLP 实验室进行检查，通常每三年一次。日本厚生省与 2008 年 6 月 13 日公布了人用药品和医疗器械 GLP 法规的修订方案，并于同年 8 月 15 日起正式实施：引入了多地点试验的概念、新的监察方法，修订了有关试验资料存档的有关规定。

中国的GLP工作起步较晚，但是近来进步较快，发展迅速。

药物GLP方面：1985年以前，我国的新药申报要求有毒理学实验资料，1985年7月1日，我国实施《中华人民共和国药品管理法》，对毒理学评价做出了要求。直至20世纪80年代末，GLP的概念才被引入中国。从1990年起，相关专家和政府官员开始广泛讨论和详尽地进行国际考察（欧、美、日），自1993年12月起，我国开始起草、试点实施GLP规范，由国家科委发布《药品非临床研究质量管理规定（试行）》，此后国家食品药品监督管理局（SFDA）不断吸取总结我国试行GLP数年来的基本经验，并参照发达国家和世界卫生组织（WHO）的GLP原则，对GLP规范进行了3次修订。1999年10月14日，SFDA首次修改发布《药品非临床研究质量管理规范（试行）》，明确了各层次人员的职责、质量保证部门的职责，明确了GLP的监督、检查及认证部门。2003年8月6日，SFDA制定了《药品非临床研究质量管理规范》，共九章四十五条，自2003年9月1日起执行。2003年8月13日，SFDA制定了《药品非临床研究质量管理规范检查办法（试行）》，自2003年10月1日起，按照上述文件的规定对药物非临床安全性评价研究机构实施GLP检查。2007年4月16日，SFDA将GLP规范由试行改为正式实施。2003年5月22日，SFDA公告了首批4家基本符合GLP要求的非临床研究机构的名单，由此开始了我国GLP认证的道路。截至目前，已先后有70余家安全性评价研究机构通过了SFDA的GLP认证。2017年8月2日，国家食品药品监督管理总局（CFDA）发布了第34号总局令，颁布了新版《药物非临床研究质量管理规范》，自2017年9月1日起正式实施。

农药GLP方面：1981年，中国派出第一个农药代表团赴英国、德国、日本对国外的农药研究和GLP进行专项调查。1982~1986年，联合国计划开发署（UNIDO）、工业发展组织（UNDP）联合资助在中国建立了第一个农药安全性评价中心。1989年，中国国家环保局发布《化学农药环境安全评价试验准则》。1995年颁布国家标准《农药登记毒理学试验方法》（GB 15670—1995），2003年颁布行业标准《农药毒理学安全性评价良好实验室规范》（NY/T 718—2003）。2007年颁布行业标准《农药理化分析良好实验室规范准则》（NY/T 1386—2007），以后又陆续制定《农药环境良好实验室规范准则》《农药残留良好实验室规范准则》。2006年，农业部第739号公告颁布《农药良好实验室考核管理办法（试行）》，并为农药GLP实验室的考核制定了标准。自此之后，中国内陆陆续续有多家实验室通过了农药的GLP认证。我国农药登记毒理学试验单位分为A级、B级和C级3个资质级别，其中A类单位资质最高，可承担农药登记毒理学试验项目表中的全部内容。根据2017年版《农药管理条例》《农药登记试验管理办法》的有关规定，农业部制定并公布了《农药登记试验单位评审规则》《农药登记试验质量管理规范》，自2017年10月10日起施行。

兽药GLP：中国农业部于2014年发布《兽药非临床研究质量管理规范》（征求意见稿），1年之后，第2336号公告发布：为进一步加强兽药安全性评价工作，确保兽药安全有效，根据《兽药管理条例》规定，农业部组织制定《兽药非临床研究质量管理规范》，于2015年12月9日发布并施行。中国农业部公告第2387号：为加强《兽药非临床研究质量管理规范》《兽药临床试验质量管理规范》监督检查工作，确保兽药质量安全，根据《兽药管理条例》规定，农业部制定《兽药非临床研究与临床试验质量管理规范监督检查办法》，于2016年4月8日发布并施行。2016年11月2日我国农业部公告第2464号其中规定："五、兽药安全性评价单位于2017年12月31日前完成的研究、试验数据资料且已出具评价报告的，可继续用于兽药注册申请。自2018年1月1日起，未经农业部部监督检查或监督检查不合格的兽药安全性评价单位，其完成的研究、试验数据资料不得用于兽药注册申请。六、兽药安全性评价单位应严格按照《兽药管理条例》和《兽药非临床研究质量管理规范》《兽药临床试验质量管理规范》《兽药非临床研究与临床试验质量管理规范监督检查办法》等有关规定开展相关工作，切实规范研究活动"。

化学品GLP：根据中国国家认监委（CNCA）《关于开展良好实验室操作规范（GLP）评价试点工作的通知》（国认实〔2008〕10号）的要求，国家认监委2008年第17号公告，公布了良好实验室规范（GLP）及评价程序的有关文件：《良好实验室规范（GLP）原则》（试行）、《良好实验室规范（GLP）符合性评价程序》（试行）、《良好实验室规范（GLP）符合性评价申请书》（试行）、《国家认监委良好实验室规范（GLP）评价的领域》（试行）。实验室按照上述文件的要求可以申请化学品GLP实验室的认证。中国国家认监委于2013年2月发布实施了上述文件的修订版，包括《国家认监委良好实验室规范原则》及相关文件和附表。CNCA授权中国合格评定国家认可委员会（CNAS）作为技术评价机构开展GLP符合性检查的技术评价工作。CNAS按照GLP相关原则制定相关技术评价程序及检查人员管理程序并实施。

新化学物质GLP：美国从1983年开始对有毒物质控制法（TSCA）监管下的化学品实验室进行GLP管理。美国环保署（EPA）分别对农药和化学品的GLP管理，依据FIFRA和TSCA法规，农药在生产之前必须要提供测试数据，化学品则要求按现有信息提供。FIFRA和TSCA发布的文件，在GLP实验室管理中可互相参照。中国从1988年开始对化学品测试合格实验室进行考核，2002年4月颁布实施《化学品测试合格实验室管理办法》，以行政规章形式规定对实验室的管理要求。之后对实验室质量管理体系和技术能力的要求，主要参照环保部于2004年发布的《化学品测试合格实验室导则》（HJ/T 155）和《化学品测试导则》（HJ 153），以及化学品测试方法一书。

根据《新化学物质申报登记指南》（2010年9月）规定："新化学物质境内测试机构应接受并通过环境保护部的检查"且满足相关具体要求。其中，生态毒理学方面，应为环保部公布的境内测试机构。对理化特性和健康毒理学方面的测试机构，设定了明确的资质范围。自2009年起，根据《化学品测试合格实验室管理办法》和按照《化学品测试合格实验室导则》，环保部已经多次对申请开展新物质生态毒理试验测试的实验室进行检查考核，并对经考核合格的实验室名单进行公布。

2012年，环保部发布《化学品测试合格实验室导则》（征求意见稿）。

2016年12月29日，环保部办公厅印发了《关于规范化学品测试机构管理的公告（2016年第85号）》（以下简称《公告》），自2017年4月1日起实施。《公告》指出，环保部将不再对化学品测试机构实施评审和公告，此前颁布的化学品测试合格实验室名单将废止。并且，对为新化学物质申报目的提供测试数据的境内测试机构，将加强管理和监督，建立终身责任制。

为新化学物质申报目的提供测试数据的境内测试机构应该：依法通过资质认定（计量认证）；从事新物质生态毒理学测试的，需要依据国家有关良好实验室规范（GLP）系列标准以及环保部《化学品测试合格实验室导则》等标准规范进行自我检查，并就是否符合GLP进行自我声明；从事理化性质、健康毒理学测试的，需要符合《危险化学品安全管理条例》等相关法律法规及国家有关主管部门的要求。另外，《公告》要求测试机构加强信息公开，应当在其官方网站及环保部固体废物与化学品管理技术中心（MEPSCC）网站上公布符合GLP的自我声明，并公布测试机构的详细情况并及时更新，接受社会监督。测试机构对声明内容的真实性、准确性负全部责任。同时，《公告》指出环保部将加强对新物质登记所提交数据的审核，制订新物质登记数据质量管理规范，重点对提供生态毒理学测试数据的机构进行监督检查，并将检查结果进行公布。对经查实存在数据失真、方法错误、结果错误等严重问题的测试报告，将不予用于新物质登记。更严重的是，对提供虚假声明的、伪造原始记录的、伪造测试结果的、出具虚假报告的测试机构，环保部门按照规定将其失信信息记入其环境信用记录，暂停直至停止接受其测试数据，并将测试机构的环境信用信息向社会公开。

第二节　良好实验室规范基本内容

良好实验室规范（GLP）是有关机构运行以及非临床健康和环境安全研究的计划、实施、监督、记录、存档和报告的运行条件的一套质量体系。对于不同的非临床健康相关产品安全性评价的GLP，其内容和要求不完全相同，但基本的原则、要求和内容是一致的。实施GLP的目的是为保证非临床安全性评价研究的质量，确保数据的准确性和可靠性。GLP基本内容通常包括以下几个主要部分。

一、术语和定义

通常会对非临床研究质量管理规范、非临床安全性评价研究、研究机构、机构负责人、专题负责人、委托方、质量保证部门、标准操作规程、主计划表、试验方案及变更、偏离、实验系统、受试物/供试品、对照品、溶媒、批号、原始数据、标本、研究开始日期、研究完成日期等基本术语进行定义。

二、组织机构和人员

一般要求研究机构建立完善的组织管理体系，配备机构负责人、质量保证部门和相应的工作人员。工作人员至少应当符合一些基本要求：包括培训、资质、执行方案和SOP要求、健康防护等方面；机构负责人、专题负责人、QA人员等关键和重要人员的职责进行明确和详细规定。

三、设施

总体要求是研究机构应当根据所从事的非临床安全性评价研究的需要建立相应的设施，并确保设施的环境条件满足工作的需要。各种设施应当布局合理、运转正常，并具有必要的功能划分和区隔，有效地避免可能对研究造成的干扰。

具体要求，如动物设施方面：具备能够满足研究需要的动物设施，并能够根据需要调控温度、湿度、空气洁净度、通风和照明等环境条件。动物设施的条件应当与所使用的实验动物级别相符，其布局应当合理，避免实验系统、受试物、废弃物等之间发生相互污染。

另外，与受试物和对照品相关的设施、档案保管的设施、收集和处置实验废弃物的设施等方面，也会有一些常规的要求。

四、仪器设备和实验材料

研究机构应当根据研究工作的需要配备相应的仪器设备，其性能应当满足使用目的，放置地点合理，并定期进行清洁、保养、测试、校准、确认或者验证等，以确保其性能符合要求。

用于数据采集、传输、储存、处理、归档等的计算机化系统（或者包含有计算机系统的设备）应当进行验证。计算机化系统所产生的电子数据应当有保存完整的稽查轨迹和电子签名，以确保数据的完整性和有效性。

还有受试物和对照品的使用和管理、实验室的试剂和溶液管理等方面的要求。

五、实验系统

实验动物的管理都强调关注动物福利，遵循“减少、替代和优化”的原则，试验方案实施前应当获得动物伦理委员会批准。动物隔离和检疫、标识等方面都有类似要求；实验动物所处的环境及相关用具应当定期清洁、消毒以保持卫生。动物饲养室内使用的清洁剂、消毒剂及杀虫剂等，不得影响试验结果。饲料、垫料和饮水应当定期检验，确保其符合营养或者污染控制标准，其检验结果应当作为原始数据归档保存。

实验动物以外的其他实验系统的来源、数量（体积）、质量属性、接收日期等应当予以详细记录，并在合适的环境条件下保存和操作使用；使用前应当开展适用性评估，如出现质量问题应当给予适当的处理并重新评估其适用性。

六、标准操作规程

标准操作规程（standard operating procedure，SOP），是研究机构应当制定与其业务相适应的标准操作规程，以确保数据的可靠性。公开出版的教科书、文献、生产商制定的用户手册等技术资料可以作为标准操作规程的补充说明加以使用。需要制定的标准操作规程通常包括制定、修订、批准、生效的日期及分发、销毁的情况，均应当予以记录并归档保存；分发和存放应当确保工作人员使用方便等方面。

七、研究工作的实施

每个试验均应当有名称或者代号，每项研究开始前，均应当起草一份试验方案，试验方案的主要内容进行了规定，需要修改试验方案时应当进行试验方案变更，并经质量保证部门审查，专题负责人批准，参加研究的工作人员应当严格执行试验方案和相应的标准操作规程，记录试验产生的所有数据，研究过程中发生的任何偏离试验方案和标准操作规程的情况，都应当及时记录并报告给专题负责人，所有研究结束后均应当有总结报告，总结报告应当经质量保证部门审查，最终由专题负责人签字批准。

八、质量保证

研究机构应当确保质量保证工作的独立性。质量保证人员不能参与具体研究的实施，或者承担可能影响其质量保证工作独立性的其他工作。质量保证部门应当制定书面的质量保证计划，并指定执行人员，以确保研究机构的研究工作符合本规范的要求。应当对质量保证活动制定相应的标准操作规程，包括质量保证部门的运行、质量保证计划及检查计划的制定、实施、记录和报告，以及相关资料的归档保存等。质量保证检查应当有过程记录和报告，必要时应当提供给监管部门检查。对所有遵照本规范实施的研究项目进行审核并出具质量保证声明等方面，详细的内容会在本章第四节描述。

第三节　不同国家良好实验室规范法规要求的比较

良好实验室规范（GLP）从产生到现在，已经历四十余年的发展和完善，基本达成国际共识，各国之间的差距也不断缩小。OECD GLP 是其三十多个成员国所共同遵守的规范，在世界上应用最为广泛。美、日等国家根据相关法律法规也制定了不同的 GLP，我国也在借鉴上述 GLP 基础上制定了适合自己国情的规范。总体上来讲，各国 GLP 之间的差异并不显著。

我国目前现行有效的 GLP 一共有 5 种：中国国家食品药品监督管理总局于 2017 年颁布的《药物非临床研究质量管理规范》、农业部于 2015 年颁布的《兽药非临床研究质量管理规范》和于 2017 年颁布的《农药登记试验质量管理规范》、国家认证认可监督管理委员会于 2013 年颁布的《良好实验室规范原则》以及国家环境保护部于 2012 年颁布的《化学品测试合格实验室管理办法》。

中国药监局的 GLP 综合借鉴 FDA、OECD、日本 GLP；而农业部、环保部及认监委的 GLP 基本等同采用 OECD GLP 原则。药品 GLP 从 2004 年开始首批认证开始发展到现在，各方面已经取得长足的发展，中国大陆已有不少实验室都通过了 OECD 的 GLP 认证，经历过 FDA 的 GLP 检查，其水平甚至可以跻身世界一流 GLP 实验室行列，但从总体上来看，发展又是不均衡的，不同 GLP 实验室之间的实力差距也很大，仍然需要持续不断的建设与发展。我国的 GLP 与 OECD、FDA 的 GLP 的差异主要表现在以下几个方面。

一、GLP 认证

目前中国基本上和多数国家实行的都是认证制度，认证周期一般是三年或五年，而 FDA GLP 不做认证，是对研究机构进行法规遵从性检查，包括：监督式检查、研究核查、针对性检查、随访检查等。目前我国新化学物质研究机构的 GLP 认证，环保部已不再受理，认证制度改为备案制，药物 GLP 也有类似的趋势。

二、法律地位的差异

我国药物 GLP 是总局令，农药 GLP 是农业部令，环保部 GLP 是认证管理办法，国家认证认可监督管理委员会 GLP 是规范要求；OECD GLP 是共识文件、推荐标准；FDA GLP 是联邦法规，带有强制性。

三、不同 GLP 的适用范围

OECD GLP 适用范围很广，FDA GLP 适用范围也很普遍，而在我国略有差异：药物 GLP 目前仅适用于人用药品；农药 GLP 目前仅适用于农药；环保部 GLP 适用于化学品和新化学物质等。

四、计算机化系统验证

OECD GLP 17 号共识文件、FDA 21 CFR Part 11 等文件都有比较明确的规定，而我国

GLP中的相关规定并不详细，GB/T 22275.6—2008良好实验室规范实施要求第6部分：良好实验室规范原则在计算机化的系统中的应用等同转化OECD GLP 10号共识文件，但是10号文件已于2016年在17号文件生效的同时作废，目前国内也还没有针对17号文件的等同转化文件。但是CFDA于2015年发布的有关GMP方面的两个文件（《计算机化系统》《确认与验证》），可以说与OECD、FDA GLP的有关规定比较接近。

五、监管部门是否查阅机构内部QA检查

国内监管部门是可以查阅的；而对于FDA检查员来讲，他们一般是不会查阅的，除非特殊情况下，有相关法律上的许可。

六、过期试剂

NMPA GLP和FDA GLP都明确规定不得使用变质或过期的试剂和溶液，但是OECD GLP中规定在已记录的评估或分析的基础上，有效期可以延长。

七、原始记录存档期

NMPA GLP中规定用于注册申报材料的研究，其档案保存期应当在药物上市后至少五年，未用于注册申报材料的研究（如终止的研究），其档案保存期为总结报告批准日后至少五年；而OECD GLP中没有明确存档期的要求，但是专题相关物品的销毁要记录；FDA GLP中规定保存时间为所递交的申请被FDA批准后至少2年或向FDA递交申请之日起至少5年或其他情形（如专题没有用于递交申请），专题完成（或终止）后至少2年。

第四节　质量保证（QA）在良好实验室规范体系中的作用

不同的GLP对QA的职责都有明确的规定，也略有差异。综合来看，包括以下方面：保存正在实施中研究的试验方案及试验方案修改的副本、现行标准操作规程的副本，并及时获得主计划表的副本；审查试验方案是否符合本规范的要求，审查工作应当记录归档；根据研究的内容和持续时间制订检查计划，对每项研究实施检查，以确认所有研究均按照本规范的要求进行，并记录检查的内容、发现的问题、提出的建议等；定期检查研究机构的运行管理状况，以确认研究机构的工作按照本规范的要求进行；对检查中发现的任何问题、提出的建议应当跟踪检查并核实整改结果；以书面形式及时向机构负责人或者专题负责人报告检查结果，对于多场所研究，“分研究”场所的质量保证人员需将检查结果报告给其研究机构内的主要研究者和机构负责人，以及“主研究”场所的机构负责人、专题负责人和质量保证人员；审查总结报告，签署质量保证声明，明确陈述检查内容和检查时间，

以及检查结果报告给机构负责人、专题负责人、主要研究者（多场所研究情况下）的日期，以确认其准确完整地描述了研究的方法、程序、结果，真实全面地反映研究的原始数据；审核研究机构内所有现行标准操作规程，参与标准操作规程的制订和修改。

笔者结合多年的QA检查经验，结合实际工作，详细地阐述在实际工作中如何充分履行上述职责，以确保质量保证工作的独立性和质量。

一、保存方案及修订、SOP、主计划表等的副本

可以是纸质版，也可以是电子版，但具体情况应该在机构的SOP中进行明确规定，并按照SOP的要求具体实施。

二、审查试验方案及修订

机构应建立相应的SOP，以规定审查的程序和要求。实际工作中，QA人员一般按照有关试验方案内容和机构所建立的SOP，以及方案所遵从的GLP要求，对签字前的方案和修订进行审核，目前来看，审核其Word电子版较为常见，之后将检查发现以检查报告的形式发给SD人员，检查报告可以是纸质版也可以是电子版，具体要求也应该在机构SOP中进行规定。审查工作应当记录归档方面：QA人员对方案及修订进行审查时，一般会填写相应的审查表及检查报告，完成后会作为相应的检查记录，整理后按年度进行归档。方案审核一般包括以下内容：

（一）专题编号

每个专题都需要有唯一的编号，用以识别和确认所有与该专题有关的数据和记录。专题编号需要满足研究机构编号系统的要求。

（二）专题名称和研究目的

专题名称是对某项研究的主要描述，应当内容翔实而且简短。专题名称中应包含所用动物种属、试验类型、研究期限和供试品名称等信息。

研究目的阐明进行该项研究的动机。

（三）委托单位和研究机构

委托单位：包括委托单位名称、地址、联系人、电话以及E-mail等。

研究机构：包括进行该项研究的安全性研究机构的名称、地址、联系人、电话以及E-mail等。

多地点研究时，“主研究”场所和“分研究”场所的名称、地址、联系人、电话以及E-mail等。

（四）法规遵从

描述在进行该项研究时所遵从的法规，如中国国家食品药品监督管理总局（CFDA）

《药物非临床研究质量管理规范》等。

适用时需指出该研究哪些部分不遵守相关法规要求。

（五）专题负责人及主要参与人员

试验方案中必须明确指明专题负责人的姓名、电话及邮箱。方案中还应列出对试验有显著贡献的其他研究人员，如兽医、组织病理学负责人、“供试品”管理负责人、眼科检查负责人、临床病理检测负责人、项目代表（PI，适用时）等，以及所承担的工作。一般来说，这些人员负责对与其相关的数据做出解释。

（六）研究日期

包括专题负责人、机构负责人、委托方对方案的批准/确认的签字及日期。

描述研究计划开始日期和计划完成日期（适用时）；研究日程表以及进行某些关键操作的日期，如首次给药日期、眼科检查日期、剖检日期等（适用时）。

（七）供试品/对照品

描述供试品/对照品的详细信息，包括名称、缩写名、代号、批号、稳定性、浓度或者含量、纯度、组分等有关理化性质及生物特性。如果供试品/对照品有一定的危害性，描述相应的安全防护措施。

描述供试品/对照品的留样及剩余后的处理措施。

（八）溶媒

描述研究用的溶媒、乳化剂及其他介质的名称、批号、有关的理化性质或者生物特性。

（九）供试品/对照品制剂

描述供试品/对照品制剂的配制方法、保存条件、稳定性信息及剩余供试品制剂的处理措施等。

供试品/对照品制剂的取样及分析：取样方法，取样频率，检测指标（浓度确认、均一性、稳定性）以及可接受标准等。制剂的分析需要采用经过方法学验证的分析方法。

（十）试验系统

使用动物的研究项目，一般应包含如下信息。非动物试验系统，也参照这一模式进行描述。

试验动物：种系、级别、来源、性别、数量、年龄、体重、标识方法、动物福利等。其中标识方法应当包括动物检疫期标识方法、分组以后的标识方法以及笼具的标识方法。方案中还应当指明试验动物选择的理由。

饲养：应当指明笼具规格大小、饲养方法、饲养环境等。饲养方法包括给料、给水以及垫料更换方法，饲料、饮水、垫料的相关信息也应当写明。饲养环境包括动物饲养间的温度、湿度、光照、换气次数等。

检疫期的评价：分组之前，动物需要经过一段时间的检疫期，方案中应当指明检疫期的长短以及在检疫期内需要对动物进行哪些方面（如体重、体温、血压、心电图等）的评价和适应性训练（适用时）。根据评价结果，在随机分组时剔除不适合本研究的动物。

分组：应当指明分组依据。如有剩余动物，应当指明剩余动物的处置方法。

（十一）试验设计

试验设计概述：简要描述项目概况。

分组信息：可用表格的形式，详细列出动物的组别以及各组的给药剂量、药物浓度、动物数量等信息。应当指明剂量选择的依据。

给药或施用方法信息：该部分内容包括给药方式、给药部位、给药频率、给药体积等。如果采取静脉输注的方式给药，必要时需指明输液速率。

观察指标：根据研究需要，详细列出动物在体试验期的评价指标，如笼旁观察、体重测量、心电图、摄食量、眼科检查等，并详细列出进行这些评价的时间、频率、使用的仪器及相关注意事项。

临床病理学检查：应当指明样本（血液、尿液等）采集、处理方法，采样时间，采样体积以及检查次数。临床病理学检查的指标一般包括血液生化、血液学、凝血功能以及尿液检测。此外，方案中还应当指明这些指标的检测方法以及使用的仪器等。

动物处死：包括濒死动物、发现死亡动物的处理方法以及计划安乐死。应当指明计划安乐死的时间、安乐死的方法等。

组织病理学：包括大体剖检、脏器称重、组织保存、骨髓涂片以及组织病理学检查等内容。

对于不同的试验，试验的设计不尽相同，试验过程中需要进行的观察、检测也有差别。QA 人员在审查试验方案的过程中可参照机构相关 SOP。

（十二）数据统计处理方法

描述相关数据将采用的统计分析处理方法。

（十三）档案保存地点

描述保存的记录清单（适用时）。档案保存单位及地址。

（十四）参考文献

列出方案制订过程中所参考的试验标准、技术指南或者文献等。

三、针对专题制订检查计划实施检查

非临床研究常见的试验有安全药理学试验、单次给药毒性试验、重复给药毒性试验、生殖毒性试验、遗传毒性试验、致癌性试验、局部毒性试验、免疫原性试验、依赖性试验、毒代动力学试验等。虽然是不同类型的试验，但是 QA 实施检查的程序和要求是基本一致的。试验的实施日程，有的会在方案中明确，有的会以专题计划表的形式体现，后者更灵活一些，会减少方案修订的概率。

（一）专题检查计划

QA 人员依据试验日程制订相应的检查计划，其内容主要包括：方案及修订审查、关键研究阶段现场检查、原始资料核查、数据统计分析核查、总结报告审查等方面。在试验实施过程中，以下阶段可能被选中作为关键阶段进行检查：供试品/对照品的保管、动物的接收、动物称重/分组、供试品/对照品制剂配制、分析、给药、临床观察、眼科检查、饲料消耗、采血/尿、血液样本制备/样本处理、心电图、眼科检查、临床病理学检查、动物剖检、组织病理学检查、标准曲线线性考察、质控样品准确度精密度考察、样本稳定性考察等。但应注意：不同类型的试验所涉及的关键阶段也不一样。根据试验类型的不同，也可以选择如 TK 样本检测、动物合笼等作为试验的关键阶段进行检查。对于有些特殊类型的试验，QA 人员可根据需要与专题负责人确认专题实施过程中的关键阶段，以便选择合适的阶段进行相应的检查，确保专题的质量和 GLP 的符合性。

（二）检查频率

1. 每个专题在实施过程中至少要检查关键阶段一次，更多的检查安排应参照相关规范和实际工作的需要（完整的设施检查应与研究专项检查分开进行）。

2. 对于大于 90 天的长期试验，至少每月对关键阶段进行一次检查。同时对一些重要研究阶段应当进行重复检查以确保试验过程符合 GLP、SOP 以及试验方案要求。

3. 检查的实施。在检查开始之前，QA 人员应熟悉试验方案，以及与试验操作相关的标准操作规程。根据检查的阶段选择合适的检查表，在检查中记录专题代号、检查阶段、现场人员以及任何发现的问题等，并签署姓名及日期，妥善保存检查记录。在检查过程中应注意以下内容：

（1）遵从试验方案：核查是否存在试验方案的偏离。

（2）遵从 SOP：核查经过批准的 SOP 是否放在方便使用的地方，且是否被严格执行。

（3）设施/实验室操作区：核查是否有足够的空间和相对隔离的区域，可以满足所有试验操作的进行。

（4）研究中使用的仪器设备：设备使用记录是否及时填写，以及设备维护和校准等是否及时更新，需定期检定/校准的设备，核查是否在检定/校准有效期内。

（5）人员：核查研究人员是否具备从事本试验的资质，是否获得相关培训及授权。

（6）试验材料：核查供试品，对照品，试剂与其他溶液，以及试验系统等是否有明确的标识并规范使用。

（7）相关记录：核查研究记录和试验数据是否及时记录，且记录是否准确完整；核查所有记录是否都有签名和日期，以及错误是否已经纠正。原始数据核查的基本原则，就是要确认记录是否及时、准确、清楚、完整和不易消除，是否有相应的操作及复核人员的签名及日期。核查原始数据的修改，是否符合要求。核查内容包括但不局限于以下方面：

1）核查动物等试验系统的来源及合格证明材料。

2）核查动物接收的记录是否注明了动物号、性别和种属等信息。

3）核查饲料、垫料、试剂、耗材等接收的记录是否注明了数量、批号、厂家及失效日期等信息。

4）核查动物饲养管理记录是否符合相应SOP、试验方案的要求。

5）核查体重记录，确认操作人员是否按试验方案规定的日期称量体重，原始记录是否列出所用天平/秤的型号、编号，以及操作人员是否签署姓名和日期。

6）核查实验系统随机分组的方法、结果是否均有书面记录。

7）核查供试品、对照品、试剂等的配制记录是否能准确反映配制方法、所用溶剂、仪器设备，配制浓度是否准确等。供试品、对照品、试剂等的厂家、批号及有效期等信息是否准确、完整。

8）核查给药记录是否能表明所用供试品、对照品的名称或代号、浓度、体积、给药组别、途径、频率、时间等与试验方案的要求相符。

9）核查实验系统临床及症状观察是否按照试验方案、SOP要求进行及时、准确、完整的记录，使用的术语或代号是否准确、恰当。

10）核查动物尸体解剖记录是否符合试验方案要求，从每只动物采集的特定组织器官和尸检结果，是否在病理报告中准确、完整体现。

11）核查组织病理学检查记录是否按SOP、试验方案的要求进行。

12）核查从电子系统直接打印的纸质版的原始记录，是否有操作人员与复核人员的签字及日期。

13）核查数据的统计分析所采用统计方法是否符合相应SOP或试验方案的要求。

（8）电子原始数据与纸质数据的核查并无本质差异：

1）QA人员通过登录计算机化系统抽查数据，也可抽查电子系统直接打印的纸质数据，一般不低于总数据量的10%，与电子数据进行比较。

2）抽查血液学、生化指标、制剂分析、毒代分析等项客观评价指标的数据，关注数据复测的情况，对变异较大的数值要追踪产生偏差的原因，以及数据的处理是否符合SOP或方案的要求。

3）核查数据修改记录是否能够清楚显示修改人、修改原因、修改日期，原有数据和修正的数据是否清晰可辨。

四、机构检查

机构检查范围包括设施、仪器设备、人员及相关活动、资料档案等。质量保证部（QAU）至少每半年进行1次整体的机构检查，但可以根据需要或者依照机构负责人的要求，安排更多的检查活动。参与检查的质量保证部人员，应具备适当的教育、培训以及工作经验等以确保其胜任检查工作。进行检查之前，检查人员可以根据需要进一步熟悉相关GLP规范和SOP。

（一）制订检查计划

在进行机构检查前，质量保证部应当制订详细的检查计划。检查计划应当包括进行检查的区域、检查日期以及参与检查的人员等。检查计划在制定后将发给机构负责人，并通知参与检查的人员和相关检查区域负责人。通常检查开始之前QAU会召开针对这次检查的首次会议，详细介绍检查计划，检查人员和所有被检查区域的负责人需要出席此次会议。

（二）检查区域

整体机构检查应覆盖GLP所要求的全部要素和活动，目的在于检查部门的职能/工作是否符合要求。

（三）检查工作的实施

1. 各实验区域应保持清洁卫生、运转正常、布局合理，防止交叉污染。动物饲养中心应设计合理，配置适当，可以根据需要调控温度、湿度、空气洁净度、通风和照明等环境条件。仪器设备放置地点合理，并有专人负责保管，定期进行检查、清洁保养、测试和校正，确保仪器设备的性能稳定可靠。检查项目包括但不限于以下方面：

（1）检查饲料和垫料的贮藏区，该区域应与试验动物饲养区分隔，以防传染或污染，易腐烂的供应品应以适当的方法存贮。检查饲料和垫料的进/出库记录。

（2）检查动物的检疫和患病动物的隔离、治疗措施。

（3）检查仪器设备的使用、清洁、校准、维护等记录。核对仪器标签，确保仪器在检定/校准有效期内。

（4）检查供试品保管室的温度、湿度、光照等控制措施，抽查供试品/对照品的接收、储存、分发情况，并核对相关记录。

（5）检查试剂与溶液标签。

（6）检查专题相关原始记录、电子记录、组织标本、组织病理学切片的归档和保存情况。

（7）检查动物尸体、废液等试验废弃物的收集处理措施和相关记录。

（8）检查动物饲养机构内温度、湿度等环境条件的检测及控制。

（9）检查机构内的灭火器、洗眼器、应急照明等设备的维护情况。

2. 档案保管检查

（1）检查档案保管室环境控制设施。

（2）抽查人员、仪器等档案。

3. 实验机构内所有相关SOP均应摆放到位，便于查阅，且所有摆放的SOP均应为最新有效版本。现场检查过程中，检查人员可随时查阅相关SOP，确保SOP的遵从性。

4. 检查人员可与实验室工作人员进行面谈，检查工作人员对相关法规和SOP的掌握、遵守情况。

（四）检查报告的撰写、发出、回复和验证程序

参照机构现行SOP的规定执行。

所有区域的检查结束后，QAU应及时组织相关负责人召开末次会议通报此次检查过程中发现的问题及整改要求等。

五、QA检查报告及验证

（一）专题检查报告

1. QA人员对正在实施的专题按QAU检查计划进行相应检查并记录。

2. QA人员根据检查发现，填写检查报告，注明检查内容，描述发现问题或偏离情况，QA人员签字并署明日期，签字日期作为报告发出日期。QA人员将检查报告及时递交SD人员，SD人员在收到检查报告后××个工作日内完成整改回复，之后SD人员将报告递交机构负责人审阅，QA人员核实整改结果，签字并署明日期。

3. 多场所研究中，分研究场所QA人员根据检查发现，填写检查报告（可采用电子邮件形式），及时向PI和试验场所机构负责人报告，有偏离情况发生时，需要同时向主研究场所SD、机构负责人和QAU负责人报告。PI应在收到检查报告后××个工作日内完成整改回复，主研究场所SD、机构负责人审阅。分场所QA人员核实整改结果，最后QAU负责人对上述回复进行评注。

（二）机构检查报告

1. 检查结果将重点关注一般性规定，而不会着重于研究具体问题或者某个单项偏差。

2. 所有区域的检查结束后，QAU组织召开末次会议通报此次检查过程中发现的问题及整改。检查过程中或全部区域检查完成后，QA人员及时填写检查报告，QAU负责人在检查报告上签名，签字日期作为检查报告发出的日期。部门负责人回复之后，将报告递交机构负责人、QAU负责人审阅。

3. 检查报告将按照部门分发给相关负责人。负责人须在××个工作日内对机构检查报告做出回复，除非有特殊原因且已经将该特殊情况反映到质量保证部并已征得质量保证部的同意。

（三）跟踪审核

QA人员应跟踪核实所有被检查出的问题是否均得到妥善的处理，纠正/预防措施是否有效、落实到位，避免类似问题的再次出现。审核验证的方式分为现场验证和相关整改文件审核，QA人员可根据实际情况进行安排。

六、总结报告审查

1. QA 人员负责审查每份 GLP 报告，确保报告符合要求。

2. 一般情况下，报告递交给委托单位之前均要进行适当的 QC，并经过 QA 人员审查。委托方、QA 人员对报告的审核也可同时进行，QA 人员也可以在委托方审核报告后再进行审查。

3. 审核总结报告，确认其内容是否符合 GLP 的要求，确认其格式是否符合 SOP 的规定。

4. 根据总结报告的内容，查阅研究对应的试验方案，核查方案及修订（如果有）中所有要求是否均已做到并在报告中体现，有无偏离。

5. 对报告正文中文字描述的内容以及附录的统计数据，QA 人员需要 100% 进行核查，核查其分别与原始数据、经 QC 统计数据的一致性，附录的个体数据（如果有）须经过 QC，QA 人员一般情况下不再进行核查。

6. 总结报告附录的供试品制剂分析报告、毒代动力学报告、病理报告及其他子报告的审核。QA 人员对子报告审核的方式与总结报告审核的方式基本一致，均需要仔细审阅全部内容。所有结论和说明都要通过与原始数据对比进行核实。

7. QA 人员对总结报告初稿（纸质版、电子版均可）核查完成后，及时填写核查记录，将检查发现问题汇总后以检查报告的形式及时发给 SD 人员，SD 人员应在收到报告后××个工作日内完成整改答复，并且向机构负责人报告，QA 人员对整改情况进行确认。

8. SD 人员签署 GLP 符合性声明之后，QA 人员对终稿签字的报告进行最后审核，填写总结报告核查记录。

七、QA 陈述

QA 说明（statement），其中文翻译略有差异，常见有声明、陈述、证明等译法。

1. 质量保证证明应包含完整的研究识别信息，检查活动及报告的日期和阶段。QA 人员在签署证明书前，应确认总结报告准确、完整地反映原始资料。对于总结报告的修订，QA 人员应审核修改或补充内容，并签署相应的证明书。

2. 任何在 GLP 条件下的研究报告，均需 QA 人员出具证明书，附在总结报告及修订（如果有）中。

（1）在质量保证证明书中填写专题编号、专题名称。

（2）注明对该项研究的检查/核查日期、检查/核查内容、QA 人员及向 SD/FM 报告日期。

（3）填好后，QA 人员签署姓名及日期。

3. 如专题实施过程严重偏离相关规范或总结报告没有准确反映原始资料的结果，QA 人员有权拒绝出具证明书。

八、SOP审查

QA人员需要审核研究机构所有SOP的制定及修订，制定与QA工作相关的SOP。QA人员对工作人员制定或修改完成的SOP初稿，按照机构现行有效SOP和GLP的有关要求进行审查。QA人员将审核完成SOP返给制定者或修改者，制定者或修改者根据审核意见进行相应修改。

总结来看，QA人员的作用可体现在以下方面：机构内担当“顾问”职能，提供适当建议并在实际工作中进行监督；在管理层、专题负责人和实验人员之间起到沟通、桥梁作用；QA人员最重要的职责在于系统层面的完善，侧重于问题的防范及对已发生问题的根源探究及其持续的检查/处置的实施，从而降低不符合GLP情况的产生。

（魏金锋　王凤华）

参考文献

[1] 王爱平.新药毒理学评价中的质量保证［J］.中国卫生质量管理，1996（19）：49-55.

[2] 王爱平.GLP中常用的术语定义［J］.中国药事，1999（2）：134.

[3] 韩铁.我国GLP质量体系建设的现状、问题与对策［D］.中国人民解放军军事医学科学院，2006.

[4] 魏金锋，王爱平.多地点研究的质量管理［C］.2009年第十一届中国科协年会.重庆.

[5] 张晓芳，宗英，袁伯俊，等.GLP实验室专题研究QA核查常见问题探讨［J］.中国新药杂志，2011（20）：1949-1952.

[6] 宗英，张晓芳，陆国才，等.质量保证在长期毒性试验原始资料核查中的关注点［J］.中国新药杂志，2011（20）：1946-1948.

[7] 李见明，杨琛懋，常艳，等.中国药物GLP机构发展和运行现状［J］.中国临床药理学杂志，2012，28（8）：621-628.

[8] 张呈菊，马璟，黄丽芳，等.GLP实验室中多场点试验的管理［J］.2013（6）：483-485.

[9] 王爱平.中国GLP与国外GLP的差异［C］.2013年（第三届）中国药物毒理学年会暨药物非临床安全性评价研究论坛.苏州.

[10] 谢寅，孟建华，刘晓萌，等.GLP研究机构中QA的检查方式和策略［C］.2013年（第三届）中国药物毒理学年会暨药物非临床安全性评价研究论坛.苏州.

[11] 吴建辉，闫晗，苏欣，等.GLP人员的岗位职责与各类人员的培训［C］.2013年（第三届）中国药物毒理学年会暨药物非临床安全性评价研究论坛.苏州.

[12] 彭真.我国药物非临床研究机构现状及对策研究［D］.中南大学，2014.

[13] 霍桂桃，张曦，吕建军，等.药物临床前安全评价机构计算机化系统的验证［J］.药物评价研究，2017（11）.

[14] 宁静.FDA、OECD与我国CFDA的GLP比较［J］.当代化工研究，2017（6）：171-172.

第三章 实验动物在药物毒理学研究中的应用

在生命科学研究领域内，进行实验研究所需要的基本条件可以总括为：动物（animal）、设备（equipment）、信息（information）和试剂（reagent）。它们被看作是生命科学实验研究中的基本要素，可简称为“AEIR”要素。这四个基本要素，在整个生命科学研究实验中，具有同等重要的地位，不能忽略或偏废。实验动物作为人类“替身”常用于疾病防治、药理毒理学实验、系统生物学等方面研究，已成为生物医药创新和转化医学不可缺少的支撑条件，在全球已形成产业化和社会化供应趋势。

实验动物（laboratory animal）是指经人工饲育，对其携带的微生物实行控制，遗传背景明确或者来源清楚，用于科学研究、教学、生产、检定以及其他科学实验的动物。

第一节　模式动物

一、模式生物

早在20世纪最初，人们就发现，如果把关注的焦点集中在相对简单的生物上则发育的现象难题可以得到部分解答。因为这些生物的细胞数量更少，分布相对单一，变化也较好观察。

由于进化的原因，生物在发育的基本模式方面非常相似，研究和利用复杂程度较低的生物可以探索其他复杂程度较高的生物发育规律。生物学家通过对选定的生物物种进行科学研究，用于揭示某种具有普遍规律的生命现象，这种被选定的生物物种就是模式生物（model organism），如线虫、果蝇、斑马鱼、小鼠等，因为这些生物的细胞数量更少，分布相对单一，变化也较易观察。细胞生命在发育的基本模式方面具有相当大的同一性，因此利用较低等级的物种来研究发育的共同规律具有一定的可行性。

模式生物具有一些共同特点，如有利于回答研究者关注的问题，其生理特征能够代表生物界的某一大类群；对人体和环境无害，容易获得并易于在实验室内饲养繁殖；容易进行实验操作，特别是具有遗传操作手段和表型分析方法；世代短、子代多、遗传背景清楚等。

模式动物是作为实验模型研究，具有普遍规律生物学现象的动物。实验动物在生命活动中的生理和病理过程，与人类或异种动物都有很多相似之处，并可互为参照，一种动物的生命活动过程可以成为另一种动物或者人类的参照物。为了保证动物实验更科学、准确和重复性好，可以用各种方法把一些需要研究的生理或病理活动相对稳定地显现在标准化的实验动物身上，供实验研究之用。这些标准化的实验动物就称为模式动物。

二、主要的模式动物

（一）海胆

海胆属于棘皮动物门，是第一个被用作模式生物的动物。海胆昼伏夜出，生活在背光环境里，与海星、海参是近亲。海胆雌雄异体，雌体可终年怀卵，一年排卵数次，胚体透明，孵化速度快。

1891 年，汉斯·德里施（Hans Driesh）在显微镜下把刚完成一次卵裂的海胆胚胎一分为二，发现分开后两个细胞各自形成了一个完整幼虫，证明了胚胎具有调整发育的能力，为现代发育生物学奠定了第一块里程碑，颠覆了盛行一时的机械论发育思想，催生了现代受精生物学、发育生物学。

（二）果蝇

果蝇属于节肢动物门，具有生活周期短、容易饲养、繁殖力强、只有三对常染色体和一对性染色体，染色体巨大而易于进行基因定位，是遗传学研究的最佳材料。果蝇体型小，饲养管理容易，既可喂以腐烂的水果，又可配培养基饲料。果蝇繁殖系数高，孵化快，从卵到成虫只要 10 天左右，一年可繁殖 30 代。遗传物质结构相对简单，是果蝇作为模式动物的优势。果蝇推进了遗传学和发育生物学的进展。

美国生物学家与遗传学家摩尔根（Morgan，Ancient Society）不仅用果蝇证实孟德尔定律，还发现果蝇白眼突变的性连锁遗传，提出基因在染色体上直线排列以及连锁交换定律。1933 年因此被授予诺贝尔生理学或医学奖。1946 年摩尔根的学生，被誉为“果蝇的突变大师”的米勒，证明 X 线能使果蝇的突变率提高 150 倍，因而成为诺贝尔生理学或医学奖获得者。

1995 年诺贝尔生理学或医学奖授予了三位发育生物学家 EB Lewis（EB 路易斯），EF Wieschaus（EF 威绍斯）和 Nüsslein-Volhard C，（努斯莱因-福尔哈德 C）以表彰他们对果蝇早期胚胎的基因调控的研究工作。他们发现果蝇由 14 个体节构成，完全对称，一套基因控制了这些体节从上到下的发生过程，这套基因是决定机体左右对称布局形成的最基本因素，普遍存在于从昆虫到人的基因组中。研究揭开了胚胎如何由一个细胞发育成完美的转化器官，树立了科学界对动物基因控制早期胚胎发育的模式。他们通过对畸形果蝇的研究，证明从同源基因入手，可以阐明胚胎发育的遗传规律，分析发育畸形的成因。这为研究人类的胚胎发育和阐明畸形产生的机制奠定重要理论基础。

人类嗅觉长期以来一直是一个非常神秘的领域。美国科学家理查德·阿克塞尔

（Richard Axel）和琳达·巴克（Linda B. Buck）发现果蝇的嗅觉功能有个特定的大脑区域，清晰地阐明了人类嗅觉系统的工作方式。他们因在气味受体和嗅觉系统组织方式研究中做出贡献，揭示人类嗅觉系统的奥秘，于2004年获得诺贝尔生理学或医学奖。

以果蝇作为生物模型，1984年Jeffrey C Hall（杰弗里·霍尔）和Michael Rosbash（迈克尔·罗斯巴殊）的研究小组分离了一个控制生物正常昼夜节律的基因，1984年Michael W Young（迈克尔·杨）的团队克隆出果蝇的周期基因。2017年诺贝尔生理学或医学奖奖励他们在昼夜节律研究中取得的成就。这个基因能够调节果蝇的生物钟。

（三）线虫

属于线虫动物门，通常指的是秀丽隐杆线虫（Caenorhabditis elegans），其生活在土壤间水层，成虫体长只有1mm，从一个受精卵发育成可以产卵的成虫，只需要3天，它们以大肠埃希菌为食，易在实验室培养。全身透明，研究时不需染色，即可在显微镜下看到线虫体内的器官，如肠道、生殖腺等；若使用高倍相差显微镜，还可达到单一细胞的分辨率。并且它的细胞数目几乎固定，并且易于追踪。

因为线虫仅有1000多个体细胞，它的所有细胞都可以清晰地观察研究，因此，线虫是研究细胞分裂、分化、死亡等的好材料。由于具有雄性和雌雄同体这两种性别特征，秀丽线虫在遗传研究上具有无可比拟的优势。

程序性细胞死亡是细胞一种生理性、主动性的自觉自杀行为，这些细胞死得有规律，似乎是按编好了的程序进行的，所以这种细胞死亡又称细胞凋亡。这有助于消除体内衰老的细胞，维持组织器官的形体大小，又不引发炎症反应。2002年诺贝尔生理学或医学奖分别授予了英国科学家悉尼·布雷内（Sydney Brenne）、美国科学家罗伯特·霍维茨（H. Robert Horvitz）和英国科学家约翰·苏尔斯顿（John E. Sulston），以表彰他们使用秀丽线虫发现在器官发育和“程序性细胞死亡”过程中的基因规则。这三位获奖者的成果为其他科学家研究“程序性细胞死亡”提供了重要基础，后来科学家又在这一领域取得了一系列新成绩。科学家们发现，控制“程序性细胞死亡”的基因有两类，一类是抑制细胞死亡的，另一类是启动或促进细胞死亡的。两类基因相互作用控制细胞正常死亡。

2006年度诺贝尔生理学或医学奖共同授予安德鲁·菲尔（Andro Fir）和克雷格·梅洛（Craig C Mello），以表彰他们发现了“RNA干扰机制——双链RNA沉默基因”。他们将双链RNA导入线虫基因中，发现双链RNA较单链RNA更能高效地特异性阻断相应基因的表达。从而得出结论，生物体的基因转化的最终产物不仅仅是蛋白质，还包括相当一部分RNA。双链RNA能抑制含同样密码的特定基因表达，这种RNA干扰现象可在细胞间扩散甚至能遗传。RNA干扰是生命体尤其是低等动物对付病毒的一种自然防御机制。如今，RNA干扰技术已被用于调控人类基因的表达。RNA干扰技术不仅是研究基因功能的一种强大工具，还可广泛地应用到抗病毒、肿瘤治疗、药物靶点筛选以及免疫性疾病治疗等方面。

（四）斑马鱼

斑马鱼（zebrafish）为一种热带硬骨鱼，属于脊索动物门，繁殖能力强，性成熟周期短，产卵量多，体外受精且胚胎透明，可在体视解剖镜下观察。个体小易养殖。

斑马鱼是研究脊椎动物器官发育和人类疾病的重要遗传学模型之一，与人类基因的相似度达到87%，尤其是心血管系统，早期发育与人类极为相似，在胚胎发育过程中可以全程观察和研究其心脏发育及血液流动状态。借助显微镜，甚至可看到每个心肌细胞和血液细胞。其信号传导通路也与人类基本相似，生物结构和生理功能与哺乳动物高度相似，在其身上做药物实验所得到的结果在多数情况下也适用于人体。易于药物对其体内器官影响的观察与研究。斑马鱼模型现已广泛应用于包括急性毒性、发育毒性与致畸性、胚胎毒性、心血管毒性、肝毒性、神经毒性、肾毒性、行为毒性和生殖毒性等在内的一系列药物毒性评价中。

（五）非洲爪蟾

非洲爪蟾属于脊索动物门，卵子和胚胎个体较大，雌蛙每次产卵大于2000个。方便进行实验胚胎学研究，如显微注射、胚胎切割和移植等。在实验室条件下，它可以常年产卵，不受季节限制。最初在非洲爪蟾中发现参与调解哺乳动物卵母细胞减数分裂的重要蛋白激酶作用，可以结合行为学研究进行药物的高通量筛选，可制成具有生物活性的无细胞体系，易于生化分析。

美国科学家彼得·阿格雷（Peter Agre）将水通道蛋白CHIP28的mRNA注入非洲爪蟾的卵母细胞中，在低渗溶液中，卵母细胞迅速膨胀，5分钟内破裂，细胞的这种吸水膨胀现象会被Hg^{2+}抑制。他发现细胞膜上的水通道并证实其功能，因此获得2003年诺贝尔化学奖。

英国科学家约翰·格登（John Gurdon）把非洲爪蟾的小肠上皮细胞核注入去核的卵细胞，结果发现一部分卵依然可以发育成蝌蚪，其中的一部分蝌蚪可以继续发育成为成熟的爪蟾。即一个普通的上皮细胞核也能够让卵细胞发育成为一个蝌蚪，进而变成一只成熟的爪蟾。首次证实已分化细胞可通过细胞核移植技术，重新转化为多能性干细胞——成熟细胞可被重编程恢复多能性。约翰·格登曾经获2012诺贝尔生理学或医学奖。

（六）小鼠

小鼠属脊椎动物门，哺乳纲，啮齿目，鼠科，小鼠属。小鼠是最常用的模式动物，基因组和人类有90%同源；基因组改造技术成熟，且生理生化和发育过程和人类相似，人类疾病的小鼠模型可以基本上真实模拟人类疾病的发病过程及对药物的反应。

小鼠基因敲除技术的研究者获得2007年诺贝尔奖，该技术采用基因工程、细胞工程、杂交等手段使小鼠体内的某一基因失去功能，以研究基因在生物个体发育和病理过程中的作用。

用基因打靶技术，能够产生小鼠基因组中几乎所有类型的DNA重组，由此可以确定单个基因在健康和疾病中的角色。运用现有基因组序列和生物信息学分析，发展新型的基因组改造方法，并在随机或定向突变的基础上，在整体动物表型水平进行分析，是目前最常用和有效的功能基因组研究手段。

三、模式生物的选择原则

利用模式生物进行实验研究有许多优势，如研究者多、知识积累快速，研究人员容易找到合适的研究对象。相关的研究资源，如抗体、试剂等较为丰富，容易获得。这些模式生物的基因组信息已经逐步得到开发等。在选择模式生物时应考虑该生物是否具有多胎性，生命周期长短，生物体型或胚胎大小是否利于观察，品种特异性，能否供大部分研究者使用，能否精确控制疾病或病变的再现性，以及能否跨国运输等。

模式生物主要应用于观察基本生命现象，对生物特征已有全面深入研究，可将普通原理推演到相关的物种中。模式生物是人们研究生命现象和发育过程中长期和反复使用的研究材料，用于揭示一些具有普遍规律的生命现象。随着现代生命科学的飞速发展，模式生物在生命科学研究中的地位显得尤为重要。

第二节　动物模型

疾病动物模型是研究人类疾病机制、治疗、药物评价等不可或缺的条件。人类疾病动物模型（animal models of human diseases）是指利用动物某些特征或诱导动物产生某些特征，一定程度上再现人类疾病的部分或全部的发生、发展过程的致病动物。通过疾病动物模型研究，人们可以有意识地改变那些在自然条件下不可能或不容易控制的因素。理想的疾病动物模型应具备的基本条件包括病理机制与人类疾病的相似性、病理表现的稳定性和药物作用的可观察性。

从 1901 年诺贝尔生理学或医学奖设立以来，到 2010 年为止，总共 110 年的奖项中，有 75 年的奖项直接涉及动物或实验动物（68%），总共 30 种动物，累计使用 122 次。其中常规实验动物如小鼠、豚鼠、大鼠、地鼠、犬、兔、猪、猴的使用频率是 69 次，传统动物如鸟类、猫、马、鱼、蛇、果蝇、蜜蜂、线虫、鸡、蛙、水母等是 50 次。

一、动物模型的作用

人类疾病的动物模型是生物医学科学研究中所建立的具有人类疾病模拟表现的动物实验对象和材料。使用动物模型是现代生物医学研究中的一个极为重要的实验方法和手段，有助于更方便、更有效地认识人类疾病的发生、发展规律和研究防治措施。长久以来人们发现，以人本身作为实验对象来推动医学的发展是困难的，临床所积累的经验不仅在时间和空间上存在着局限性，许多实验在伦理和方法学上还受到种种限制。而动物模型在生物医学研究中所起到的独特作用，正受到越来越多的科技工作者的重视。动物模型的优越性主要表现在以下几个方面。

（一）避免了在人身上进行实验带来的风险

临床上对外伤、中毒、肿痛等病因研究是有一定困难的，甚至是不可能的，而动物可以作为人类的替难者，在人为设计的实验条件下反复观察和研究。应用动物模型，除能克服在人类研究中经常会遇到的伦理和社会限制外，还容许采用某些不能应用于人类的方法学途径，甚至为了研究需要可以损伤动物组织、器官或处死动物。

（二）可以克服人类某些疾病潜伏期长、病程长和发病率低的特点

遗传性、免疫性、代谢性和内分泌等疾病在临床上发病率很低，研究人员可以有意识地提高其在动物种群中的发生频率，从而推进研究。临床上某些疾病潜伏期很长，很难进行研究，如肿瘤、慢性气管炎、肺心病、高血压等疾病，这些疾病发生发展很缓慢，有的可能要几年、十几年、甚至几十年。有些致病因素需要隔代或者几代才能显示出来，在人身上很难观察到，而许多动物由于生命的周期很短，在实验室观察几代是容易的。

（三）通过严格控制实验条件，在方法学上可增加实验材料的可比性

临床上很多疾病十分复杂，各种因素均起作用，患有心脏病的患者可能同时又患有肺疾病或肾脏疾病等其他疾病，即使疾病完全相同的患者，因患者的年龄、性别、体质、遗传等各不相同，对疾病的发生发展均有影响。采用实验动物来复制疾病模型，可以选择相同品种、品系、性别、年龄、体重、活动性、健康状态、甚至遗传和微生物等方面严加控制的各种等级的标准实验动物，用单一的病因作用复制成各种疾病。温度、湿度、光照、噪声、饲料等实验条件也可以严格控制。此外，无论营养学、肿瘤学和环境卫生学等方面，同一时期内很难在人身上取得一定数量的定性疾病材料。动物模型不仅在群体的数量上容易得到满足，而且可以通过给予一定剂量的药物或移植一定数量的肿瘤等方式，限定可变性，取得条件一致的模型材料。

（四）简化实验操作和样品收集

动物模型作为人类疾病的“缩影”，便于研究者按实验目的需要随时采取各种样品，甚至及时安乐死动物收集样本，这在临床是难以办到的。实验动物向小型化的发展趋势更有利于实验者的日常管理和实验操作。

（五）可提供发病率较低的疾病材料

临床上平时很难收集到放射性、毒气中毒、烈性传染病等患者，而实验室可以根据研究目的和要求采用实验性诱发的方法在动物身上复制出来。

（六）有助于更全面地认识疾病本质

临床研究未免带有一定的局限性。已知很多疾病除人类以外也能引起多种动物感染，其表现可能各有特点。通过对人畜共患病的比较研究，可以充分认识同一病原体（或病因）对不同机体带来的各种损害；更有利于解释在人体上所发生的一切病理变化。动物疾病模型的另一个重要用途，在于能够细致地观察环境或遗传因素对疾病发生发展的影响，对于全面地认识疾病本质有重要意义。

二、新药筛选对动物模型的需求

创新药物的研制、临床治疗方法的改进、诊断试剂或诊疗设备的创新，均建立在对发病机制的深入理解上。寻找新的作用靶点、生物标志物成为当前研究的热点。病理机制、药物作用靶点、生物标志物等研究也离不开实验动物模型。实验动物体内实验是新药临床前评价的必经之路。体内动物模型筛选最大的优点是可以从整体水平直观地反映出药物的治疗作用、不良反应和毒性作用。

（一）基于作用靶点定向筛选药物

新药开发具有较高风险，开展基于药靶的早期临床前评价是避免浪费时间与财力、提高新药开发成功率的关键。此类药物是针对某一治疗靶点进行筛选获得，其特点是作用机制明确。如果在非临床研究中可提示活性更强、抗耐药性、靶点特异性更强等药效特征则更能提升该药物的临床开发信心。在没有循证医学或公认基础研究证据的情况下，在非临床研究阶段可通过药动学/药效学（PK/PD）研究、基因工程等基础研究进行验证。

未来更多的药物研发将是依靠临床上的病理发现，利用动物模型在分子水平上对疾病的发生发展做出阐释，找到一些关键的药物靶点，从而有针对性地合成一些新药。“早期发现，早期淘汰”这一理念已经被国内外医药界广泛接受，提高药物早期毒性预测的灵敏度和可靠性已经成为医药行业的迫切需求。

（二）精准医学背景下的药物研究

精准医学表示根据每位患者的个体差异来调整疾病的预防和治疗方法，是一种根据不同患者进行的定制医疗服务。2015 年 1 月 20 日，美国总统奥巴马在国情咨文中提出“精准医学计划”，希望精准医学可以引领一个医学新时代。

精准医学的实施依赖于个体化致病机制的研究和个体化医疗方案的评价。精准医学是以个体化医疗为基础，随着基因组测序技术快速进步以及生物信息与大数据科学的交叉应用而发展起来的新型医学概念与医疗模式。精准医学本质上是通过基因组、蛋白质组等组学技术和医学前沿技术，对于大样本人群与特定疾病类型进行生物标志物的分析与鉴定、验证与应用，从而精确寻找到疾病的原因和治疗的靶点，并对一种疾病的不同状态和过程进行精确分类，最终实现对于疾病和特定患者进行个性化精准治疗的目的，提高疾病诊治与预防的效益。

利用动物疾病模型，一方面可以发现和验证患者疾病的致病机制，另一方面则可以评价个体化治疗措施的有效性和安全性，从而促进个体化医疗，实现为一个患者建立一种针对性的疾病动物模型，即“每次都给恰当的人在恰当的时间使用恰当的疗法”，精准的实验动物模型也是药物研发的需求，动物疾病模型在个体化医疗的研究中起到无法替代的作用。

三、协调杂交小鼠（CC 小鼠）

复杂性疾病（complex disease）相对单基因遗传病，不依照经典的孟德尔模式遗传，很多位点相互作用并且和环境因素一起影响疾病的形成。发现对复杂性状遗传性疾病在人群中复杂表现有重要意义的遗传和分子机制，并转化为创新诊断和个性化治疗的途径，意义重大。

相对于目前成熟的小鼠基因工程技术对基因功能的研究，通过大规模群体研究，可以发现一些与基因数量性状相关疾病的发病机制。开发临床病例表征与人类更接近的协同杂交（collaborative cross，CC）小鼠（又称复杂性状遗传小鼠）资源是目前的研究热点和建立疾病动物模型的另一切入口。

CC 小鼠包括数百种基因型不同的小鼠系，它们来自八个原始种系：五个实验室品种和三个源自野生小鼠的近交系，这八种品系小鼠的多样性等位基因可覆盖小鼠全基因组 90% 的区域，品系总共存在 36M 的单核苷酸多态性（SNPs），体现不同小鼠亚种的遗传学变异，其单核苷酸多态性是传统实验室小鼠的四倍。

（一）CC 小鼠在治疗传染病药物研发的应用

目前越来越多的研究团队开始利用 CC 小鼠资源来填补现有某些病原体自然感染小鼠模型的空白，或者针对已经建立了小鼠模型的一些病原，扩展丰富现有小鼠模型资源，更好地模拟人类患者临床病理表征的多样性。

埃博拉研究者们一直面临着一个大问题，免疫系统完整的成熟小鼠，包括常见近交系和封闭群不能感染埃博拉病毒。传统的实验室小鼠会被这种病毒杀死，不出现出血热和其他的人类典型症状。小鼠疾病模型的缺乏严重阻碍了埃博拉的病理和免疫学研究，也影响了这种疾病的药物开发。2014 年 10 月 30 日在 *Science* 杂志上，华盛顿大学的 Angela Rasmussen 和 Michael Katze、美国国立卫生研究院的 Atsushi Okumura 在 47 个小鼠种系中测试了埃博拉引发的宿主应答，所有小鼠在感染初期都出现体重减轻的现象，70% 的小鼠品系感染后的死亡率超过 50%。不同小鼠品系表现出的症状也有较大差异，这些小鼠很好地模拟了人类患者的不同病理过程。研究表明，埃博拉病毒感染的严重程度与宿主的遗传背景有很大关系，不能单从病毒方面进行解释。研究显示，病毒感染对不同小鼠品系造成的影响并不相同。这为揭示埃博拉病毒易感性背后的遗传学差异奠定基础。

（二）CC 小鼠在遗传学研究的应用

在建立小鼠模型研究疾病相关的基因表达时，研究者们一般不会考虑特定基因是源自母亲还是父亲。有95个印记基因存在亲源效应，这些基因涉及许多常见的复杂疾病，如2型糖尿病、心脏病、精神分裂症、肥胖症和癌症，而且它们会在疾病中起作用。亲本来源不同会使突变产生不同的结果，这一发现开启了人类遗传学的新领域。如果在进行小鼠研究时考虑亲源效应，人们就能更准确地理解致病机制，进而改善疾病的治疗。CC小鼠在这项研究中起了关键作用。

研究人员在CC小鼠中选择三个小鼠品系，让每种小鼠分别作为父本和母本，以此构建不同类型的杂交后代。等小鼠成年之后，研究人员在四种组织类型中检测基因表达情况，确定在整个基因组中有多少基因表达来自母本或父本。研究结果显示，约80%的基因拥有能影响基因表达的变异，在基因组范围内，有数百个基因存在一种偏好父本的表达失衡，导致后代大脑的基因表达明显更像它们的父亲。尽管我们从父母那里遗传等量的遗传突变，但哺乳动物表达更多来自父亲的遗传变异。这项研究发表在2015年 *Nature Genetics* 杂志上，为疾病研究提供了重要的启示。

利用CC小鼠资源，进一步扩展现有小鼠模型的范围，分别建立可模拟人类患者不同临床病理表征的多品系小鼠模型资源库，将用于人类疾病相关新功能基因的发现、药物筛选和评价的动物模型、药物毒性敏感遗传背景的筛查等研究；为研究个体间基因差异和疾病易感性、靶向药物疗效提供动物模型资源，并为精准医疗计划的实施奠定研究基础。

四、人源性肿瘤组织异种移植模型（PDX模型）

为了更深入地研究肿瘤发展以及寻找更好的药物治疗方法，研究肿瘤的动物模型将具有非常重要的价值。PDX（patient-derived xenograft）模型是指将患者的新鲜肿瘤组织处理后移植到免疫缺陷动物体内，依靠小鼠提供的微环境进行生长，这种模型保留了原代肿瘤的微环境和细胞的基本特性，为临床前药效的评估以及生物标志物的鉴定提供了有效的研发资源。

传统的异种肿瘤移植模型是将人类肿瘤细胞在体外筛选，经过传代培养，建立稳定的细胞株，然后注射到免疫缺陷动物体内的模型。但因为连续传代的肿瘤细胞株适应了外界培养环境，移植到免疫缺陷动物后形成的肿瘤与小鼠具有同质性，丢失了原代肿瘤的特性，不能客观地反映原代肿瘤的情况。与传统使用细胞系建立的肿瘤模型相比，PDX模型减少了体外培养对肿瘤细胞的筛选，保留了原有的非肿瘤基质和微环境、原代肿瘤细胞的分化程度、形态特征、结构特点以及分子特性，能保留肿瘤原有特性和异质性。移植后小鼠肿瘤的血运特点、基质特征、坏死状况等与人本身的肿瘤特点基本一致。该模型能够代表每一位患者的肿瘤特点，增加药物特异性，提高治疗成功率。因而用该模型做出的药效结果将更为准确，与临床试验结果更为接近，为个体化治疗提供了最好的依据和帮助，具有更高检测靶向治疗成功率。

PDX 模型的成功建立，需要使用免疫缺陷动物。NSG 小鼠（NOD-SCID IL-2 receptor gamma null）的 Interleukin-2 受体的 gamma 链位于小鼠 X 染色体上，具有重要免疫功能的细胞因子 IL-2、IL-4、IL-7、IL-9、IL-15 和 IL-21 的共同受体亚基，具有重度免疫缺陷表型，无成熟 T 细胞、B 细胞和功能性 NK 细胞，细胞因子信号传递能力缺失等，平均寿命 1.5 年。是目前国际公认的免疫缺陷程度最高、最适合人源细胞或组织移植的工具小鼠。

PDX 根据移植部位主要分为皮下移植、肾包膜下移植和原位移植三大类，此 3 种方法各有利弊。皮下移植具有操作简单，便于观察的特点，移植的成功率为 40% ~ 60%，但移植肿瘤恶性程度较低、肿瘤分期较早的肿瘤移植后不易生长，很少出现转移扩散和转移瘤。肾包膜下移植成功率最高，可以达到 95%，但由于对移植者的技术要求较高，对受体小鼠的手术损伤较大，不易观察肿瘤生长情况，因使用免疫缺陷动物，动物易发生感染，限制了该方法的使用。原位移植的成功率较高，移植位点理想，更贴近肿瘤生长的微环境，像消化道等位置特殊的肿瘤模型建立较困难。

PDX 虽然模拟了原代肿瘤的生物学特性，能为肿瘤的研究提供体内模拟环境，但不能模拟肿瘤和免疫系统的交互作用，并且移植的肿瘤出现转移的情况比较少。如何提高移植肿瘤的微环境相似性和提高原代肿瘤成功率是以后建立恶性肿瘤模型的一个重要方向。

第三节 实验动物在临床前药物毒理学评价中的应用

药物研发的主要任务是预防与治疗人类疾病，保障人民健康。它是通过临床研究和实验室研究两个途径来实现的，不论临床研究或实验室研究均离不开实验动物。有资料显示，在 Pubmed 网站上检索近 30 年的科研论文，发现有 2000 多万篇的 SCI 论文是利用实验动物模型进行相关研究，涉及生命科学和医学研究的许多领域。其中 *Nature*、*Science*、*Cell* 等国际最高权威科学杂志刊出的生命科学论文中，使用动物模型的论文占 35% ~ 45%，如 *Science*、*Nature* 占 35%，《自然医学杂志》（*Nat Med*）占 71%，《实验医学杂志》（*JEM*）占 45%。实验动物已成为医药科技创新的重要工具。实验动物对我国生命科学、医药等领域研究的直接支撑作用彰显无遗。

一、新药临床前评价的意义

新药（new drugs）是指化学结构、药品组分和药理作用不同于现有药品的药物。根据《药品管理法》以及 2007 年 10 月 1 日开始执行的《药品注册管理办法》的内容，新药系指未曾在中国境内上市销售的药品。新药临床前研究阶段的主要内容为处方组成、工艺、药学、药剂学、药理、毒理学的研究。对于具有选择性药理效应的药物，在进行临床试验前还需测定药物在动物体内的吸收、分布及消除过程。临床前的药理研究是要明确新药的作用范围及可能发生的毒性反应，经药物管理部门的初步审批后才能进行临床试验，目的在于保证用药安全有效。只有安全、有效、质量可控的新药才能批准进行临床研究。与实验动物有关的药物临床前评价内容包括药效学试验和毒理学试验。

（一）药物有效性评价目的

药物有效性评价关注药物是否有效，主要药效学即药物效应动力学是研究药物对机体的作用及作用机制，是评价新药用于临床预防、诊断、治疗作用有关的主要药理作用。新药的药效学研究主要指对其药理作用的观测和作用机制的探讨，内容包括观测生理功能的改变、定生化指标的变化、观测组织形态学变化等。在评价新药主要疗效的过程中，通过与已知药物比较，可逐步了解药物的作用特点，优选出靶点明确、作用强而新颖的新药。对于有效性研究，关键的问题是动物反应的症状或表现中，要与研究目的一致，与人类疾病表现一致。

（二）药物安全性评价目的

新药临床前安全性评价是新药评价的主要内容之一，重点关注药物是否安全，对新药能否被批准进行临床试验起着决定性的作用，是评价新药临床应用安全与否的重要依据，也是对新药临床应用可能产生的毒性反应提供判断和检测指标的实验依据，更是各国药政管理部门审批新药首先考虑的问题。新药审评风险评估要求，不能在人体进行的各项实验如致癌、生殖毒性、超高剂量等均需要在实验动物体内进行，药物在实验动物产生的作用，可以外推到人。

新药临床前安全性评价为临床试验建议首次人体安全剂量以及后续剂量，设定临床安全性监测指标。药物安全性评价是采用大于临床用药剂量，或长于临床用药时间给动物用药，发现并评价药物对动物机体潜在毒性作用、毒性表现、靶器官损伤的可逆性，以确定毒性靶器官和毒性反应出现的时间、性质、程度及其可逆性，确立无可见有害作用水平（NOAEL）。通过测定药物对实验动物机体的损害，进而评价新药对人体的潜在风险的一系列试验。

二、常规动物在临床前评价中的缺陷

新药评价对动物数量要求很大，如药效评价需要 16 ~ 24 只大型动物模型或 40 ~ 60 只小型动物模型；安全性评价需要 50 ~ 150 只大型实验动物（犬或猴），1500 ~ 2500 只小型（小鼠、大鼠、豚鼠）和中型实验动物（兔）。不包括对新药进行不良反应的动物实验。在选择实验动物时，除考虑疾病和药物特点外，还要考虑动物种类、动物等级和健康、年龄、性别及实验环境的要求等因素。

动物的安全性实验并不一定能够反映药物对人类的影响，特别是长期影响，在动物实验中更难表现出来。在人类现代药物发展历史过程中，一些药物引发的不良反应事件，在临床前研究中并没有发现，这与实验动物的选择有密切关系。

2006 年，德国泰基因罗（TeGenero）公司开发的 checkpoint 激动剂 CD28 超激动剂 TNG1412，用于治疗 B 系慢性淋巴细胞白血病和风湿性关节炎，但 I 期临床试验却以悲剧收场。6 位志愿者都出现多器官功能衰竭和弥散性血管内凝血，在用药后 4 小时内多种细胞因子（TNF-α、IFN-γ、IL-10、IL-6、IL-8、IL-4、IL-2 等）水平显著上升，由于淋巴细胞在短时间内被激活并游走到组织器官内导致炎症反应，而骨髓造血系统在短时间内又无法产生大量淋巴细胞，随后所有志愿者的外周血淋巴细胞在用药后 8～16 小时几乎耗竭，这些结果证明是细胞因子风暴的表现。但该药物临床前动物实验是安全的，灵长类动物实验的剂量是临床试验剂量的 500 倍，也没观察到明显的毒副作用，并且恒河猴 CD28 的胞外序列与人的 CD28 胞外序列一致，TGN1412 与猴 CD28 的亲和力也与人一致。进一步的分析证实，效应记忆 T 细胞的类型和数量受个体暴露于感染源的影响。在动物实验中，为了防止感染，动物一直被置于无菌环境下饲养，没有足够数量的效应记忆 T 细胞，其平衡与人体是不一样的。恒河猴 CD4 T 细胞分化为效应记忆 T 细胞后，CD28 不表达了，与人的表达模式并不相同，这在以前是被忽视的。

事实上人类对药物的反应常常比所有动物都要敏感，不少药物的毒性往往首先是在人体试用时才出现，而不是先出现于动物实验中。药物进入临床试验或上市后才被淘汰，浪费了大量的人力与物力，如果药物在临床前动物实验中即观察到上述副作用，则可给药物研发机构节省大量的时间与金钱。

常规诱发性动物模型与人类疾病在其疾病的发生、发展表现方面并不十分吻合，不能全面反映人类疾病的本质。事实上人类对药物常常比所有动物都要敏感，不少药物的毒性往往首先是在人体试用时才出现，而不是先出现于动物实验中。从动物实验外推到人存在不确定性，动物实验所采用的动物一般都是实验室培育的品系，多为遗传背景相同、均一性的动物或特定的动物模型，而实际接触化合物的人群则有可能千差万别，在对外源化学物毒性反应的易感性上存在很大差异。

三、基因修饰动物在临床前评价中的应用

基因修饰动物模型从基因水平、分子水平上研究人类疾病，揭示各个基因的各种功能所起的重要作用，并可以应用到新药筛选、基因治疗疗效评价、毒物测试，在整体水平上，可人为控制某一基因的表达水平，从而阐明该基因在药物药效学和毒性研究中的作用，为临床应用提供指导意见。

在新药研究中，基因工程技术主要是建立重要的药物靶点模型和解决多基因调节问题。其主要应用于分子药物靶的鉴定和确认，建立疾病的动物模型，用来检测新的治疗方

案，以及早期发现药物的毒性反应。现代医学研究模式集“临床-靶分子-动物模型”于一体，其中针对靶分子的动物模型主要是基因修饰动物模型，包括转基因动物、基因敲除动物及人源化动物模型三种，其在现代医学研究中的应用日益广泛。

（一）转基因动物

转基因动物（transgenetic animal）是用DNA重组技术将人们所需要的目的基因导入动物的受精卵或早期胚胎内，使外源目的基因随细胞的分裂而增殖并在体内表达，从而形成在体内表达外源基因的动物，且能稳定地遗传给后代的动物。1982年，美国科学家使用显微注射技术将一个能够被锌调控的DNA元件与大鼠的生长激素基因构建在一起，通过将其注射到小鼠胚胎中，发育而成转基因小鼠。该小鼠比对照鼠大两倍，被称为“超级鼠”，这是世界上首例转基因动物模型。之后世界各国科学家相继在兔、羊、猪、牛、鸡、鱼等动物上成功制作转基因动物。

人类的大多数疾病都与遗传有关。通过转基因技术来制作各种研究人类疾病的动物模型，为类似疾病的诊断和开展治疗积累宝贵的资料。研究证明，适当的动物模型对研究基因突变而引起遗传疾病的发病机制是十分有效的。过去制造这种动物模型的途径只能靠自然突变或人工诱变的方法。用转基因技术产生的人类遗传疾病模型则成为人类遗传疾病研究的一个极为有效的途径。目前已经成功建立了动脉粥样硬化、贫血症、痴呆症、自身免疫病、淋巴系统病、真皮炎及前列腺癌等多种疾病的转基因动物模型，为这类疾病的研究提供了方便。

但是，转基因动物技术还存在一些问题，主要表现在：外源基因的整合率低；外源基因的表达不理想；转基因给动物造成插入突变和功能紊乱；转基因动物成活率低，转基因动物模型仍存在难以重复、外源基因表达不稳定等缺点。

（二）基因敲除动物

基因敲除是自20世纪80年代末以来发展起来的一种新型分子生物学技术，是通过一定途径使机体特定的基因失活或缺失的技术，从细胞水平或整体观察该基因的功能。通常意义上的基因敲除主要是应用DNA同源重组原理，用设计的同源片段替代靶基因片段，从而达到基因敲除的目的。随着基因敲除技术的发展，通常方法是应用DNA同源重组原理，用设计的同源片段替代靶基因片段，从而达到基因敲除的目的。其具有位点专一性强、打靶后目的片段可以与染色体DNA共同稳定遗传的特点。小鼠基因敲除技术的研究者获得2007年诺贝尔生理学或医学奖。

2005年起，美国、加拿大和欧盟等由政府资助系统性开展基因剔除小鼠计划，以促进建立新的疾病模型，试图在新药靶点的知识产权争夺战中抢占制高点。

虽然基因敲除动物模型的构建帮助各个学科领域的研究达到过去无法企及的高度，但这一技术仍存在一些问题。近几年人们探讨的焦点是：突变靶基因是否造成了基因敲除动物模型的表型。有研究者指出，基因敲除的结果应该考虑背景基因的作用，动物机体会由于敲除基因的缺失而可能发生一种类似雪崩的代偿过程从而引起基因的第二次改变，因此认为某一特定的基因与一个复杂的表型改变并非完全一对一的因果关系。

（三）人源化动物模型

规律间隔成簇短回文重复序列（clustered regularly interspaced short palindromic repeats，CRISPR）是在细菌中发现的适应性免疫反应系统（adaptive immune system），是细菌中用来抵抗病毒感染的“免疫系统”，能有效抵抗噬菌体（Bacteriophage）等对细菌造成的损伤。CRISPR 与 Cas9 蛋白质结合后能够引来核酸酶，并在 DNA 双链上剪开一个口子，能够在活细胞中最有效、最便捷地“编辑”任何基因。CRISPR/Cas 是一种后天性免疫系统，在约 40% 细菌、几乎所有的古细菌和少量噬菌体中均存在。CRISPR/cas9 基因组编辑技术因其设计简单以及操作容易，使其在基因编辑的研究中越来越受到欢迎。利用该技术，科研人员可以实现在碱基的水平对基因组进行定点修饰，CRISPR 系统现已经被广泛地应用到多个物种的基因组编辑以及癌症的相关研究中。

CRISPR 技术的诞生可以高效、大规模编辑动物的基因，从而给异种器官移植工作带来曙光。哈佛大学研究人员利用 CRISPR 技术一次性敲除猪细胞中 62 个逆转录病毒基因，从而扫清猪器官用于人体移植的重大难关，为全世界需要器官移植的上百万患者带来希望。

人源化小鼠模型是通过 CRISPR/Cas 技术，将人类干细胞和小鼠囊胚嵌合，建立在多种组织中都含有一定比例人源细胞的嵌合体小鼠。该小鼠带有功能性的人类基因、细胞或组织的小鼠模型。这种模型通常被用于人类疾病体内研究的活体替代模型。在艾滋病、癌症、传染病、神经退行性疾病、血液病研究领域等都有广泛的应用。人源化小鼠模型可以表达人类抗体，近年来人源化抗体和人抗体的出现为临床应用带来了新的希望。目前的人源化抗体主要用于肿瘤、自身免疫性疾病和心血管疾病的治疗以及抗移植排斥反应和抗病毒感染等方面。

（四）基因修饰动物在毒理学中的研究

基因修饰动物具有与人类相似的疾病致病原因、机制的优点，动物体内的基因高表达导致药物在其体内敏感性显著上升，阐明药物的毒性作用机制时，其药物毒性反应的灵敏性也提高，这能极大地缩短毒性评价时间。使用此类动物评价的药物，其结果更加准确。该类动物已在抗肿瘤药物、抗艾滋病药物、抗肝炎病毒药物、肾脏疾病药物的筛选中取得了突破性的进展。

在这类动物使用时人们重点关注如何把从动物所获得的信息用于人，如何把体外资料用于体内，如何把复杂的整体系统化为简单的并能人为控制的系统，如何提高检测的敏感性等。

致癌性试验是药物临床前安全性评价研究中的重要内容，进一步考察药物对动物的潜在致癌作用以预测人体长期用药的致癌风险。在致癌性测试中，一个最好的例子是转基因 RasH2 小鼠的使用。RasH2 小鼠有一个致癌物易感性表型，遗传背景为 C57BL/6 小鼠，在 6 个月龄时开始出现自发性肿瘤。肿瘤诱发部位主要限于肺、皮肤和前胃，泌尿系统、生殖系统和内分泌器官则不十分理想。化学药物致癌性的传统检测方法为小鼠 1.5 年和大鼠 2 年。这类实验存在费用高、实验动物用量大、周期长、结果易受自发肿瘤干扰而不准确等缺陷。RasH2 小鼠模型已被国际生命科学学会（ILSI）/卫生与环境科学学院（HESI）项目评价成为短期致癌性测试系统，该模型作为替代传统的两年啮齿类动物生物测定的用途。合适的动物选择，可使人类致癌风险的预测更准确，也为药物研发赢得了宝贵时间。

基因修饰小鼠虽然有广阔的应用前景，但也有局限性，如不能 100% 检测出人类致癌剂，无法明确区分鼠类致癌剂与人类致癌剂等。在预测致癌剂的人类靶器官方面，如肝脏应用有限，对基因毒性和非基因毒性致癌物的反应不一致，在定量风险预测方面的使用范围有限等。C57BL/6 小鼠的遗传背景对肝癌有抑制作用，导致该遗传背景的模型对某些致癌剂不敏感。

大鼠的许多遗传特征生理特性表明更适合建立人类疾病模型。大鼠 2.5 万 ~ 3.0 万个基因中 90% 与人类和小鼠相似，其较大体形使其成为通过连续采样进行药物评估的理想模型。2009 年 *Science* 杂志报道，美国威斯康星医学院的研究人员使用锌指核酸酶技术（ZFN）成功培育出首只永久可遗传的靶基因敲除大鼠，他们使用 Sigma 量身特制的锌指核酸，产生了第一批的"基因敲除"大鼠，其中一些有荧光蛋白表现而发绿光，从而使小鼠之外的啮齿类动物也可以发展成特定人类疾病的模型供研究之用。目前，用于毒理学研究的转基因大鼠还较少，有报道用于致突变检测的含大肠杆菌乳糖操纵子的 lacZ 和 P 或 lacI 作为诱变靶基因的 Big Blue TM 转基因大鼠。

随着科技发展，实验动物使用的数量越来越多，在近几年里，尤其是基因编辑技术引发的新一轮基因工程动物研究中，基因修饰小鼠、大鼠、犬、猪、猴等模型的应用，将会在药物毒理学中得到广泛的应用。复杂性状遗传小鼠具有较为广泛的遗传背景，将为人类遗传相关疾病的机制和治疗提供重要的动物模型。

（高　虹）

参考文献

［1］ 郭炳冉. 发育生物学模式生物［J］. 生物学教学，2008，33（9）：61-62.

［2］ 惠俊爱，王绍明，张霞，等. 模式生物及其研究进展［J］. 生物学通报，2002，37（8）：4-6.

［3］ 胡娟娟，杜冠华. 药物筛选模型研究进展［J］. 基础医学与临床，2001，21（4）：302-305.

［4］ 薛丽香，张凤珠，孙瑞娟，等. 我国疾病动物模型的研究现状和展望［J］. 中国科学：生命科学，2014（9），851-860.

[5] 许黎黎，秦川.复杂性状遗传CC小鼠在传染病领域的应用及研究进展［J］.中国比较医学杂志，2016（8），20-24.

[6] 梁文丰，郑琳，冯韵恬，等.PDTX模型研究进展［J］.中国科技论文在线精品论文，2014，7（5）：398-402.

[7] 李继平，金剑，秦川.实验动物在医学创新研究与发展中的作用［J］.中国医药导报，2014，11（31）：152-155.

[8] Gerlai R. Zebrafish：an uncharted behavior genetic model [J]. Behav Genet，2003，33（8）：461-468.

[9] 新闻分析."基因剪刀"引领生物医学革命.http://world. people. com. cn/n1/2015/1219/c157278-27948749.html.

第四章 中药毒理学研究进展

第一节 中药毒理学概述

中药毒理学（toxicology of Chinese medicine）属于中药药理学的分支学科，是研究中药对生物体有害效应、机制、安全性评价与危险度评定的科学。作为一门新兴的交叉学科，中药毒理学的学科内容涉及中医学、中药学、毒理学、药理学、生态学等领域，旨在阐明中药的毒性表现、毒性机制、毒性成分及毒性靶器官，深入探讨中药毒性理论，指导临床合理用药，促进中医药理论和科技创新以及中医药产业可持续发展。

一、中药毒理学基本概念

中药毒理学是研究有毒中药与机体相互作用的科学。古代药物毒性的内涵丰富，主要包括三个方面：①毒是药物的总称，如《周礼·天官冢宰第一·亨人/兽医》："医师掌医之政令，聚毒药以供医事"；《黄帝内经·素问》："……辛散、酸收、甘缓、苦坚、咸软。毒药攻邪。五谷为食。五果为助……"；②毒性是中药的偏性，明·张景岳著《类经》云："药以治病，因毒为能，所谓毒者，因气味之偏也。盖气味之正者，谷食之属是也，所以养人之正气，气味之偏者，药饵之属是也，所以去人之邪气，其为故也，正以人之为病，病在阴阳偏胜耳……大凡可辟邪安正者，均可称为毒药，故曰毒药攻邪也"；③毒反映药物毒副作用大小，如《神农本草经》中下品药物 125 种，多属有毒不可久服药物；《新修本草》收载有毒药物 143 种；《证类本草》收载有毒中药 223 种；《本草纲目》收载有毒中药 361 种；2015 年版《中华人民共和国药典》（以下简称《中国药典》）收载有毒中药 83 种。表 4-1 介绍了中药毒性相关的一些概念。

古人对有毒中药的认识最早记载于《淮南子·修务训》："神农尝百草之滋味，水泉之甘苦，令民知所避就。当此之时，一日而遇七十毒"。现代对药物的毒性通常定义为药物对机体的有害效应或损害作用，包括急性、亚急性、亚慢性、慢性和特殊毒性，由于中药常见一药多效，其不良反应具有一定相对性。有毒中药指药性强烈，安全剂量小，用之不当或药量超过常量，即对人体产生危害，甚至可致死亡的中药。有毒中药与机体相互作用后研究内容包括毒性表现、毒性机制、毒性成分、毒性靶器官、毒代动力学、控毒方法以及临床安全合理应用等。

表 4-1　中药毒性相关概念

概　念	定　义
中药毒性	广义，中药的偏性，以偏纠偏是中药治病的基本原理；狭义，中药的毒副作用，指中药作用于人体后产生的损害作用，反映中药安全程度的性能
毒性中药	药性强、安全范围小，应用不当甚至正常用法用量情况下容易发生毒性反应的中药
中药毒性效应	中药与机体相互作用过程中对机体健康引发的有害作用，临床上可以“不良反应”概括
中药不良反应	广义上，凡是中药用药后产生与用药目的不相符并给患者带来不适或痛苦的反应，都应归为中药不良反应，包括毒性作用、副作用、变态反应、后遗效应、特异质反应和依赖性等
中药安全性问题	中药安全性问题是指基于使用中药对人体健康所产生的各种临床不良事件，这些不良事件的发生，可能由某种或某几种特定因素所致，但一定与使用中药存在内在关联。发生因素复杂，如辨证不当、药不对证、疗程不合理、服法不正确等，不可全部归结为中药毒性

目前对有毒中药的界定依据包括 2015 年版《中国药典》《中华人民共和国卫生部药品标准》以及各省、市地方药材（包括饮片）标准中注明的毒性药材；国家中医药管理局 1992 年颁布的 28 种毒性中药材；其他已发现有安全问题的药材等。现代中药毒性分级多沿用历代本草的记载，作为临床用药的警示性参考。目前通用的分级方法多采用《中国药典》的分类方法，分为大毒、有毒和小毒。2015 年版《中国药典》（一部）收载的 83 种有毒中药，10 种标注为“大毒”，42 种标注为“有毒”，31 种标注为“小毒”。

中药毒理学的研究任务根据目的不同，主要包括三个方面：①描述毒理学（descriptive toxicology）：通常仅考虑中药毒性结果，包括可能产生危害的剂量、接触时间、接触途径等以及危害表现和程度等，为中药安全性评价和其他常规需要提供毒理学信息。内容包括有毒中药的急性或长期毒性，包括遗传毒性、生殖毒性和致癌性试验以及毒代动力学特征试验等。②机制毒理学（mechanistic toxicology）：通过中药对细胞或组织产生的生理生化改变研究，阐明中药对机体的毒性作用机制。通常可在整体动物（可包括健康、疾病、证候动物模型）获取药物有损健康作用的组织学与功能改变的宏观证据，并在细胞生物学（含生物化学）和分子生物学水平明确产生毒性的过程。③应用管理毒理学（applied toxicology）：基于描述毒理学和/或机制毒理学提供的资料，并通过系统的毒性研究明确特定受试药物是否能呈现足够低的危险性，为临床安全合理用药提供依据，如新药非临床安全性评价内容。

二、中药毒理学发展简史

（一）中药毒理学研究发展

现存最早的关于中药毒性理论记载的本草文献是东汉时期《神农本草经》，全书所提及之“毒”意指药物的不良反应，与现代的中药毒性含义接近，首次规范并缩小了“毒”

的范畴，并明确了有毒、无毒的概念。《神农本草经》云："药有酸、咸、甘、苦、辛五味，又有寒、热、温、凉四气及有毒无毒"，将中药毒性与"四气""五味"等一起列入中药药性理论，认为毒性是中药重要属性之一，依照有毒无毒、延年益寿及祛邪将365味药物分为上中下三品。同时，《本经》还对有毒药物的服用方法进行详解，"若用毒药疗病，先起如黍粟，病去即止，不去倍之，不去十之，取去为度"。另外，《神农本草经》首次记载妊娠用药禁忌。魏晋时期《吴普本草》，收载药物441种，讨论药性寒温五味良毒，是最早在具体药物条目下标注"毒性"的本草著作，如描述大黄为"神农、雷公：苦，有毒；扁鹊：苦，无毒"，此后本草遵此例。《诸病源候论》中，将毒物与中毒列为专卷论述。中医药古籍对毒药、毒性、有毒中药毒性分级、药材品种、品质、炮制、剂量、给药途径、服药方式、对证用药、合理配伍、患者个体差异等临床实践有丰富经验记载。传统有毒中药药性猛，取效甚捷，中医药对其安全应用有独到认识，应用得当，疗效显著。

古代医药学家不仅对中药毒性理论进行论述，而且已经采用实验研究的方法进行验、毒、解读。《本草经集注》记载莽草曰："上谷远在幽州，今东间诸山处处皆有。叶青新烈者良。人用捣以和米纳水中，鱼吞即死浮出，人取食之无妨"。《备急千金要方·卷二十四解毒杂治方》曰："甘草解百药毒，如汤沃雪，有同神妙。有人中乌头、巴豆毒，甘草入腹即定"，记载了乌头、巴豆、藜芦、雄黄、铁粉、踯躅等中毒的解救方式。宋慈在《洗冤集录》中记载了中毒、蛊毒等，并描述了以动物试验法、卵白验毒法和银及银钗验毒法等。李时珍在《本草纲目》记载了多项药理、毒理学表征以及解毒方法，例如："砒乃大热大毒之药，而砒霜之毒尤烈，鼠雀食少许即死，猫犬食鼠雀亦殆，人服至一钱许亦死"，同时也开创了一些药理学、毒理学朴素的验证方法，如描述曼陀罗花："相传此花笑采酿酒饮，令人笑；舞采酿酒饮，令人舞。予尝试之，饮须半酣，更令一人或笑或舞引之，乃验也"，描述越瓜："菜瓜能暗人耳目。观驴马食之即眼烂，可知矣"。中医药古籍所记载的毒理学朴素原理至今仍有借鉴意义。

19世纪中叶，西方医药技术进入中国，现代毒理学理论、技术和方法不断应用于中药毒理、毒理作用机制以及毒性物质基础的研究，并逐渐形成中药毒理学研究的规范。例如，1887年胡克（Hooker）等发现鱼藤的毒效作用，作为植物杀虫剂引起学者的广泛研究。1902年永井一雄提取分离出鱼藤的主要有效成分鱼藤酮。1917年石川武雄最早用急性毒性的专业术语描述了鱼藤提取物家兔静脉注射的最小致死量为0.9mg/kg，主要毒性表现有呼吸中枢和血管运动中枢麻痹，后致全身运动及呼吸麻痹而死。此后，关于鱼藤酮的急性毒性（人类、犬、大鼠、小鼠、家兔等）、长期毒性（大鼠、小鼠、仓鼠等）、致癌、致畸、致突变、生殖毒性和皮肤刺激性研究等更加深入，并且通过体内、体外研究进一步明晰了鱼藤酮诱发神经毒性的潜在机制，包括抑制线粒体、诱导氧化应激、触发凋亡、诱导Lewy小体形成、过度激活兴奋性神经递质、耗竭神经元营养因子以及导致钙超载等。1956年，金国章等采用肾性高血压犬进行杜仲煎剂的长期毒性研究，是国内首次应用动物模型进行中药长期毒性研究的报道。1978 年，金国章等采用猴等进行延胡索乙素成瘾性研究，结果表明其无吗啡样成瘾性，停药也不发生戒断症状。目前，毒理学的研究对象涉及传统有毒中药、现代有毒中药、配伍毒理学研究等，包括川乌、草乌、附子、草乌叶、雪上一枝蒿、雷公藤、马钱子、半夏、天南星、大戟、芫花、斑蝥、蟾酥、砒霜、雄黄、硫磺、朱砂、苍耳子、黄药子、红花、麻黄、木通、防己、冰片、远志、马兜铃酸、柴胡总皂苷、千里光吡咯里西啶生物碱、“十八反”“十九畏”等，现代科学技术不断引入，研究的广度和深度不断扩展。

中国制定和颁布中药毒理学研究相关法规的时间较晚，1992 年卫生部在《药品法》《新药审批办法》的基础上，制定发布了新药审批办法《有关中药部分的修订和补充规定》。1994 年卫生部颁发的《中药新药研究指南》中包括《中药新药毒理学研究指南》；1999 年国家药品监督管理局（NMPA）出台了《中药新药药理毒理研究的技术要求》，2005 年国家食品药品监督管理局发布《中药、天然药物研究技术指导原则》；2007 年 1 月 1 日后进行的中药注射剂或 5 类以上创新药物非临床安全性评价，原则上应在通过《药物非临床研究质量管理规范》（GLP）认证的实验室进行。中药毒理学研究逐渐走向规范化、法制化的轨道。

（二）中药毒性分级

中医对中药毒性认识经历了漫长的历史过程，古今文献中药分级方式和依据不一致，如表 4–2 所示。

表 4–2　有毒中药的毒性分级方式沿革

文　献	分级方式
《黄帝内经》	大毒、常毒、小毒、无毒
《神农本草经》	上品：一般无毒或毒性很小；中品：有毒或无毒；下品：有毒者居多
《吴普本草》	有大毒、有大毒、无毒
《名医别录》	大毒、有毒、毒
《药性论》	大毒、有毒、小毒
《新修本草》	大毒、有毒、小毒
《日华子本草》	大毒、有毒、小毒、微毒
《本草纲目》	大毒、有毒、小毒、微毒
《有毒中药大辞典》	极毒、大毒、有毒、小毒
《中药大辞典》	剧毒、大毒、有毒、小毒、微毒
《中国药典》	大毒、有毒、小毒

传统对于中药毒性的分级主要源于临床实践，对于毒性的认识往往以临床观察到的药后反应程度为依据，除中药本身的毒性反应外，往往还包括中药的偏性等。这种经验分级不足之处在于局限性、随意性，缺乏准确性、量化性、统一性，不够准确。之后有学者根据现代毒理学研究结果并结合有关毒性强弱分类的参考标准，借鉴西药毒性分级的方法，完善了分级方式。目前中药毒性分级，主要依据中毒剂量、中毒时间、中毒反应程度和有效剂量与中毒剂量之间的范围大小进行分级（表4–3）。

表4–3　有毒中药主要毒性分级依据

分级依据	分级方式
根据传统经验分级	大毒：中毒症状严重，容易造成死亡；有毒：中毒症状较为严重，亦能致死；小毒：多服、久服后才出现中毒症状
根据急性毒性分级	以急性毒性实验所得半数致死量（LD_{50}）进行分级，具体分级和剂量不完全一致，如：①大毒：LD_{50}<5g/kg，有毒：5g/kg <LD_{50}<16g/kg，小毒：16g/kg<LD_{50}<50g/kg，无毒：LD_{50}>50g/kg；②极毒：LD_{50}<5mg/kg，剧毒：5mg/kg<LD_{50}<50mg/kg，高毒：50mg/kg <LD_{50}<500mg/kg，中等毒：0.5g/kg<LD_{50}<5g/kg，低毒：5g/kg<LD_{50}<15g/kg，实际无毒：LD_{50}>15g/kg
根据毒性剧烈程度及治疗量与中毒量接近程度分级	《有毒中药大辞典》：①极毒，指毒性剧烈，生品内服常用量很小或未经处理不可内服，可能致死量多在1g以下的药物；②大毒，指毒性剧烈，治疗量与中毒量接近，超量可致严重毒性反应或易于致死的药物；③有毒，指毒性较大，治疗量与中毒量比较接近，超量也可产生毒性反应甚至致死的药物；④小毒，指有一定毒性，治疗量与中毒量差距较大，但剂量过大也可发生毒副作用的药物
根据毒性参数与临床情况分级	《现代中药毒理学》、世界卫生组织颁布的化学物质的急性毒性分级标准等，参数包括中药临床中毒症状表现的程度、LD_{50}、有效量与中毒量的距离、一次服用中毒量的大小、中毒潜伏期的长短、成年人可能中毒量和致死量、临床中毒倍数（中毒量/极量）、临床致死倍数（致死量/极量）等

第二节　中药毒理学基本原理

一、中药毒理学特点

中药毒理学主要有毒性成分复杂、毒性表现多样、毒性可以控制等特点。

（一）毒性成分复杂

中药种类复杂、品质众多，毒性物质种类多样，主要包括无机毒性物质，如砷、汞、铅等；以及有机类毒性物质，包括生物碱、糖苷类、二萜类、毒蛋白等（表4–4）。

表4-4　中药主要毒性成分及来源

化学分类	来源中药
苷类	皂苷类：木通、黄药子、商陆等 强心苷：洋地黄、万年青、八角枫、蟾酥、夹竹桃等 黄酮苷：芫花、广豆根等 氰苷：白果、苦杏仁等
生物碱类	乌头碱：川乌、草乌、附子、天雄、雪上一枝蒿等 麻黄碱：麻黄等 番木鳖碱：马钱子等 莨菪碱：曼陀罗、洋金花等 秋水仙碱：光慈菇、山慈菇等 雷公藤碱：雷公藤、昆明山海棠等 苦楝碱：苦楝子等 烟碱、毒芹碱：半夏、天南星等
毒蛋白类	苍耳子、相思豆、蓖麻子、蜈蚣、金钱白花蛇舌草等
萜及内酯类	雷公藤、闹羊花、土荆皮、黄药子、千金子、艾叶、马桑等
重金属类	雄黄、信石、朱砂、水银、铅丹、铅粉、铅霜、黄丹、密陀僧、黑锡丹等

（二）毒性表现形式多样

中药成分复杂，毒理作用表现形式多样，反应可见于机体多个系统，另中药多配伍使用，若配伍不当也可能出现毒副作用。

1. 心血管系统

乌头生物碱类主要是双酯型生物碱，可引起心律失常、心悸、胸闷气急等；雷公藤甲素可引起心肌损伤；含强心苷类成分药物，如夹竹桃可引起心律失常、房室传导阻滞，甚至心肌出血、坏死和心肌纤维断裂等；蟾酥等含有强心甾体类，如蟾蜍毒素过量可引起心悸、气短、心动过速或过缓、房室传导阻滞、异位节律、心房纤颤、心室纤颤等；闹羊花中含有的二萜类成分八厘毒素和羊踯躅毒素可兴奋迷走神经，抑制窦房结，减慢心率等；含砷药物砒霜、雄黄等造成各种房室传导阻滞。

2. 神经系统

①中枢神经系统急性或慢性中毒，如含砷中药如雄黄可引起中枢神经系统细胞缺氧及功能紊乱，出现头昏、头痛、乏力等症状，严重时可出现抽搐、昏迷甚至死亡；马钱子中士的宁可兴奋延髓的呼吸中枢及血管运动中枢，引发癫痫；含铅中药铅丹、铅粉、铅霜、黄丹、密陀僧、黑锡丹、二味黑锡丹以及铅丹作为膏药基质制成的狗皮膏药等长期暴露引起的慢性神经中毒，表现为中毒性神经衰弱综合征，包括头晕、头痛、失眠、记忆力减退

等；②周围神经系统毒性，如含砷中药如雄黄及中药复方牛黄解毒片、牛黄宁宫丸等中毒后可能导致周围神经炎、四肢麻木、感觉减退等；天仙子等含莨菪碱、东莨菪碱等阿托品类生物碱，可阻滞周围神经系统 M-胆碱受体，抑制迷走神经和副交感神经；乌头类中药中毒后，周围神经末梢可见先兴奋后麻醉现象；山慈菇、光慈菇、芫花和野百合等含有秋水仙素，可引起外周神经炎、手指发麻、全身疼痛无力、关节痛、脱发等症状。

3. 呼吸系统

生草乌可导致犬呼吸频率加快、呼吸幅度增大；乌头碱可致原代肺成纤维细胞无氧化损伤、促进细胞凋亡，并可损伤肺成纤维细胞 DNA。

4. 消化系统

主要可表现为恶心、呕吐、食欲减退、口腔黏膜水肿、食管烧灼疼痛、腹胀、腹痛、腹泻或便秘、黄疸和肝损伤等。药物性肝损伤是造成急性肝衰竭的首要诱因，中药用药不当出现药物性肝损伤占比大。如中药千里光、款冬花、返魂草、佩兰、野马追、一点红和紫草等含有的吡咯里西啶生物碱可致肝毒性，造成肝窦内皮细胞毒性和肝实质细胞毒性，可分别发展为肝窦阻塞综合征和肝硬化；萜类成分如雷公藤甲素、黄独素 B（黄独、粉防己、金果榄中含量较高）、川楝素、柴胡皂苷，蒽醌类成分如大黄素、大黄酸以及苯丙素类成分如黄樟醚（细辛、肉豆蔻中含量较高）也可造成肝损伤。

5. 泌尿系统

马兜铃科关木通长期使用引发的肾毒性主要为急性或亚急性进行性、不可逆性肾功能损害，日久导致肾衰竭，表现为少尿、白细胞尿、蛋白尿、尿糖、严重贫血、重度高血压，血肌酐、尿素氮水平升高，肌酐清除率下降，尿比重及尿渗透压下降，可伴有代谢性酸中毒及电解质紊乱等，并可观察到肾小管上皮细胞变性、坏死；马兜铃酸可引起肾间质中炎症相关免疫活性细胞激活，引发肾炎样病变，还可将肾小管细胞阻滞于 S 期，抑制细胞增殖，并可造成肾脏细胞 DNA 氧化损伤；苍耳子含毒蛋白、苍耳毒苷等成分可损害肾脏实质细胞，导致肾小球变性坏死，致急性肾衰、尿毒症甚至死亡；光慈菇中秋水仙碱、秋水仙胺可导致急性肾小球肾炎。

6. 造血系统

雷公藤内酯、雷公藤总苷、青风藤碱、八角莲中的鬼臼毒素、光慈菇中的秋水仙碱可导致粒系细胞的毒性；雄黄中的硫化砷、大黄中鞣质、蜈蚣中的组胺样物质可导致红系细胞的毒性；麝香、蟾酥为动物蛋白，可通过免疫机制破坏血小板，引起血小板减少性紫癜，并引起巨核系细胞毒性。

7. 生殖系统

高剂量草乌和乌头碱可影响体外大鼠胚胎生长发育和器官形态分化，诱发以心脏和神经系统为主的器官畸形；土荆皮的主要成分土荆皮甲酸灌胃、皮下注射、阴道给药均发现抗早孕、中孕作用；朱砂、轻粉长期使用造成汞蓄积，可引起早期胚胎毒性；雷公藤可造成雄性动物附睾尾内未成熟精子率及畸形精子率升高，睾丸和附睾的脏器系数减小及发生明显病理学变化，雌性动物的毒性反应主要表现为动情周期紊乱，卵巢和子宫发生明显的病理变化。

中药的配伍不当包括“十八反”和“十九畏”中相关药物连用，中西药联用不当，中药注射液配伍不当等。例如，中药酊剂、药酒及酒炙中含有乙醇，与水合氯醛合用可产生有毒的醇和三氯乙醛。含砷药物雄黄以及制剂六神丸、安宫牛黄丸等，与硫酸盐、硝酸盐如阿托品、硝酸异山梨酯等同服，可增加砷的吸收而增加毒性；含汞中药及制剂，如朱砂、轻粉、朱砂安神丸、紫雪散、磁朱丸等，与溴化钾、碘化钾等服用，汞离子与溴离子或碘离子在肠中可生成剧毒等溴化汞或碘化汞，导致药源性肠炎或赤痢样便。

（三）控毒方式多样

中医药在长期临床实践过程中，累积了丰富的减毒增效或控毒的方法，包括选用正品药材、依法炮制、对证用药、合理配伍和掌握煎煮方法等。例如，附子在使用过程中通过依法炮制（白附片、黑顺片）、延长煎煮时间、辨证用药（忌用于脉象实数或洪大、大便热结、高热、内热外寒、真热假寒的阴虚和热证患者；忌用于房室传导阻滞患者及孕妇等）、配伍甘草以及控制剂量和服用疗程等有效减少毒副作用。

二、中药毒性发生机制复杂

有毒中药的毒性物质多样，产生毒性的机制复杂，毒性作用发生主要包括四个阶段，包括毒性物质从暴露部位到靶部位的转运，终毒物与靶分子的反应，细胞功能障碍及其导致的毒性，修复与修复紊乱引起的毒性。

含汞矿物药朱砂、红粉、轻粉在临床上广泛应用，主要成分分别为 HgS、HgO 和 Hg_2Cl_2。含汞矿物药经过不同的给药途径给药后，毒性成分通过不同的吸收途径进入机体导致毒性损伤，其中朱砂和轻粉经口服给药，含汞毒性成分经胃肠道吸收；外用则可通过皮肤附属器官（汗腺、皮脂腺、毛囊等）和表皮吸收。含汞毒性成分吸收入血后，通过血液转运到肝脏、肾脏、脑等靶器官，还通过肾小管重吸收进入肾脏，也可通过血脑屏障进入脑组织蓄积，主要蓄积在大脑皮质和小脑，并可能与含巯基的蛋白质结合引起毒性效应。口服进入机体的汞最终未被吸收的部分经粪便排出，也有部分吸收入血后经过肾脏由尿液排出，在停药后体内蓄积的汞会经尿液持续缓慢排出。因此汞在体内滞留时间较长，消除缓慢，长期使用会在体内蓄积产生毒性。可能引发的毒性效应包括肝肾毒性、神经毒性、胚胎及遗传毒性。

含马兜铃酸（aristolochic acid，AA）中草药的肾毒性主要与引发内质网应激反应、增强氧化应激以及形成 AA-DNA 加合物进而导致基因突变等有关。马兜铃酸Ⅰ和Ⅱ均可经体内酶代谢形成活性的环内酰胺氮离子，亲电子能力强，可与 DNA 碱基的环外氨基结合，生成共价加合物，可在患者体内存留多年，并引起基因突变，目前推测马兜铃酸所致泌尿道肿瘤与之有关。“马兜铃酸肾病”患者的肾脏和尿路上皮肿瘤组织中可检测到以 A：T 到 T：A 颠换突变为主的基因突变，可能与马兜铃酸对腺嘌呤碱基的选择性亲和所形成 dA-AAI 加合物有关。A：T 到 T：A 颠换突变可能是马兜铃酸的特征性突变，称为马兜铃酸突变指纹。雷公藤甲素、姜黄素、大黄酸等可通过氧化应激诱导细胞凋亡造成肾损伤。

乌头碱影响神经细胞离子通道活性使其导致中枢神经毒性以及心脏毒性的机制之一，中枢神经细胞 Na^+通道的 α 亚单位是乌头碱的毒性结合位点，乌头碱可结合 α 亚单位并使其失活；同时乌头碱还可以抑制中枢神经细胞 Na^+-K^+-ATP 酶活性，引起神经细胞内 Na^+ 浓度升高、K^+浓度降低，Na^+-Ca^{2+}交换增加，导致神经细胞内 Ca^{2+}超载；乌头碱对心肌细胞钠离子、钙离子和钾离子通道均有影响，可通过诱导心肌细胞钠离子通道开放，加速钠离子内流，促使细胞膜去极化引发心律失常。雷公藤的主要毒性成分为二萜类、生物碱类、三萜类及苷类，毒性涉及消化系统、生殖系统和肾脏等。雷公藤损伤睾丸及附睾，影响精子的生成及活力，使精子生成减少，活力下降，精子畸形率增加，作用机制与抑制睾酮生成、干扰睾丸生精细胞 DNA 合成、诱导 Herc4、Mrto4 和 Ipo11 基因异常表达以及导致生殖细胞凋亡等有关。

半夏凝集素蛋白（pinellia ternata lectin，PTL）和掌叶半夏凝集素蛋白（pinellia pedatisecta lectin，PPL）可导致严重的炎症反应，活性氧 ROS 是两种凝集素蛋白诱发炎症的关键信号分子，其诱导强烈炎症的机制在于激活 ROS-MAPK/NLRP3-IL-1β 信号通路，促进炎症因子 IL-1β 的成熟活化，从而导致炎症的进一步发展。

第三节 中药毒理学研究方法与展望

一、中药安全性评价的关键基础问题

描述性毒理学、机制毒理学和应用管理毒理学研究是中药安全性评价的核心内容和关键问题，所涉及的评价内容包括急性或长期毒性、毒代动力学、毒性产生过程和机制以及构建有毒中药风险/效益分级评估模型，有效预测风险，控制中药安全事件发生，保障中药的临床安全使用。

描述性研究是毒性研究的基础和前提条件，包括发现毒性相关物质基础，科学描述有毒中药的药效-毒效特征，阐明毒性反应的表现和特点，并提供国际认可的基础资料。中国有毒植物有 943 种，分属 101 个科，在 900 余种有毒植物中有 500 余种为药用植物，进行深入化学、药理和毒理研究不到 30%。《中国药典》（2015 版，一部）收载 83 味有毒中药，占中国有毒植物的 8.8%，其中 10 种标注为“大毒”，42 种标注为“有毒”，31 种标注为“小毒”；毒性研究进展相差较大，常用有毒中药，如附子、半夏等所含毒性成分、毒性靶

器官、毒性作用机制等较为明确；“大毒”中药等主要毒性成分和主要毒性靶器官基本明确，急性毒性有据可查，毒性部位提取物半数致死量（LD_{50}）值小，毒性大；“有毒”中药相关的主要毒性成分、主要毒性靶器官和急性毒性 LD_{50} 值信息不完善；“小毒”中药的毒性研究进展总体较慢，不同品种间差别较大；毒性靶器官主要集中在肝脏、肾脏、消化系统、神经系统和心血管系统；毒性成分主要为生物碱、萜类及挥发油、皂苷、毒蛋白等。

含马兜铃酸中药（HCAAs）的毒理学研究一直受到政府和学界的重视，其毒性效应、毒物质基础以及毒性机制目前研究相对深入。马兜铃酸（AA）为硝基菲类有机酸，主要由 ABCDE 5 种马兜铃酸等及其衍生物组成。含马兜铃酸的中药达数十种，主要存在于马兜铃科（Aristolochiaceae）马兜铃属 *Aristolochia* L.、细辛属 *Asarum* L.，防己科（Menispermaceae）千金藤属 *Stephania* Leur.、蝙蝠葛属 *Menispermum* L.，木通科（Lardizabalaceae）木通属 *Akebia* decne.，毛茛科（Ranunculaceae）铁线莲属 *Clematis* L.，菊科（Compositae）川木香属 *Vladimiria* Iljin. 等。我国药用的含马兜铃酸中药主要分布于马兜铃属（Aristolochia）和细辛属（Asarum），如马兜铃、天仙藤、朱砂莲、细辛等。马兜铃属马兜铃和天仙藤收载于《中国药典》（2015 版），曾使用的青木香、关木通、广防己由于马兜铃酸含量较高已被禁用。目前国内对马兜铃酸和含马兜铃酸中草药已经进行了比较系统的毒理学评价和致癌作用研究，包括含马兜铃酸中草药的毒性、致突变性和致肿瘤，马兜铃酸在大鼠体内的毒代动力学和组织分布研究，马兜铃酸Ⅰ致胚胎干细胞衍生肝样组织癌前变研究，以及配伍减毒方法等（表 4-5）。

表 4-5 主要含马兜铃酸中草药毒理学研究概况

名称	研究内容
马兜铃	毒性化学成分，肾毒性，致畸、心脏毒性，配伍减毒
天仙藤	马兜铃酸含量，肾毒性
关木通	肾毒性，毒性生物标志物，代谢组学，配伍减毒
细辛	马兜铃酸含量测定，生物网络分析，配伍减毒
寻骨风	肾毒性
广防己	肾毒性，肝毒性，毒代动力学，配伍减毒
青木香	马兜铃酸含量，肾毒性，毒代动力学
朱砂莲	肾毒性
威灵仙	肾毒性
马兜铃酸	肾毒性，肾小管上皮细胞损伤及机制研究，肾损伤后血清 miRNA 差异，致癌，马兜铃酸Ⅰ致胚胎干细胞衍生肝样组织癌前病变评价，心血管毒性，马兜铃酸Ⅰ-DNA 加合物合成，致突变研究，血清代谢组学，毒代动力学，中药毒性成分限量标准制定，配伍减毒

阐释性研究基于描述性研究基础，是阐明中药毒性科学内涵的关键，包括阐明中药毒性作用的靶器官，细胞、分子和生化机制，明确毒性成分的体内代谢过程、毒代动力学特征以及低剂量多成分联合毒性作用的复杂网络关系。

中药药性理论是中药区别于植物药和天然药物的突出标志，中药十八反是药性理论的重要组成部分，是中药七情中“相反”配伍关系的具体体现。在临床实践过程中，“相反”中药的使用毒效作用表达不一。十八反的基础研究也取得了一定的进展，但是受到研究策略、实验思路、设计方案及实验条件等因素的影响，结果不尽相同，争议颇多，尚未形成统一认识。目前十八反毒理研究的主要方法包括从整体动物（含正常及疾病模型动物）、离体器官、细胞等不同水平观察病理形态、生化反应以及分子生物学变化等。

应用和管理研究目的是揭示中药的科学制备（炮制、加工、制剂）、科学应用（用量、用法、配伍减毒、合理辨证）的科学内涵，有效预测风险，提高中药临床使用的安全性。管理性研究包括风险效益评估，新药、保健食品审批与上市前后的安全管理，中药饮片与成药调剂安全管理，不良反应监测管理等。炮制减毒科学内涵不断得到证实，有研究发现，何首乌生品及炮制品中的7种主要共有成分包括反式二苯乙烯苷、没食子酸、大黄素、大黄素甲醚、大黄素-8-O-β-D-葡萄糖苷、顺式二苯乙烯苷、儿茶素，其中反式二苯乙烯苷、大黄素甲醚、大黄素-8-O-β-D-葡萄糖苷、顺式二苯乙烯苷、儿茶素5个成分与何首乌毒性相关性较强，何首乌高压黑豆汁蒸至36小时后才能达到减毒效果。

二、中药毒理学研究思路与方法进展

广义的中药毒理学包括基础性和应用性两部分，中药理论中所涉及的“十八反”和“十九畏”药性理论、重金属的毒性、古代文献中中药毒性（大毒、有毒、小毒）的分类依据以及中药毒代动力学的方法学等内容属于基础理论性的中药毒理学；以临床应用为目的的药物安全性评价属于应用性的中药毒理学，二者无明显界限。中药因自身特点，其毒理学研究也有许多独特之处。中药常由多药味/组分/成分所组成，联合用药（拆方分析、减毒/增毒）实验成为中药毒理学重要组成部分，并使得中药毒代动力学颇具难度；矿物药是中药的来源之一，不少矿物中药由重金属或有毒物质组成，矿物药的化学存在状态、化学变化以及毒-效关系研究有待加强，从而使之在临床上更加合理应用；中药的毒性作用不仅包括一般意义上的不良反应，还要包括中药作用下机体所出现的“不良征候”，可采用中医证候动物模型进行毒性评价。

传统的实验研究方法包括急性毒性实验、长期毒性实验等，目前许多新技术、新方法越来越多地应用于中药发现毒理学中，包括血清药理学、遗传毒理学、高通量筛选、基因组技术、DNA芯片技术、代谢组学技术、网络药理学技术等。

辨证施治是中医临床诊疗的重要特点之一，因此观察不同机体状态下（不同证候特征情况下）的药物毒副作用具有实际意义。目前中医“证”的客观化、证候动物模型的构建亟待提高，但是已经出现基于证候动物模型进行中药毒性评价和机制研究的探索。有研究以生首乌和制首乌为研究对象，以肾阴虚和肾阳虚大鼠模型为评价模型，观察首乌对不同证候动物模型肝损伤的影响，并制备含药血清，观察血清诱导 L02 肝细胞凋亡情况。结果表明，制首乌致肝损伤的程度与中医肾虚证候具有相关性，当非对证应用于肾阳虚证候时肝毒性明显强于对证治疗肾阴虚证候。此外，证候动物模型也应用于附子、吴茱萸、柴胡等中药的毒理学研究中。

代谢组学技术的高通量和系统性的研究优势促使其在中药的毒性评价中开展了广泛的探索和应用。代谢组学在整体全面水平上分析代谢物在药物作用下的变化规律来揭示损伤发生的可能机制，与中药多成分、多靶点、整体调控的特点相吻合。目前应用 UPLC-Q-TOF-HDMS、GC/MS、LC/MS、MR、NMR 等技术对包括附子水煎液、蛇床子超临界提取物、黄药子煎煮液、雷公藤苷、吡咯里西啶类生物碱、黄连、关木通、雄黄、朱砂、广防己、粉防已等血液或尿液样本的代谢组学研究和潜在毒性生物标志物以及代谢途径的探究。

传统的以动物模型为主的毒性评价以组织形态学及生化指标为检测点，随着基因组学、蛋白质组学以及代谢组学等新方法应用于中药毒性标志物挖掘和毒性机制研究不断深入，体外细胞毒性评价方法也逐渐发展起来。体外细胞毒理学因其周期短、成本低和作用机制易于探明等优势得以快速发展，不仅减少了动物的使用，其基于人类细胞或细胞系的体外毒理学检测与筛选，提高了中药毒理学的检测效率和结果说服力，在发现早期、轻微和隐匿的中药毒性上具有显著优势。中药受试物与化药相比，成分复杂，理化因素复杂，干扰实验，产生假阳性或假阴性结果，影响毒性物质基础的判断，目前有研究将“药物血清”概念应用于中药毒性研究，形成“中药血清毒理学”，一定程度上突破了这种局限性。体外细胞毒性的评价指标及监测方法主要包括细胞活力、形态、结构、数量及各项生理病理指标。近年来主要应用于高通量细胞毒性中药筛选的模型主要包括离子通道筛选模型、受体筛选模型、报告基因筛选模型和细胞增殖筛选模型，常用检测技术包括荧光检测技术、化学发光检测技术以及放射性活性检测技术等。绿原酸（chlorogenic acid，CA）是金银花中的主要成分之一，具有抗病原微生物、降血糖和抗 HIV 等活性。然而，近年来随着含金银花中药注射剂的过敏反应的频繁出现，许多研究人员发现 CA 表现出变应原性。有学者采用豚鼠和肥大细胞 RBL-2H3 作为动物和细胞模型，研究金银花制备过程中 3 种成分的过敏反应，包括 CA、新绿原酸（neochlorogenic acid，NCA）和低氯酸（crytochlorogenic acid，CCA）。体外和体内研究表明，CA 和 CCA 可以显著增加豚鼠血浆 5-羟色胺和 β-氨基已糖苷酶水平，并诱导 RBL-2H3 细胞脱颗粒，而 NCA 未显示出这种特性。这些结果表明，CA 可能含金银花中药注射剂产生过敏反应的唯一原因。目前 RBL-2H3 细胞已被用于多种中药注射剂的过敏反应等评价，包括血塞通注射液、华蟾素注射液、清开灵注射液和天然产品包括 okicamelliaside、玫瑰花瓣提取物和人参等。

此外，内源性毒性成分研究也是中药毒理学领域研究的重要内容。药材内源性毒性物质是指在药用植物（或动物）生长发育过程中经生物代谢形成的一类有毒性作用的物质，其中化学成分是其主要物质类型。化学成分类内源性毒性物质往往具有双相的作用，即毒性和药效性。传统内源性毒性成分分析的方法包括色谱法（薄层色谱法、液相色谱法、气相色谱法、毛细管电泳色谱法等）、广谱法（紫外分光光度法、近红外漫反射广谱法、拉曼光谱法等），还包括免疫检测分析方法（酶联免疫吸附法、胶体金免疫层析测定法、免疫印迹法）、基因分析法、Microtox 技术（微毒测试）、化学发光法、网络毒理学预测法等。

三、展望

中药毒理学研究已取得长足进展，但是与药物毒理学发展相比仍有差距。今后，中药毒理学需要进一步规范研究标准，以国际 GLP 研究原则规范中药毒理学研究；借鉴现代毒理学研究思路、方法与手段，利用系统毒理学的理论和技术，实现多学科的交叉融合，对有毒中药进行定性定量研究，阐明毒性发生机制，建立评价中药毒性级别的客观实验数据和中药安全性评价模式；以中医药独特的理论体系丰富中药毒理学研究内容。

（董世芬　杨增艳　胡宇驰）

参考文献

［1］ 赵梓邯，张琳，李文斌，等.中药毒性与安全性评价研究进展［J］.中国实验方剂学杂志，2018，24（20）：208-216.

［2］ 陈海媚，谢晓芳，彭成.中药毒理学研究中体外细胞毒性的评价指标及检测方法［J］.中国实验方剂学杂志，2017，23（22）：202-210.

［3］ 赵军宁，杨明，陈易新，等.中药毒性理论在我国的形成与创新发展［J］.中国中药杂志，2010，35（7）：922-927.

［4］ 彭成.中药毒理学［M］.北京：中国中医药出版社，2014，1-58.

［5］ 夏青，张晓昕，徐柯心，等.中国药典（2015年版）.北京：中国医药科技出版社，2015.收载的有毒中药毒性研究概况［J］.环球中医药，2017，10（3）：377-384.

［6］ 周谦，陈斌，曹鹏，等.鱼藤酮诱导神经毒性机制的研究进展［J］.中国野生植物资源，2018，37（1）：51-55.

［7］ 王宁生.中药毒性与临床前评价［M］.北京：科学出版社，2004，11.

［8］ 张凯，董晓敏，王琦，等.常用中药肝毒性成分代谢与毒理研究进展［J］.中草药，2018，49（22）：5435-5447.

［9］ 张倩倩，王爱平，靳洪涛.中药肾毒性的研究进展［J］.解放军药学学报，2013，29（6）：

558-561.
[10] 王京丽，周超凡.中草药及其制剂的肾毒性概述［J］.中国中医基础医学杂志，2016，22（3）：437-439+443.
[11] 梁爱华，李春英，刘婷，等.朱砂的胚胎毒性研究［J］.中国中药杂志，2009，34（21）：2794-2798.
[12] 王晓烨，林瑞超，董世芬，等.含汞矿物药的毒性研究进展［J］.中国中药杂志，2017，42（7）：1258-1264.
[13] Attaluri S，Bonala RR，Yang IY，et al. DNA adducts of aristolochic acid II：total synthesis and site-specific mutagenesis studies in mammalian cells. Nucleic Acids Res，2010，38（1）：339-352.
[14] Kathuria P，Sharma P，Abendong MN，et al. Conformational preferences of DNA following damage by aristolochic acids：Structural and energetic insights into the different mutagenic potential of the ALI and ALII-N（6）-dA adducts. Biochemistry，2015，54（15）：2414-2428.
[15] Wen YJ，Su T，Tang JW，et al. Cytotoxicity of phenanthrenes extracted from Aristolochia contorta in human proximal tubular epithelial cell line. Nephron Exp Nephrol，2006，103（3）：e95-e102.
[16] 樊夏雷，刘文英，王广基，等.基于GC/TOF/MS的关木通肾毒性代谢组学研究［J］.毒理学杂志，2007（4）：323.
[17] 马红梅，张伯礼.防己肾毒性概述［J］.中草药，1999（4）：318-319.
[18] 李功辉，陈莎，章军，等.以马兜铃酸为例探讨中药毒性成分限量标准制定方法［J］.中国中药杂志，2017，42（4）：800-804.
[19] 王宇光，高月.中药十八反药理毒理研究进展［J］.中国实验方剂学杂志，2003（3）：60-63.
[20] Wang F，Li C，Zheng Y，et al. Study on the anaphylactoid of three phenolic acids in Honeysuckle. J Ethnopharmacol，2015，170：1-7.
[21] Kuba-Miyara M，Agarie K，Sakima R，et al. Inhibitory effects of an ellagic acid glucoside，okicamelliaside，on antigen-mediated degranulation in rat basophilic leukemia RBL-2H3 cells and passive cutaneous anaphylaxis reaction in mice. Int Immunopharmacol，2012，12（4）：675-681.
[22] Jeon JH，Kwon SC，Park D，et al. Anti-allergic effects of white rose petal extract and anti-atopic properties of its hexane fraction. Arch Pharm Res，2009，32（6）：823-830.
[23] Choo MK，Park EK，Han MJ，et al. Antiallergic activity of ginseng and its ginsenosides. Planta Med，2003，69（6）：518-522.
[24] 段亚萍，骆骄阳，刘好，等.中药中内源性毒性成分分析方法研究进展［J］.中国中药杂志，2018，43（24）：4808-4816.

第五章 安全药理学发展概况简介及其主要应用

安全药理学是由药理学、生理学和毒理学等不同领域学科发展而来的一门综合性学科。其研究虽然主要关注于临床前阶段，但它自始至终贯穿于整个药物研发的过程之中。安全药理学还能通过不断出现的新技术和新方法来进行自我更新，以适应药物安全性评价的最新要求，其结果也会不断促进药物研发和安全性评价。

第一节 安全药理学简介

一、安全药理学产生的历史背景简介

反应停（Thalidomide，沙利度胺）于20世纪50~60年代初期在全世界广泛使用，它能够有效地阻止女性怀孕早期的呕吐，但也妨碍了孕妇对胎儿的血液供应，导致大量“海豹畸形婴儿”出生。自20世纪60年代起，反应停就被禁止作为孕妇镇吐药物使用，仅在严格控制下被用于治疗某些癌症、麻风病等。

从20世纪60年代末到70年代初，出于对反应停事件的高度重视及经验反思，当时许多主要的制药公司对候选药物加强了临床前安全性检测。例如，德国化工企业Hoechst AG在其药理学实验设计中，就考虑对每一个开发的化合物均进行全面的“一般药理学”研究。并在专门的实验室内，进行如心血管和呼吸功能、肾脏病学、血液凝固、精神药理学、神经药理学、镇痛药物和抗炎药物研究、肠胃病学、糖尿病学、动脉粥样硬化和内分泌学研究等。

如Kinter等报道的那样，1990年以前许多药理学实验室，主要开展以器官为主的生理功能检测，以作为药物开发的辅助手段。为候选药物进行特定安全性评价研究是基于对药物主要药理学（药效学效应与药物靶向指示有关）或次要药效学（与药物靶向指示无关的药效学效应；一般药理学），或与药物药理学，治疗作用或化学类别有关的已知作用的关注。这种特定的安全性评价方法通常是对药效评估而不是对安全终点进行研究设计。此外研究设计的给药剂量会稍微超过临床给药量，如在早期的器官功能测试中通常是选用静脉注射进行研究，而临床给药途径通常为口服，与这些剂量相关的系统暴露量却很少被记录，收集到的数据与受试者的生理状态和/或药代动力学参数并不相关，研究人员也充分意识到了早期的器官功能评估通常与毒性项目的结果脱节或分离这个问题。

1990年之前，有关器官功能测试的指导原则不多。有一些“指导原则”仅是个别国家和地区自己的管理要求，这些指导原则中，除了日本的之外，其他的均很不具体，同时国际监管文件也各不相同。而美国和欧盟的药物管理法规仅提供了评价药物器官系统功能效应的一般参考要求。在INDs和NDAs中，对于器官功能评价的要求往往不一致，且常被忽视。

而日本早在1975年就颁布了《生产（进口）新药申请的注意事项》等指导原则来指导新药临床前的器官功能研究。在1991年颁布实施了《一般药理学试验指导原则》。在1995年颁布出版了《日本药物非临床试验指导原则手册》，在该指导原则中明确规定，心血管、呼吸、中枢和外周神经系统、胃肠道系统以及肾脏等器官系统应作为第一级（category A）器官系统进行评估，并对包括模型的描述、剂量选择的标准和研究中应包含的观察终点等试验设计提出较为具体的要求。同时这些指导原则还指出，应根据第一级器官系统研究中的重要发现，进行针对第二级（category B）器官系统的研究。在当时，由于日本的指导原则应用最广泛，因此，它们实际上成为当时制药企业进行器官功能安全性评价研究的理论基础和依据，并一直沿用至2001年ICH S7A的发布。

到1994年，Kinter等首次将包括在日本的上述有关安全性和药理学特性研究的指导原则中的“次要药效学”和“安全药理学”这两个概念区分开来。这两个概念成为ICH安全药理学专家工作组制定与药理学特性相关的三个分类：主要药效学、次要药效学和安全药理学（ICH S7A、S7B）的依据。

欧洲、美国和日本监管机构同时以指南和概念文件的形式确立了一般药理学/安全药理学的地位。1998年欧洲、美国和日本的草案面世。同年晚些时候，日本健康和福利部（Ministry of Health and Welfare，MWH）和日本制药工业协会建议ICH执行委员会通过一项安全药理学倡议，这项建议被采纳并被定为ICH S7。

二、安全药理学的定义与目的

ICH将安全药理学定义为“研究药物在治疗剂量范围内和高于治疗剂量暴露时潜在的或不希望的药理学效应的学科”。而我国药监部门于2014年5月13日颁布的《药物安全药理学研究技术指导原则》中，给出了国内现行的安全药理学定义：主要是研究药物在治疗范围内或治疗范围以上的剂量时，潜在的不期望出现的对生理功能的不良影响，即观察药物对中枢神经系统、心血管系统和呼吸系统的影响。根据需要进行追加和/或补充的安全药理学研究。

安全药理学的研究目的包括以下几个方面：确定药物可能关系到人安全性的非期望药理作用；评价药物在毒理学和/或临床研究中所观察到的药物不良反应和/或病理生理作用；研究所观察到的和/或推测的药物不良反应机制。

第二节 安全药理学研究主要指导原则

在临床前开展安全药理学的研究过程中，往往需要具体的技术指导原则来指导研究实践，尤其是可以为以安全性评价或新药注册为目的而开展的安全药理试验推荐标准的、科学规范的试验方法，有助于更科学、准确、客观地对药物的安全性做出评价。

国际上自从1997年颁布ICH M3、S6及2001年颁布ICH S7A以来，我国药监部门也紧密结合我国国情，同时参考我国现有的指导原则和要求以及ICH S7A和ICH S7B，于2005年3月制定并发布了《中药、天然药物一般药理学研究技术指导原则》《化学药物一般药理学研究技术指导原则》。至此，我国首次在上述两个文件中提出了安全药理学的概念，首次将一般药理学研究纳入安全性评价的范畴，并指出这两个指导原则中的"一般药理学"仅限于"安全药理学"的内容。

在充分参考ICH S7A和S7B的基础上，2013年5月，当时的国家食品药品监督管理总局药品审评中心网站发布了《药物安全药理学研究技术指导原则及起草说明（征求意见稿）》和《药物QT间期延长潜在作用研究非临床研究技术指导原则及起草说明（征求意见稿）》，在全国范围内进行讨论和公开征求意见。经过一年的征求意见后，于2014年5月正式颁布以上两个指导原则的正式版。

国际和国内主要的安全药理学研究指导原则如表5-1所示，对于有具体试验需要的科研人员，可以从表中的指导原则中寻找帮助。

表5-1 国际国内安全药理学研究相关技术指导原则

颁布机构	颁布年度	名称
美国FDA	1987	*Guideline for the Format and Content of the Nonclinical Pharmacology/Toxicology Section of an Application* （《非临床药理学/毒理学申请资料格式和研究内容指导原则》）
美国FDA	1989	*Reference Guide for the Nonclinical Toxicity Studies of Antiviral Drugs Indicated for the Treatment of Non-life Threatening Disease：Evaluation of Drug Toxicity Prior to Phase I Clinical Studies* （《用于治疗非致命性疾病的抗病毒药物的非临床毒理学研究指导原则：I期临床试验前的药物毒理学评价》）
日本厚生劳动省	1975	*Notes on Application for Approval to Manufacture（Import）New Drugs* [《生产（进口）新药申请的注意事项》]
日本厚生劳动省	1991	*Guidelines for General Pharmacology Studies* （《一般药理学试验指导原则》）

续表

颁布机构	颁布年度	名称
日本	1995	*Japanese Guidelines for Non-clinical Studies of Drugs Manual 1995* （《日本药物非临床试验指导原则手册》）
EMA	1997	*Points to Consider: The Assessment of the Potential for QT Interval Prolongation by Non-Cardiovascular Medicinal Products* （《非心血管药物潜在的致QT间期延长评价的关注点》）
ICH	1997	*ICH M3: Nonclinical Safety Studies for the Conduct of Human Clinical Trials for Pharmaceuticals* （《支持药物进行临床试验的非临床安全性研究》）
ICH	1997	*ICH S6: Preclinical Safety Evaluation of Biotechnology-Derived Pharmaceuticals* （《生物技术药物的临床前安全性评价》）
ICH	2001	*ICH S7A: Safety Pharmacology Studies for Human Pharmaceuticals* （《人用药物安全药理学研究指导原则》）
ICH	2005	*ICH S7B: Nonclinical Evaluation of the Potential for Delayed Ventricular Repolarization (QT Interval Prolongation) by Human Pharmaceuticals* [《人用药物潜在致心室复极化延迟作用（QT间期延长）的非临床安全性评价指导原则》]
ICH	2008	*ICH E14: Clinical Evaluation of QT/QTc Interval Prolongation and Proarrhythmic Potential for Non-Antiarrhythmic Drugs* （《非抗心律失常药物致QT/QTc间期延长及潜在致心律失常作用的临床评价》）
中国卫生部	1985	《新药审批办法》：附件五“新药药理、毒理研究的技术要求”
中国卫生部	1993	《新药一般药理研究的指导原则》《中药一般药理研究的指导原则》
中国药监局	1999	《一般药理学研究指导原则（讨论稿）》
中国药监局	2005	《化学药物一般药理学研究技术指导原则》和《中药、天然药物一般药理学研究技术指导原则》
中国药监局	2007	《治疗用生物制品非临床安全性技术审评一般原则》
中国药监局	2014	《药物安全药理学研究技术指导原则》
中国药监局	2014	《药物QT间期延长潜在作用研究非临床研究技术指导原则》

尽管国际、国内先后颁布多个与安全药理研究相关的技术指导原则，但是，由于新药申报的种类繁多，作用机制、毒性作用特点也各不一样，因此对于不同类型的新药也无法制定出完全相同的安全药理试验方法。且随着科学技术的发展和应用，安全药理研究试验方法也会不断地得到更新和发展。因此，安全药理学技术指导原则仅能提供大体的、笼统的推荐，对于不同的新药，还应根据其作用特点、机制等去开展针对性的研究和评价，其试验方法的细节等并不一定要完全符合技术指导原则。而且随着新药安全药理学研究技术的不断发展和进步，相关管理机构也会定期对技术指导原则进行修订，以满足不同时期新

药安全性评价研究的需要。

第三节　安全药理学研究技术要求

基于本章第二节内容，可知当前我们所使用的国际指导原则主要基于ICH S7A、S7B，而国内使用的指导原则主要是我国药监部门于2014年5月13日颁布的《药物安全药理学研究技术指导原则》，二者内容基本一致，但国内的指导原则具有更强的适用性和实用性。

一、安全药理学研究基本原则

具体内容见表5-2。

表5-2　安全药理学研究的基本原则

基本原则	关键点	延伸解释
试验方法	应根据药物的特点和临床使用的目的，合理地进行试验设计	选用适当的经验证的方法，包括科学而有效的新技术和新方法。某些安全药理学研究可根据药效反应的模型、药代动力学的特征、实验动物的种属等来选择试验方法。试验可采用体内和/或体外的方法
研究的阶段性	安全药理学研究贯穿在新药研究全过程中，可分阶段进行	在药物进入临床试验前，应完成对中枢神经系统、心血管系统和呼吸系统影响的核心组合试验（core battery）的研究。追加和/或补充的安全药理学研究视具体情况，可在申报临床前或生产前完成
执行GLP的要求	核心组合应执行GLP，追加和/或补充的安全药理学研究应尽可能最大限度地遵循GLP	药物的安全性评价研究必须执行《药物非临床研究质量管理规范》。安全药理学研究原则上须执行GLP。对一些难以满足GLP要求的特殊情况，也要保证适当的试验管理和数据保存
受试物	中药、天然药物：受试物应采用能充分代表临床试验拟用样品和/或上市样品质量和安全性的样品。化学药物：受试物应采用工艺相对稳定、纯度和杂质含量能反映临床试验拟用样品和/或上市样品质量和安全性的样品	应采用工艺路线及关键工艺参数确定后的工艺制备，一般应为中试或中试以上规模的样品，否则应有充分的理由。化学药物试验过程中应进行受试物样品分析，并提供样品分析报告。成分基本清楚的中药、天然药物也应进行受试物样品分析

二、安全药理学研究设计的基本要求

具体内容见表5-3。

表 5-3　安全药理学研究设计的基本要求

基本要求	关键点	延伸解释
生物材料	动物模型、半体内和体外模型。体内试验优先考虑清醒动物	整体动物、离体器官及组织、体外培养的细胞、细胞片段、细胞器、受体、离子通道和酶等。体内研究建议尽量采用清醒动物。实验动物应符合国家对相应等级动物的质量规定要求，并具有实验动物质量合格证明
样本量	试验组的组数及每组动物数的设定，应以能够科学合理地解释所获得的试验结果，恰当地反映有生物学意义的作用，并符合统计学要求为原则	小动物每组一般不少于10只，大动物每组一般不少于6只，一般雌雄各半
给药剂量	体内研究设3个剂量，并包括或超过主要药效学的有效剂量或治疗范围	如果安全药理学研究中缺乏不良反应的结果，试验的最高剂量应设定为相似给药途径和给药时间的其他毒理试验中产生毒性反应的剂量。体外研究应确定受试物的浓度-效应关系
对照设置	一般可选用溶媒和/或辅料进行阴性对照	如为了说明受试物的特性与已知药物的异同，也可选用阳性对照药
给药途径	一般采用临床拟用给药途径	整体动物试验首先应考虑与临床拟用途径一致，可以考虑充分暴露的给药途径
给药次数	一般为单次给药	一般为单次给药，应根据具体情况可合理设计给药次数
观察时间	未提出相关要求	结合受试物的药效学和药代动力学特性、受试动物、临床研究方法等选择观察时间点及观察时间

三、安全药理学研究主要内容

安全药理学主要是探讨在治疗或治疗剂量以上范围时，潜在的不期望出现的对生理功能的不良作用。其中包含通常认为短时间内可危及人体生命功能的器官系统包括心血管系统、呼吸系统和中枢神经系统，即核心组合试验。

（一）核心组合试验

安全药理学的核心组合试验的目的是研究受试物对重要生命功能的影响。

1. 中枢神经系统

定性和定量评价给药后动物的运动功能、行为改变、协调功能、感觉/运动反射和体温的变化等，以确定药物对中枢神经系统的影响。可进行动物的功能组合试验。

功能观测组合试验（functional observational battery，FOB）源自 Irwin 法，起初用于评价受试物对机体中枢和周围神经系统影响的观察性试验方法，主要评价机体行为、感觉/反射等功能的改变，用于受试物神经和行为毒性的筛选，最早仅限于小鼠，目前已广泛用于大鼠，并开始在犬和猴试验中应用。因其操作简单、指标系统而全面，已经成为 ICH

推荐使用的人用药中枢神经系统的评价方法之一。

2. 心血管系统

测定给药前后血压（包括收缩压、舒张压和平均压等）、心电图（包括 QT 间期、PR 间期、QRS 波等）和心率等的变化。建议采用清醒动物进行心血管系统指标的测定（如遥测技术等）。

遥测系统在药物安全性评价中主要应用于安全药理学研究，成为目前较为先进且科学的一项研究方法，逐渐被国内的 GLP 实验室采纳。植入式和非植入式遥测技术根据是否需要手术又称侵入式和非侵入式遥测技术。

如候选药物从适应证、药理作用或化学结构上属于易于引起人类 QT 间期延长类的化合物，如抗精神病类药物、抗组织胺类药物、抗心律失常类药物和氟喹诺酮类药物等，应进行深入的试验研究，观察药物对 QT 间期的影响。对 QT 的研究见相关指导原则。

3. 呼吸系统

测定给药前后动物的各种呼吸功能指标的变化，如呼吸频率、潮气量、呼吸深度等，以确定药物在临床剂量下对呼吸系统的影响。麻醉动物也可以用于这些试验中，尽管麻醉在安全药理试验中不提倡使用。替代方法是全身体积描记或者放置压力传感导管（在植入子上）于胸膜下用来做长期测定，如该方法已用于清醒的大鼠实验。相似的方法最近也被开发用于清醒的猴子模型。

（二）追加和/或补充的安全药理学试验

当核心组合试验、临床试验、流行病学、体内外试验以及文献报道提示药物存在潜在的与人体安全性有关的不良反应时，应进行追加和/或补充的安全药理学研究。追加的安全药理学试验是除核心组合试验外，反映受试物对中枢神经系统、心血管系统和呼吸系统的深入研究。追加的安全药理学试验根据已有的信息，具体情况具体分析选择追加的试验内容。补充的安全药理学试验是，出于对安全性的关注，在核心组合试验或重复给药毒性试验中未观察泌尿/肾脏系统、自主神经系统、胃肠系统等相关功能时，需要进行的研究。

1. 追加的安全药理学试验

中枢神经系统：对行为、学习记忆、神经生化、视觉、听觉和/或电生理等指标的检测。

心血管系统：对心输出量、心肌收缩作用、血管阻力等指标的检测。

呼吸系统：对气道阻力、肺动脉压力、血气分析等指标的检测。

2. 补充的安全药理学试验

泌尿/肾脏系统：观察药物对肾功能的影响，如对尿量、比重、渗透压、pH、电解质平衡、蛋白质、细胞和血生化（如尿素、肌酐、蛋白质）等指标的检测。

自主神经系统：观察药物对自主神经系统的影响，如与自主神经系统有关受体的结合，体内或体外对激动剂或拮抗剂的功能反应，对自主神经的直接刺激作用和对心血管反应、压力反射和心率等指标的检测。

胃肠系统：观察药物对胃肠系统的影响，如胃液分泌量和 pH、胃肠损伤、胆汁分泌、胃排空时间、体内转运时间、体外回肠收缩等指标的测定。

（三）其他研究

在其他相关研究中，尚未研究药物对下列器官系统的作用但怀疑有影响的可能性时，如潜在的药物依赖性、骨骼肌、免疫和内分泌功能等的影响，则应考虑药物对这方面的作用，并做出相应的评价。

第四节　安全药理学研究在新药研发各阶段中的作用

安全药理学的研究虽然主要关注于临床前阶段，但它自始至终贯穿于整个药物研发的过程之中，包括新药发现阶段、新药开发阶段［新药临床前研究阶段、新药临床研究申请（investigational new drug application，IND）阶段、新药临床试验阶段以及新药申请阶段（new drug application，NDA）］（图 5-1）。

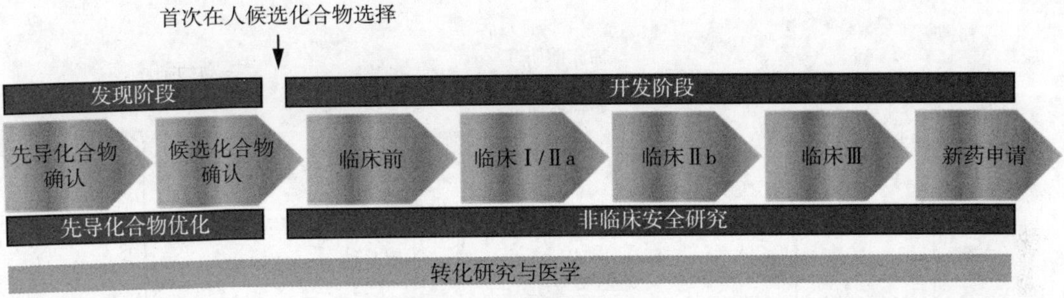

图 5-1　新药研发阶段

一、新药发现阶段

在这个阶段主要是通过结构预测、系列化学物的相关经验、计算机模拟预测毒理学、替代毒理学筛选、细胞毒性评价、其他替代方法等，对先导化合物的靶标进行确定，然后利用药物吸收、分布、代谢和消除（ADME）的相关信息（生物信息学资料、膜渗透性、血浆稳定性、细胞色素 P450 筛选、微粒体、肝细胞等）、安全药理学相关信息［离靶筛选、细胞毒性、预试 Ames 筛选、hERG（human ether-a-go-go-related gene）］结合等体内外心血管方面的筛选评价模型来确定候选化合物。

二、新药开发阶段

1. 新药临床前研究阶段，选用不同的模型进行药效、安全药理学、毒理学等方面的研究。安全药理学和毒理学都需要在 GLP 条件下开展一系列试验，尤其是安全药理学作为必须进行的项目，主要实施 ICH S7A 的核心组合、后续追加研究、补充研究和 ICH S7B，其核心组合试验必须遵守 GLP，且必须在“首次用于人”之前完成试验；深入的追加研究和补充试验也应最大限度地遵守 GLP；在一些安全药理学试验中，由于特殊的试验设计和实际情况，不可能完全符合 GLP 的要求，即使在这种情况下也要通过适当的试验记录和资料保管等手段，尽可能确保数据的完整、准确，并能够追溯整个试验；毒理学需要开展耐受量、急性毒性、长期毒性、遗传毒性等体内研究。

2. 当新药经过 IND 批准进行临床试验后，一般不考虑做单独的安全药理试验，多数安全药理指标会整合到满足Ⅱ期或Ⅲ期临床试验的毒理试验中。

由于在新药研发阶段的安全性评估结果对候选化合物是否继续研发起着至关重要的作用。而安全药理结果又是重要的安全性评估结果之一，所以它在候选化合物筛选过程中的作用是不言而喻的，图 5-2 简述了安全药理学技术方法在新药临床前开发重点一些应用。

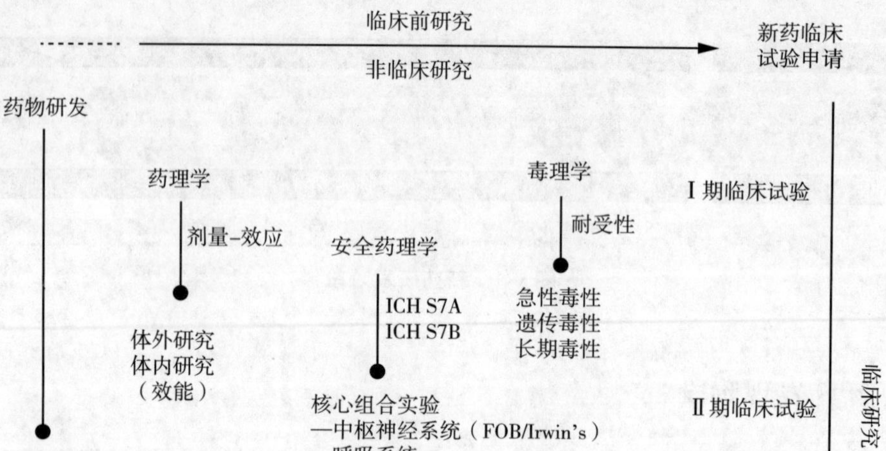

图 5-2　安全药理学技术方法在新药临床前开发中的应用

第五节　安全药理学研究新技术与新策略

目前，安全药理学研究已经成为新药安全性评价不可或缺的重要组成部分。随着生物工程技术的不断发展和进步，包括分子生物学、细胞生物学、现代物理学、信息学等学科的迅速发展及相互融合与交叉，安全药理学研究的方法和技术也得到突飞猛进的发展，如何将新的技术方法与手段整合到新药安全评价的临床前模型中成为安全药理学面临的挑战。

一、膜片钳技术

膜片钳技术是由德国生理学家 Neher 和 Sakmann 于 1976 年发明的一种以记录通过离子通道的电子流来反映细胞膜单一或多个离子通道分子活动的技术。在现代细胞生理学及细胞生物物理学界引起了一次新技术革命。膜片钳技术发展至今，已经成为现代细胞电生理的常规方法，应用膜片钳技术可以直接观察和分辨单离子通道电流及其开闭时程、区分离子通道的离子选择性，同时可发现新的离子通道及亚型，并能在记录单细胞电流和全细胞电流的基础上进一步计算出细胞膜上的通道数和开放概率，还可以用于研究某些胞内或胞外物质对离子通道开闭及通道电流的影响等；此外，还用于评价早期药物对 hERG 通道功能的影响。hERG 钾离子通道存在于人类心室和心房肌细胞中，在动作电位时程的上升支和平台期被激活，是心肌复极过程的重要因素。临床上许多药物的心血管系统不良反应与 hERG 钾通道相关。

二、斑马鱼技术

斑马鱼（*Daniorerio*）是一种常见的热带宠物鱼，属于鲤科（Cyprinidae）短担尼鱼属（*Danio*）。一般成年鱼体长 3～4cm，体侧具有漂亮的花纹，有较高的观赏性，原产于印度东部、巴基斯坦、缅甸等地。与人类一样，斑马鱼具有独立的器官和组织，包括大脑、中枢神经系统、心血管系统、肾脏、肝脏、可分泌胰岛素的胰腺、肠道、骨骼、肌肉及免疫和生殖系统，虽然以上大部分组织在斑马鱼胚胎发育的前 72 小时发育较快，但这些组织或器官不论在生理学上或基因水平上与相对应的哺乳动物器官相似。

在国际上，斑马鱼模式生物的使用正逐渐拓展和深入生命体的多种系统（如神经系统、心血管系统、免疫系统等）的发育、功能和疾病（如神经退行性疾病、遗传性心血管疾病、糖尿病等）的研究中，并已用于小分子化合物的规模新药筛选。利用斑马鱼作为整体动物模型进行高通量的筛选已成为斑马鱼研究的热点之一。

三、细胞微电子芯片检测技术

细胞微电子芯片检测技术是基于检测电子传感器阻抗变化和场电位以反映细胞生理状态的新型细胞分析技术，其核心是把微电子细胞传感器芯片整合到表面适于细胞贴附与生长的细胞检测板的底部或细胞浸润迁移板的微孔膜。微电子芯片测定的电阻抗即反映了细胞生长、伸展、形态变化、死亡和贴壁程度等一系列生理状态，微电极芯片测定的场电位反映了群体心肌细胞的电化学变化。实时细胞分析系统所具备的实时数据采集、搏动周期的短期和长期检测优势及系统的高通量，使这一技术非常适合应用于候选药物和各种材料的非临床心脏安全性评估。目前该系统已经广泛用于心肌细胞搏动、收缩、场电位等方面的研究。

四、高内涵筛选技术

基于细胞的高内涵筛选（high content screening，HCS）技术实现了对化合物多靶点多参数的同时检测，使得人们从疾病相关基因调控通路和网络水平上研究药物的作用机制、代谢途径和潜在毒性等，也使在细胞水平全面评价活性化合物的成药性成为可能，在新药研发中发挥越来越重要的作用。

HCS 药物筛选现已成为药物创新研究和开发领域中的一个重要组成部分。

五、硅上毒理学

硅上（in silico）毒理学即计算机毒性预测，主要是通过建立定量结构活性关系计算机模型（quantitative structure - activity relationship ，QSAR models）来预测、阐明化学物质的毒副作用及作用机制。先比较各种已知毒物的毒性作用和化学结构之间的关系，再以数学模型定量预测新化合物的潜在毒性。安全药理研究方面目前主要是应用计算机系统进行心脏方面的安全性评价。心血管毒性是化合物被淘汰的主要原因，多与离子通道相关。在药物研究早期阶段，计算机系统就能预测药物对导致 QT 间期延长的离子通道有无抑制作用。美国 FDA 正在致力于促进用于心脏安全性评价的可靠且经过验证的计算机模型的发展。

六、人体组织芯片

人体组织芯片（human-on-a-chip）或器官芯片（organ-on-a-chip），是目前最受关注的新一代药物筛选测试技术平台，这个技术平台除有能力模拟人体目标器官的三维微观环境之外，还拥有样本量少、精度高、多功能和自动化四大特点，未来药物筛选领域器官芯片与生物分析技术一体化，将会有助于新药的研发。

具体来讲，人体组织芯片是建立在微流控芯片平台上的一项技术，而微流控芯片又是一项在微型的管道中操控和处理微量流体（体积通常以微升计或更小）的技术。这项技术是从微体电子学发展而来的。不同的是，微流控芯片的管道里流的不是电子，而是液体。虽然目前还处在初始研发阶段，但微流控芯片在生物化学领域所带来的好处以及未来的潜力已经得到广泛的认可和接受。相较传统的实验室生物分析技术，微流控有三个最大的优势：小型化、集成化、自动化。

以微流控芯片为平台，人体组织芯片旨在在人体外环境模拟人体内部环境，这个内部环境可以是某一块组织，某一个器官，甚至多个器官的组合（如整个人体）。人体芯片的制作方法简单来说就是先在微流控芯片中搭建一个目标组织或器官的三维模型，然后将人体细胞培养在模型上。除拥有微流控芯片技术的低成本、高效性和可控性等优点，人体芯片还可以更准确地模拟人体内微米级或更小的三维环境，从而增加药物筛选及测试的准确性和可靠性。

到目前为止，已经发表的不同器官的人体组织芯片研究成果包括八种：肠道芯片（gut-on-a-chip）、肺部芯片（lung-on-a-chip）、心脏芯片（heart-on-a-chip）、血管芯片（vessel-on-a-chip）、肿瘤芯片（tumor-on-achip）、胎盘芯片（placenta-on-a-chip）、人眼芯片（eye-on-a-chip）和人体芯片（human-on-a-chip）。

七、心脏安全药理学评价新策略

综合性离体致心律失常风险评估策略（comprehensive in vitro proarrhythmia assay，CiPA）是美国 FDA、健康与环境科学协会（the Health and Environmental Sciences Institute，HESI）、心脏安全研究协会（证监会）和安全药理学会（SPS）等机构于 2013 年提出的有关临床前药物心脏安全评估的新建议，旨在建立临床前药物心血管危险性评估的新体系和新标准，其最终的目标是修改原来的临床前心脏安全评估 S7B 指导原则，并废除药物临床心脏安全评估的 E14 指导原则，提高临床前药物筛选的精准性和有效性，同时让绝大多数新药可以免于做 QT 人体临床试验，达到降低新药研发费用的目的。CiPA 这一新的策略代表了心脏安全药理学评价模式的转变，它取代了以往应用单一参数（hERG 电流）、间接指标（QT 间期延长）评价心脏安全性的方法。CiPA 策略包括四个部分（图 5-3）：①研究药物对人类心脏多个离子通道功能的影响；②将单个离子通道功能的影响结果整合建立计算机模型，预测药物引发的复极化变化；③在 hSC-CMs 上验证已观察到的药物对动作电位的影响；④临床Ⅰ期研究中对人体 ECG 的评估，构成了完整的 CiPA 策略。

CiPA 的目的是寻找一种策略，通过整合最少量的从不同试验中获得的测量数据而可靠地预测尖端扭转性室速（torsades de pointes，TdP），并且避免假阳性结果。CiPA 目前正在通过与制药企业、CRO 企业、生物科技公司、科研界和全球的医药监管部门（FDA、EMA 和 MHRW）合作收集相关的数据，预计 2020 年将会有阶段性的成果面世，可能对现在的一些新兴产业带来巨大的商机。

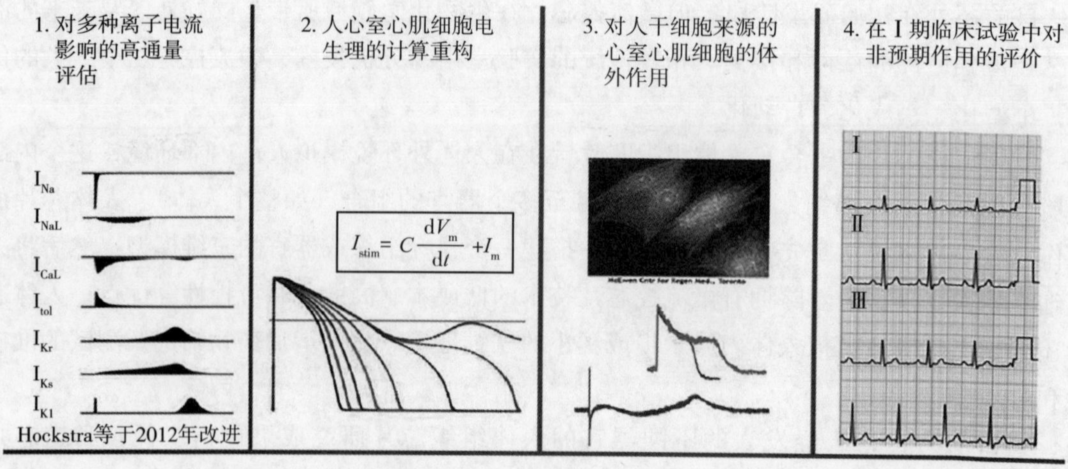

图5-3　CiPA项目的策略步骤

八、小结

安全药理学的未来一定程度上取决于科技进步和对制药行业发展的监管所带来的挑战。随着分子生物学和生物科技的进步，人们能寻找到新的临床作用靶点，所开发的新药在新的分子位点发挥作用以利于改善疾病现状。新药创新部分的固有特性在于它可能包含当前技术可能无法监测到的非目标效应。而安全药理面临的科学挑战是跟上、适应并将新技术纳入非临床模型的新药评价中，以评价临床志愿者和患者可能面临的风险。

安全药理学的未来同样与国际管理条例有关，如ICH S7A、S7B和E14。安全药理学科被认为是不断发展的监管科学的一部分，监管科学可以安全地加快药物进入临床阶段（如EMA/CPMP）单次给药非临床研究指导临床研究意见稿和美国食品药品监督管理局，新药应用的筛选调查）。此外，安全药理学对美国FDA新出台的管理指南有着重要作用，如“儿科用药的安全性评价和药物辅料开发的非临床研究”及未来可能的其他指导原则。

安全药理学的未来还取决于当代及未来行业领导人的眼界，取决于他们面临和关心的问题，以及他们如何解决这些重要问题。

（王三龙　杨文良　周　莉）

参 考 文 献

[1]　Kinter LB，Gossett KA，Kerns WD.Status of safety pharmacology in the pharmaceutical industry - 1993

［J］. Drug Development Research，1994，32，208-216.
［2］ Anon. Japanese Guidelines for Non-Clinical Studies of Drugs Manual ［J］. Tokyo：Yakuji Nippo，1995.
［3］ Authier S，Vargas HM，Curtis MJ，et al. Safety pharmacology investigations in toxicology studies：an industry survey ［J］. Journal of Pharmacological and Toxicological Methods，2013，68，44-51.
［4］ Bass AS，Vargas H，Kinter LB. Introduction to nonclinical safety pharmacology and the safety pharmacology society ［J］. Journal of Pharmacological and Toxicological Methods，2004，49，141-144.
［5］ Kinter LB，Siegl PKS，Bass AS.New preclinical guidelines on drug effects on ventricular repolarization：safety pharmacology comes of age ［J］. Journal of Pharmacological and Toxicological Methods，2004，49，153-158.
［6］ ICH S6（R1）. Preclinical Safety Evaluation of Biotechnology-Derived Biopharmaceuticals. 2011.
［7］ ICH. ICH Guidance for Industry ICH S7A：Safety Pharmacology Studies for Human Pharmaceuticals. 2001.
［8］ ICH. ICH Guidance for Industry ICH S7B：Safety Pharmacology Studies for assessing the potential for delayed ventricular repolarization （QT interval prolongation）by Human Pharmaceuticals. 2005.
［9］ ICH. ICH E14：The clinical evaluation of QT/QTc interval prolongation and proarrhythmic potential for non-antiarrhythmic drugs. London. CPMP/ICH/2/04. http：//www.emea.eu.int/pdfs/human/ich/000204en.pdf，2005.
［10］ 国家食品药品监督管理局.中药、天然药物一般药理研究学研究技术指导原则.2005.
［11］ 国家食品药品监督管理局.化学药物一般药理研究学研究技术指导原则.2005.
［12］ 国家食品药品监督管理局.药物安全药理学研究技术指导原则.2014.
［13］ 国家食品药品监督管理局.药物QT间期延长潜在作用研究非临床研究技术指导原则.2014.
［14］ 李波.安全药理学的国内外发展概况 ［J］.中国新药杂志，2004，13（11）：964-968.
［15］ 王玉珠，王海学，王庆利.新药临床试验前安全药理学研究的发展过程 ［J］.药物评价与管理，2011，27（7）：557-560.
［16］ Hamdam J，Sethu S，Smith T，et al. Safety pharmacology - Current and emerging concepts ［J］. Toxicol Appl Pharmacol，2013，273（2）：229-241.
［17］ Murphy DJ. Assessment of respiratory function in safety pharmacology ［J］. Fundam. Clin. Pharmacol，2002，16：183-196.
［18］ Valentin JP，Hammond T.Safety and secondary pharmacology：successes，threats，challenges and opportunities ［J］. J. Pharmacol. Toxicol. Methods，2013，58：77 - 87.
［19］ Vargas HM，Amouzadeh HR，Engwall MJ. Nonclinical strategy considerations for safety pharmacology：evaluation of biopharmaceuticals ［J］. Expert Opinion on Drug Safety，2013，12（1）：91-102.
［20］ Authier S，Arezzo J，Delatte MS，et al. Safety pharmacology investigations on the nervous system：An industry survey ［J］. Journal of Pharmacological and Toxicological Methods，2016，81，37-46.
［21］ Bass AS，Kinter LB，Williams P. Origins，practises and future of safety pharmacology ［J］. Journal of Pharmacological and Toxicological Methods，2004，49，145-151.
［22］ Egan JE，Zlokarnik G，Grootenhuis PDJ. In silico prediction of drug safety：Despite progress there is abundant room for improvement ［J］. Drug Discov Today，2004，1（4）：381-387.

［23］ Venkatapathy R，Wang CY，Bruce RM，et al. Development of quantitative structure – activity relationship （QSAR） models to predict the carcinogenic potency of chemicals：I. Alternative toxicity measures as an estimator of carcinogenic potency ［J］. Toxicol Appl Pharmacol，2009，234（2）：209–221.

［24］ Davila JC，Cezar GG，Thiede M，et al. Use and application of stem cells in toxicology ［J］. Toxicol Sci，2004，79（2）：214–223.

［25］ Richards FR，Alderton WK，Kimber GM，et al. Validation of the use of WIK and TL strain zebrafish larvae for visual safety assessment ［J］. J Pharmacol Toxicol Methods，2008，58（1）：50–58.

［26］ Valentin JP，Hammond T. Safety and secondary pharmacology：Successes，threats，challenges and opportunities ［J］. J Pharmacol Toxicol Methods，2008，58（2）：77–87.

［27］ Bass AS，Hombo T，Kasai C，et al. A Historical View and Vision into the Future of the Field of Safety Pharmacology. Handbook of Experimental Pharmacology，2015，229，3–45.

［28］ De Ponti F，Poluzzi E，Cavalli A，et al.Safety of non–antiarrhythmic drugs that prolong the QT interval or induce torsade de pointes：an overview ［J］. Drug Safety，2002，25，263–286.

［29］ Fenichel RR，Malik M，Antzelevitch C，et al. Independent Academic Task Force. Drug–induced torsades de pointes and implications for drug development ［J］. Journal of Cardiovascular Electrophysiology，2004，15，475–495.

［30］ Fonck C，Easter A，Pietras MR，et al. CNS Adverse Effects：From Functional Observation Battery/Irwin Tests to Electrophysiology. Handbook of Experimental Pharmacology，2015，229，83–113.

［31］ Irwin S. Comprehensive observational assessment：Ia. A systematic，quantitative procedure for assessing the behavioral and physiologic state of the mouse ［J］. Psychopharmacologia，1968，13，222–257.

［32］ Luft J，Bode G. Integration of safety pharmacology endpoints into toxicology studies ［J］. Fundamentals of Clinical Pharmacology，2002，16，91–103.

［33］ Pugsley MK. An overview of some pharmacological methods used in safety pharmacology studies ［J］. Journal of Pharmacological and Toxicological Methods，2004，49：18–22.

［34］ Pugsley MK，Authier S，Curtis MJ. Principles of Safety Pharmacology ［J］. British Journal of Pharmacology，2008（154），1382–1399.

［35］ Pugsley MK，Dalton JA，Authier S，et al. Safety pharmacology in 2014：new focus on non–cardiac methods and models ［J］. Journal of Pharmacological and Toxicological Methods，2014，70，170–174.

［36］ Fermini B，Hancox JC，Abi–Gerges N，et al. A new perspective in the field of cardiac safety testing through the Comprehensive In Vitro Proarrhythmia Assay paradigm ［J］. Journal of Biomolecular Screening，2016，21，1–11.

［37］ Gintant G，Sager PT，Stockbridge N. Evolution of strategies to improve preclinical cardiac safety testing ［J］. Nature Reviews Drug Discovery，2016，15，457–471.

［38］ Li Z，Dutta S，Sheng J，et al. Improving the In Silico Assessment of Proarrhythmia Risk by Combining hERG （Human Ether–à–go–go–Related Gene） Channel–Drug Binding Kinetics and Multichannel Pharmacology ［J］. Circulation. Arrhythmia and Electrophysiology，2017，10（2）：e004628. doi：10.1161/CIRCEP.116.004628.

[39] Anon.（1995）Guidelines for general pharmacology studies - Japanese guidelines for non-clinical studies of drugs manual 1995 （pp. 71-80）. Eds. Nippo Yakuji，Ltd.

[40] Anon.（1997）Committee for Proprietary Medicinal Products （CPMP）Points to Consider：The assessment of the potential for QT interval prolongation by non-cardiovascular medicinal products. CPMP/986/96，www.ganimed.biz/bibliothek/media/EMEA_CPMP_Dec1997.pdf.

[41] Anon.（2006a）FDA Guidance for Industry，Investigators and Reviewers：Exploratory IND Studies. http：//www. fda. gov/downloads/Drugs/GuidanceComplianceRegulatoryInformation/Guidances/UCM078933. pdf?utm_campaign=Google2&utm_source=fdaSearch&utm_medium=website&utm_term=exploratory IND&utm_content=1.

[42] Anon.（2006b）FDA Guidance for Industry：Nonclinical Safety Evaluation of Pediatric Drug Products. www.fda.gov/downloads/Drugs/GuidanceComplianceRegulatoryInformation/Guidances/ucm079247.pdf.

[43] Baldrick，P. Safety evaluation to support first-in-man investigations Ⅱ：Toxicology studies［J］. Regulatory Toxicology & Pharmacology，2008，51，237-243.

[44] Baldrick，P. Juvenile animal testing in drug development--is it useful?［J］. Regulatory Toxicology & Pharmacology，2010，57，291-299.

[45] Luft J，Bode G. Integration of safety pharmacology endpoints into toxicology studies［J］. Fundamentals of Clinical Pharmacology，2002，16，91-103.

[46] Curtis MJ，Pugsley MK. Attrition in the drug discovery process：lessons to be learned from the Safety Pharmacology paradigm［J］. Expert Review of Clinical Pharmacology，2012，5（3）：237-240.

第六章 替代方法及其在药物毒理学与安全性评价中的应用

第一节 概　述

一、传统药物毒理学与安全评价面临的挑战

传统的药物毒理学与安全性评价主要依赖于各种动物实验。特别是针对药物临床前的安全性评价，依照现有技术指导原则和相关法规管理要求，动物实验仍然是主要技术手段。尽管这些动物实验为药物毒理学研究和安全性评估提供了重要数据，但也面临着前所未有的挑战。主要包括：

1. 实验周期与测试通量。计算机辅助药物分子设计、组合化学和天然药物化学分离提取等技术的快速发展，人们可更加快捷、经济地获取大量新化学实体。然而，传统基于动物的安全性评价方法实验周期长、通量低，无法满足大量候选药物的毒性测试与安全性评价需求。依照传统的安全性评价方法和测试体系，完成一个化学物所需的全部动物毒性试验可能需要 4.5 年甚至更长时间，而且每次所能测试的候选药物数量非常有限。

2. 动物伦理与动物保护及法规要求。随着“3R”原则的广泛实施以及人们对动物保护和动物福利的重视，基于动物实验的传统毒性测试方法受到越来越严格的限制。目前已有许多国家和地区颁布多项法规和相关技术指导原则，要求在药品、化妆品和化学品等产品的毒性测试和安全性评价中采用非动物测试方法，甚至有些毒性评价项目明确要求禁止采用动物实验。

3. 实验经济成本。动物实验花费巨大、成本高昂。传统的药物毒性测试和安全性评价需要使用大量实验动物，投入大量经费用于建立和维护实验动物设施、动物繁殖、饲养、检验检疫、实验检测、安全防护和废弃动物的处理等。另外，动物实验还需要耗费大量的受试物，从而加大实验成本。

4. 由于动物种属差异、给药剂量、暴露时间和检测参数差异，基于动物实验的数据外推人体安全性存在较大的不确定性，常常出现假阴性和假阳性错误。因人与动物之间存在种属差异，大鼠、小鼠、犬、猴等实验动物与在解剖学、生理学和生物动力学过程等方面

与人体存在较大差异。人类可以出现的某些反应，如头晕、情绪的变化等在动物试验中却检查不到，或出现的频率极低以至于无法检测到。药物在人体中应用的药效学剂量通常远低于动物实验中应用的剂量，给药暴露时长也存在显著差异；而且安全性评价试验中所采用的动物多为遗传背景相同或相近、饲养环境单一的动物或特定的动物模型，而实际应用药物的人群无论是遗传特征还是生活环境都存在巨大差异。这些因素均可导致动物实验结果外推至人体健康风险的不确定性。针对这些传统药物毒理学与安全性评价方法所面临的巨大挑战，亟待建立更加快速、准确的新技术和新方法以满足现代药物毒理学与安全性评价需求。

二、替代方法的内涵

早在 1959 年，英国科学家 Russell 和 Burch 在其著作《人道主义实验技术原理》中首次系统地提出“3R”原则，即减少（reduction）、替代（replacement）和优化（refinement）。“3R”原则旨在促进科学、合理、人道地使用实验动物，在保证实验科学性的前提下尽可能地减少实验动物的使用、减轻或消除动物痛苦，着力提高动物福利。替代方法是指能够替代或减少传统实验动物使用，或使动物实验程序得以优化而减少动物痛苦、提高动物福利的任何一种实验方法或程序。替代是“3R”原则的核心内容之一，几乎涵盖了“3R”原则的所有内容。广义而言，凡是能替代动物实验、减少实验动物数量或优化动物实验程序而减少动物痛苦、提高动物福利的任何一种方法或程序，都可以被认定为替代方法。替代方法可分为三种类型，即代替性替代、减少性替代和优化性替代。替代方法渗透了“3R”原则的全部内容，它不仅是动物保护与动物福利考虑的需要，也是毒理学学科发展的需要与科学要求。

毒理学替代方法是替代方法在毒理学领域的应用和发展。近年来，随着细胞与分子生物学、基因组学、蛋白质组学和系统生物学等现代生物学学科的发展及其与传统毒理学学科的交叉融合，形成毒理学“组学”、系统毒理学和转化毒理学等多个新兴学科，为毒理学替代方法的发展提供了新的理论支持。另外，高通量筛选、生物信息学、3D 生物打印、大数据分析、干细胞、器官芯片、转基因动物和模式生物等新技术和模型的快速发展，为毒理学替代方法的发展提供了强有力的新技术和方法学支持。通过建立和应用一系列的毒理学替代方法，人们能够更加快速、准确地对药物等外源性物质进行毒性测试和安全性评价，更加详尽地从细胞和分子水平认识物质与机体的相互作用及毒理学作用机制，并使毒性测试与安全性评价的经济不断降低。此外，全球范围内越来越多的国家和地区颁布了相关法规或技术指南，要求在某些毒性测试或安全性评价中禁止采用动物实验，转而指定或推荐采用替代方法。迄今为止，毒理学替代方法的发展和应用已经涵盖了急性毒性、亚急性和亚慢性毒性、皮肤致敏性、眼腐蚀和刺激性、光毒性性、遗传毒性、毒物代谢动力学、生殖与发育毒性和致癌性等多个方面，几乎包含了毒性测试的所有试验，在药物、化妆品和化学品等产品的毒性测试与安全性评价中得到越来越广泛的应用。

三、替代方法的验证

（一）验证概念与要素

替代方法作为一种新的实验方法，应具有较充分的科学性、可靠性、可操作性，其实验结果应该能较好地预测受试物的体内生物学效应，即与人类反应有较强的相关性。替代方法的验证是基于某一特定目的，对替代方法的科学性、可靠性、相关性、操作性、执行标准、经济性和应用价值等进行评价的过程，其中可靠性和相关性是替代方法验证的核心内容。可靠性主要考察替代方法实验结果在实验内部的变异性以及不同实验室之间的重复性。替代方法的可重复性需满足以下两个要求。第一，在符合实验目的条件下，依照试验方法的要求和条件，不同检测时间点以及不同实验室均能在检测范围内获得稳定的、一致性的结果。第二，替代方法所获得的检测结果对体内生物学效应的预测结果也应该具有可重复性。相关性是重点考察替代方法或试验系统的科学基础和预测能力，主要反映替代方法是否与实验目的相符，以及方法的科学意义和适用范围。替代方法的实验结果应该能够准确、恰当地预测体内生物学效应，只有满足这一条件，该方法才具有科学意义和实用价值。在替代方法的验证过程中，为了评价替代方法的相关性，应基于实验目的，对与该方法有关的科学依据、可靠性资料、实验操作等内容进行充分审核，在符合特定实验目的前提下，对替代方法的相关性做出判断。此外，相关性评价内容还包括方法的敏感性、特异性分析或相关系数的统计分析等。可靠性和相关性评价是两个相互关联，但又相对独立的过程。如果一项替代方法不能很好地反映体内相应的生物学效应，即相关性较差，那么其可靠性评价也没有意义。相反，如果试验的相关性很高，但因实验地点或检测时间不同而导致结果出现较大变异，即可靠性较差，那该替代方法的验证同样不能通过。

（二）验证机构与要求

针对替代方法的验证和管理，欧盟、美国、德国、荷兰、澳大利亚、日本和韩国等国家和地区建立了专门的机构，如隶属于欧洲联合研究中心的欧洲替代方法验证中心（ECVAM）、美国替代法验证跨机构协调委员会（ICCVAM）、德国动物实验替代方法评价研究中心（ZEBET）、荷兰国家替代法研究中心（NCA）和日本动物实验替代方法学会（JSAAE）等。2009 年，欧盟、美国、加拿大和日本联合成立了替代方法国际间合作组织（ICATM），以进一步加强替代方法的国际验证与管理协调。该组织成立后，韩国等其他国家和地区很快给予支持并加入。

替代方法一般应该满足以下要求，才能向相关机构申请验证：①替代方法具有充分的科学依据和应用价值，清楚地表明实验目的；②能够提供详细的试验方案，包含试验条件和设施、资质、检测方法、评价标准、数据统计与分析等，同时还需描述替代方法检测终点与拟检测的生物学效应之间的相互关系；③提供足够的资料证明替代方法的可靠性和相关性，方法的优缺点以及同类或相似方法的比较；④提出试验所遵循的原则，如遵循 GLP 等；⑤提供支持替代方法验证评价的其他资料，如是已在相关杂志发表过有关试验方法和结果的研究论文，是否通过专家审核或接受过同行评议等。替代方法的验证应根据试验目的进行个案具体分析，不仅要考虑到方法的可靠性和相关性等问题，还应注意方法的伦理审查等问题。不同国家和/或地区或不同管理机构对替代方法的验证可能有不同的要求，同样，应用于不同领域的替代方法其验证试验可能也存在差异。

（三）验证过程

通常替代方法的验证包含以下几个过程：①成立专门的指导专家委员会或管理委员会，制定验证方案。该委员会将直接设计并指导验证试验的开展，其职责包括确定有足够的信息支持替代方法的验证、定义试验目的、拟定资料保存方案、选择参与验证试验的实验室、选择参照化合物以及监管各实验室开展验证试验。试验结束后，委员会将将对试验结果进行审核，评价试验结果。②替代方法的描述，包括确立试验目的、拟定实验方案（包括实验条件、检测对象与适用范围、结果评价标准、阳性和阴性对照等），以及开展该试验的实验室资质、条件和人员相关要求等。③预验证。由于参与验证的实验室的条件和能力以及替代方法试验方案的标准化程度对验证结果具有重要的影响，因此，在验证试验正式开始之前应开展适当的预验证，重点对参与验证的实验室进行充分的评估，包括实验室的设施、条件、资质、人员构成和能力以及承担相关实验的工作经验等。同时还需要对试验方案进行充分的审核，包括试验的科学依据、目的、条件要求、适应范围、实验步骤、结果分析以及实验的标准操作规程等。预验证完成并获得通过后，才能进入正式验证。预验证获得的实验结果应归入随后开展的验证试验，作为参与验证实验室的选择以及试验方案的标准化的重要依据。④正式验证。正式验证是替代方法验证的关键步骤，其试验方案和预测模型均经过预验证的优化，而且是在多个实验室开展的盲法试验。各个参与正式验证的实验室必须严格按照试验方案，分别独立开展试验，包括选择编码化合物、数据采集与分析。实验结束后，充分评价试验结果的实验室内和实验室间变异，总结试验结果，比较相关历史数据和体内相关生物学效应，并分别由验证管理小组和独立同行进行评议。⑤专家委员会对试验方案、试验结果和报告进行评议，评估验证的有效性（图 6-1）。

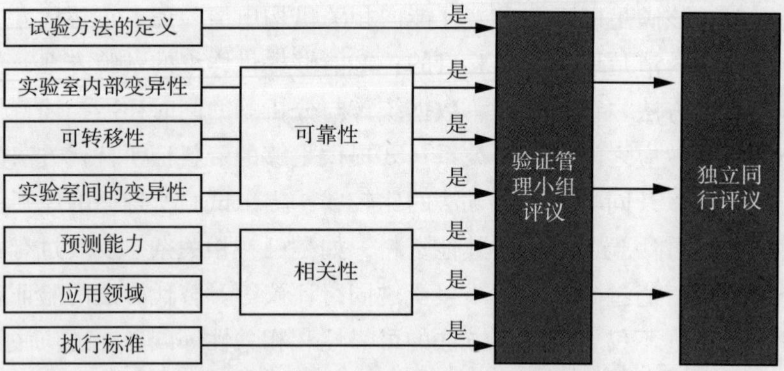

图6-1　替代方法验证的要素与过程

四、替代方法的管理认可

替代方法通过有关部门和实验室的验证后，将相关材料递交给管理机构进行审核，获得认可并被批准或接受为某一测试的指定或推荐试验方法的过程即为管理认可。作为一种新的实验方法，替代方法通过验证成功后，还需要将有关资料提交给验证机构和/或特定的指导委员会或政府有关管理部门进行审核、申请管理认可。替代方法的管理认可通常由国家或地区的政府管理机构或相关部门受理，如食品药品监督管理局（FDA）、环境保护署和农业部等。与药物评价相关的替代方法主要由 FDA 进行管理。由于不同管理机构或部门所管辖的对象范围不同，他们对替代方法的认可要求和过程都有可能存在差异。另外，不同国家对同一替代方法的管理认可也可能存在不同要求。因此，管理认可还需要开展广泛的国际协调。替代方法管理认可主要判断试验方法是否适合某一特定目的，对替代方法的可靠性和相关性，以及资料的真实性进行评估。管理认可首先要求审核验证试验相关资料，包括参与验证的机构和人员、试验方案、全部试验结果以及专家评议相关文件等。

近年来，随着替代方法的快速发展，建立了越来越多新的替代方法并得到越来越广泛的应用，涉及学科领域越来越细化，这为替代方法的管理认可提出新的挑战。客观上要求管理机构吸收更多不同领域的专家和从业机构，以对替代方法的管理认可进行及时、合适的评价。此外，替代方法管理认可机构应该积极推进替代方法验证和管理认可的跨机构合作与协调，以及国际间合作，促进不同领域、不同部门和不同国家或地区的资源共享。

第二节　替代基本方法

替代的基本方法主要包括体外细胞方法、低等生物、虚拟与预测方法以及整合测试等技术方法。体外方法是最普遍和最常用的替代方法，包括体外培养的动物或人源细胞、组织和器官切片、细胞系、细胞成分、人组织标本和器官芯片等。在已知特定的培养条件下，对这些模型进行体外培养，使其重现机体的某种（些）结构与功能，并基于此评估外源性物质对机体组织细胞的潜在影响。与体内实验相比，体外实验具有以下显著优势：①测试通量高，需要样品少，实验成本较低；②可排除复杂体内环境（体液、代谢、神经）的干扰，易于实现单因素和多因素的影响，检测具有较好的稳定性和可重复性；③可按要求控制实验条件，可实现特定条件下的生物效应检测；④细胞或组织样本来源充足，实验周期短，避免了动物间个体差异；⑤更加符合“3R”原则，除动物细胞原代培养外，体外实验基本不需要使用实验动物。此外，体外方法在评估早期毒性反应发现、药物毒作用机制、酶动力学反应、剂量/时间-反应等方面也有着独特的优势。

一、体外细胞模型

（一）原代培养细胞与细胞系

体外细胞模型主要包括原代培养的细胞和细胞系。原代细胞是从人或动物组织中分离获得的，相对于永生化细胞，能更好地代表其来源组织的功能性成分。但缺点是供体组织来源有限，表型和质量可能存在差异，培养生命有限。原代细胞模型通常局限于商业化能够继续繁殖的细胞或能从少量血液样本中分离的细胞类型，如单核细胞、B淋巴细胞和T淋巴细胞等。尽管具有诸多局限性，人源原代细胞依然是一较为理想的细胞模型。例如，在肝细胞研究中，人原代肝细胞培养物已成为体外试验的金标准。在合适条件下，体外培养的人原代肝细胞可以维持24～72小时的功能活性，广泛用于肝药酶诱导和抑制研究、高通量筛选以及体外代谢差异评价。为避免人原代细胞的来源限制和伦理学问题，动物来源的原代细胞是一种较好的替代模型。

细胞系是体外实验中最普遍的一种模型，指原代培养细胞经传代或改造成功后所繁殖的细胞群体。广泛使用的细胞系包括正常细胞的永生化细胞和商业化的癌细胞，具有易克隆、成本低廉、增殖高效等优点。值得注意的是，细胞系通常已被遗传学修饰和/或本身来自癌细胞，可表现出异常的细胞行为，可能不能准确反映对受试物的生理和毒理效应。例如，目前常见的永生化肝细胞系有Fa2N-4、HepG2、Hep3B、PLc / PRF Huh7、HBG和HepaRG细胞等，这些细胞系大多数不具有肝组织的表型特征。HepG2是目前最常用的一种永生化肝癌细胞系，分离自高分化肝细胞肿瘤，可以表达各种肝脏特异性酶和核转录因子，包括p53和Nrf2，使其在药物毒理基因组学和高通量筛选等药理毒理学研究中得到广泛的应用。不过HepG2细胞在药物肝毒性研究中也存在一定的缺陷，其中一个主要问题是Ⅰ期和Ⅱ期生物转化酶的低表达水平，这导致代谢能力降低和对某些化合物的毒性低估。近年来，HepaRG细胞越来越得到广泛应用，该细胞分离自一例丙肝病毒阳性女性患者的肝癌组织，早期常用于乙肝病毒研究，现越来越多地应用于药物性肝损伤研究。与HepG2细胞不同，HepaRG可以在特定的孵育条件下变得高度分化，并且表达许多CYP450、Ⅱ期酶和膜转运蛋白，其程度与新鲜分离或培养的人肝细胞相当。相比与HepG2，HepaRG可能更适合研究与暴露相关的生物学机制。

根据美国模式培养物保藏库（ATCC）数据，现存细胞系近3600种。选择正确的细胞系在毒理学评价非常重要，选择细胞系模型时首先要考虑药物毒作用的靶器官损伤特点。细胞系一般都具有单一供体遗传特征，因此不能很好地反映人类之间的个体间差异。另外，具有相同生理功能的不同细胞系表现的不同毒性效应也需要重点关注。为得到更全面、更可靠药物靶器官毒性数据，可使用多种细胞系进行比较研究。

（二）3D培养与生物3D打印模型

由于传统的细胞培养主要是采用二维（2D）培养方式将细胞培养在坚硬的材料上，让它们在培养板孔的底部形成单层细胞，即细胞，使原代肝细胞经历细胞形态、结构、极性、基因表达和一些组织器官特异性功能发生变化，其正常的微环境结构、细胞与细胞的相互作用和细胞膜结构受到限制，对药物的反应性也可能与体内环境存在较大差异。近年来，细胞三维（3D）培养越来越受到人们的青睐。细胞3D培养相对于传统的单层细胞培养，更加贴近体内组织细胞间相互作用和生化生理反应，在药理毒理学、肿瘤生物学和再生医学等研究领域应用越来越广泛。药物性肝损伤（DILI）是最为常见的一类药物毒性反应，选择合适的肝脏体外模型成为近年来药物性肝损伤研究的热点问题。

近年来，越来越多的研究者努力重建肝脏复杂的细胞微环境，希望延长原代肝细胞培养的寿命和功能，包括采用从单层夹层培养和球体到包括多孔材料、填充床反应器、中空纤维和灌注流等先进培养方式，以此建立肝细胞的体外3D培养模型。研究表明，球体培养的3D培养技术在药物肝毒性损伤的检测上比2D系统更具有灵敏度和特异性。球状体在适当的条件下自发形成，并且可以由大多数现存的肝模型制成。除3D培养外，增加非实质细胞可以合并到3D球体模型中帮助模拟复杂的肝脏毒理学，如纤维化。此外，3D生物打印技术可以在不使用支架的情况下重现高度组织的肝脏结构，快速形成紧密连接和细胞外基质，产生固体微组织，可以模拟复杂的肝脏毒性。然而由于氧和其他营养物扩散的困难，球体培养在用于生物人工肝模型或长期培养的能力方面有限，3D培养与3D打印模型还需要不断完善。

（三）干细胞模型

干细胞是具有高复制潜力和多谱系分化能力的细胞，是一种非常有前景的药物体外毒性测试模型。目前，在药物毒理学研究应用较为广泛的干细胞模型有胚胎干细胞（ESC）、成体干细胞（ASC）和诱导多能干细胞（iPSC）。

胚胎干细胞是早期胚胎（原肠胚期之前）或原始性腺中分离出来的一类细胞，具有体外培养无限增殖、自我更新和多向分化的特性。无论在体外还是体内环境，胚胎干细胞都能被诱导分化为机体几乎所有的细胞类型。其优点是胚胎干细胞能永生化，可以传代建系，且增殖能力强，来源丰富。缺点是由于获得胚胎干细胞不可避免破坏胚胎，存在一定伦理问题。

成体干细胞是指存在于已经分化组织中的未分化细胞，能够自我更新并且能够特化形成组成该类型组织的细胞。在特定条件下，成体干细胞或者产生新的干细胞，或者按一定的程序分化，形成新的多能细胞，从而使组织和器官保持生长和衰退的动态平衡。成体干细胞需要侵入性操作获得，且由于细胞获得率低，需在体外进行扩增才能用于实验研究。

2006 年，日本 Yamanaka 研究小组首次以病毒为载体将 4 个转录因子（Oct4、Sox2、Klf4 和 c-Myc）导入小鼠体细胞中，得到了具有类似于胚胎干细胞样的多潜能分化细胞，并将其命名为诱导多能干细胞。次年，本研究小组利用同样的技术将人的皮肤成纤维细胞诱导为人多能干细胞（HiPSCs）。HiPSCs 可以由人的多种体细胞重编程而获得，具有类似于胚胎干细胞的无限增殖和多向分化潜能。HiPSCs 细胞与胚胎干细胞在细胞形态，基因表达等方面都有着高度的相似性。现有研究证实，体内大部分细胞都有可能被转化为 iPSC，与胚胎或成体干细胞相比，不仅避免了伦理学问题，而且细胞来源丰富、成本低廉，可以很好地作为原代细胞替代模型。自 2006 年诱导多能干细胞的首次问世以来，短短十几年间，HiPSCs 迅速成为研究领域的热点。Takahashi 和 Yamanaka 关于人成纤维细胞可以被重编程，产生 HiPSCs 的发现是一个里程碑式的进步。因此，在 2012 年 Yamanaka 被授予了诺贝尔生理学或医学奖。

（四）细胞共培养模型

细胞共培养模型也是一类常用的毒理学体外模型。细胞共培养是将 2 种或 2 种以上的细胞共同培养于同一环境中的技术，尽管共培养会使实验条件更加复杂化，但可以更好地反映体内情况。共培养可以模拟体内生理屏障，以研究药物在体内的吸收、分布、代谢等药理毒理学特征。药物性肝损伤是细胞共培养模型应用最为广泛的领域之一。肝脏含有多种细胞类型，主要由肝细胞组成，同时还包含其他多种不同类型的淋巴细胞、窦状内皮细胞和星状细胞等。不同类型的肝细胞，甚至不同位置的同种肝细胞所发挥的作用不尽相同。例如，更接近门静脉的肝细胞更多地参与氧化代谢、脂肪酸的 β-氧化、尿素生成和糖异生，而远离主要血管的肝细胞参与药物的生物转化、谷氨酰胺合成、脂质合成和糖酵解等。肝脏细胞共培养模型可将不同类型的肝细胞或不同区域的同种肝细胞进行共培养，具有更完整的肝脏行为特征等优点，可检测药物对不同肝细胞功能以及细胞-细胞之间相互作用的影响。此外，不同神经细胞共培养、心脏细胞共培养等体外细胞共培养模型也在药物毒性发现和安全性评价中得到越来越广泛的发展和应用。

基于体外细胞模型的药物毒性测试已经成为药物早期毒性筛选的重要策略。在开展药物体外毒性筛选时，首先，要考虑的问题是选择合适的细胞模型，如选择何种靶器官细胞、原代细胞或细胞系、人源细胞或动物源细胞等问题；其次，应充分考虑细胞的培养条件和培养方式，如 2D 与 3D 培养等、细胞外基质、基础培养基的类型、添加的补充因子、血清、氧的饱和度等；最后，合理设计实验给药方案也十分重要，如给药剂量、暴露时间、检测参数、阳性对照或阴性对照的选择及实验结果的分析等。

药物体外毒性测试策略和方法也是不断发展的。例如，心血管毒性也是导致药物研发失败、药品撤市或受“黑框”警告的重要原因。在药物临床前安全药理学研究中，心血管毒性是药物安全性评价的重要内容，特别是在新药研发早期，采用合适的方法及早地发现候选化合物的潜在心血管毒性风险对于权衡药物利弊具有十分重要的意义。药物延长心脏复极引起的尖端扭转性心动过速（TdP）等致命心律失常是一类较为常见的心血管毒性反应。针对 hERG 钾离子通道在药物致 TdP 中的重要作用，国际人用药物注册要求协调会（ICH）发布 ICH S7B 指导原则，推荐应用转染表达人源 hERG 通道的 HEK 293 细胞系等体外试验对药物致心脏复极延长风险进行预测评价。近年来，美国 FDA 等部门提出了综合性的体外心律失常评价方法（CiPA），推荐从多离子通道作用，体外模拟重建心室肌细胞电生理特征，以及干细胞诱导分化的心肌细胞等体外模型对药物潜在的致心律失常毒性进行评价。

二、组织器官切片

组织器官切片被认为是与人类高度相关的体外模型，能够在体外相对最完整地保留机体原组织脏器的结构与功能。与体外培养的细胞相比，组织器官切片与人体更为接近。例如，针对肝组织切片研究发现，肝切片保留了天然组织微环境、膜和细胞内极化以及完整的细胞-细胞相互作用。体外培养的肝切片具有良好的体外/体外异源代谢相关性，并且保持特异性细胞色素活性和毒性机制，肝切片中Ⅰ期和Ⅱ期药物代谢酶的表达和活性在孵育时趋于略微降低，但比分离的培养肝细胞中代谢能力的快速减弱慢得多。药物转运蛋白的表达至少可在 24 小时内保持相对稳定。此外，其他肝脏特异性功能活动，如白蛋白分泌和葡萄糖代谢也在肝切片中保持相对稳定几天。肝切片的这些特征使其能够更好地对外源性化学刺激做出反应。

三、器官芯片

器官芯片（organs-on-chips）是基于微流控和细胞生物学技术制造出的可模拟人类器官主要功能的仿生系统，作为一种新式体外模型，已被应用于生理、药理和毒理学研究中。器官芯片可以设计具有与人体生理结构相近的细胞密度和动力学特征，通过精确控制介质流速、质量传递和氧气梯度等参数，以实现对组织器官的模拟。器官芯片具有仿生、高效和节能的特点，其独特优势在于可以精确调控培养基流速、组分、受试物的浓度和细胞间相互作用等。目前，已实现了人体主要器官的构建，如芯片肝、肾、肠、肺、心脏、血管、肌肉及多器官芯片等。器官芯片已被应用于纳米药物毒性评估和空气颗粒物呼吸道毒性测试等多个领域，是一种很有发展潜力的体外毒性效应测试平台。

四、低等生物替代模型

在药物毒理学与安全性评价试验中，传统的实验动物主要是小鼠、大鼠、豚鼠、犬、兔和猴等脊椎动物。应用低等生物、有限知觉的生物体，以及早期发育阶段的脊椎动物是实验动物替代的重要策略，如植物、果蝇、线虫和斑马鱼，以及昆虫或软体动物。模式动物斑马鱼是一种脊椎类的小型动物模式动物，其基因与人类基因高度同源，蛋白质的结构和功能也具有很高的保守性。斑马鱼的生长发育过程、组织系统结构与人类有很高的相似性。斑马鱼体型小，繁殖力强，体外受精和发育，饲养和管理方便而且成本较低，尤其是斑马鱼的心脏结构清晰，易于观察，且心脏形成与发育机制与人类接近，在胚胎和幼体阶段心脏位于体表，非常适于进行心血管毒理学的研究。基于这些优点，斑马鱼已成为药物毒性测试与安全性评价中应用最为广泛的一种实验动物替代模式生物。模式动物斑马鱼在研究药物靶毒性效应中具有很好的应用价值，包括药物诱导的神经毒性、心血管毒性、生殖与发育毒性以及致癌性等。

第三节　计算毒理学和毒性预测模型

随着物理学、化学和数学等基础学科，以及结构生物学、生物信息学、计算机和系统生物学等新兴学科的发展及其与毒理学的交叉应用，逐步形成了计算毒理学这一毒理学的分支学科。计算毒理学主要应用化学物理化特征和数学模型，结合人工智能等先进的计算机辅助手段，对化学物的毒性进行预测分析，如定量结构-活性关系分析（QSAR）、基于生理的药/毒代动力学模型（PBP/TK）和毒理学大数据分析等。

一、定量结构-活性关系

定量结构-活性关系（quantitative structure-activity relationship，QSAR）又称定量构效关系，是一种基于结构等理化特征，通过数学方程、统计分析和计算模拟等预测化学物生物学活性，是计算毒理学的一种常用技术手段。众所周知，化学物的生物学活性与其物理、化学特性之间存在一定的关系。因此，可以利用化学物的理化性质、化学结构等特征对其生物学活性进行定性和定量分析，如基于化学物特定结构、分子大小、脂水分配系数、与靶标的亲和力和亲电性等特征，引入分子物理化学参数多线性方程模型，并综合应用生物数据、化学知识和建模算法等技术，对化学的毒性进行计算分析。QSAR 方法具有自动化程度高、高通量、快速等多种优点，特别是针对具有明确结构-效应关系的化学物有很强的毒性预测功能，能快速、准确地对这些化学物进行分类标记、毒性分级以及危险性评估。针对未知结构的化学物，也可以通过生物活性/毒性效应进行反向预测分析，以此建立基于靶标的候选药物筛选系统。通过建立起有关生理、生化、病理和毒理学研究的数学模型，模拟有机体内的许多生命过程，可以补充及加强其他体外实验所获资料的不足，有效了解化学物结构相关的特殊毒理学效应及毒作用机制等信息。QSAR 已经在药物毒理学与安全性评价中得到广泛应用。有研究表明，QSAR 模型是可靠的，能够预测物质的一种或多种性质，其准确度为 70% ~ 85%。QSAR 模型在药物急性毒性预测中的应用价值尤其受到重视，成为药物早期毒性筛选中急性毒性预测的重要技术手段。

二、基于生理的药/毒代动力学模型

基于生理的药/毒代动力学模型（physiologically - based pharmacokinetic/toxicokinetic model，PBP/TK）是一种根据生理学、化学和解剖学的知识，模拟机体循环系统的血液流向，将各器官或组织相互联结而建立的模型。它由一系列代表器官或组织的房室构成，涉及诸多参数，包括生理解剖参数、组织-血液分配系数、代谢速率常数等。PBP/TK 是不依赖于特定药时-浓度数据的“基于机制”模型。由于实验动物和人的生理解剖结构相似，在一种动物身上建立并验证过的 PBP/TK 模型可方便地外推到其他动物或人体。与经典的药理学房室模型相比，PBP/TK 模型不仅能更好地反映药物在体内的组织分布和代谢特征，还具有强大的种属间外推能力以及探索药理毒理作用靶器官与机制能力。在获知化学物质的理化特征及其体外毒性数据后，应用 PBP/TK 模型结合 QSAR 可直接预测该物质的体内毒性特点、药物-药物相互作用、毒性作用靶器官及可能的作用机制，并可将相关数据外推至人，从而获得更准确、更具有价值的毒性资料。美国 FDA 和 ICH 联合推荐在药物研发阶段开展 PBP/TK 相关研究。PBP/TK 模型已经在药物毒性评价与预测中得到越来越广泛的应用。

三、毒性通路计算模型

毒性通路是在外源性化学物引起的毒性反应或有害结局过程中，发挥着关键性或决定性调节作用的细胞信号通路。生理或常规状态下，其可能对维持细胞的正常功能有重要影响，也有可能没有明确的生物学作用，但其被充分扰动后可导致细胞毒性反应发生。毒性通路涵盖细胞内所有可被外源性化学物扰动并在介导细胞毒性反应过程中发挥重要作用的生化分子网络，包括基因、核酸、受体、蛋白质以及小分子代谢产物等。毒性通路整合外源性化学物致毒性反应的机制信息，旨在将分子起始事件与有害结局进行关联，揭示关键的毒性靶标及细胞与分子机制。

毒性通路计算模型是以毒性通路的生物学通路为基础，基于通路中的重要调节位点、分子和细胞反应及相互关系，通过建立不同模块、分子元件、算法和数学方程，以此建立毒性通路的计算模型。其核心要素主要包括毒性通路的生物学基础、分子元件、调控环路、算法、数学方程和参数设置等。毒性通路计算模型在预测药物致毒性反应的阈值、低剂量效应以及动态毒性反应等方面具有重要的应用价值。由于生物学实验中所测试的药物浓度有限，特别是当受试药物难以获得甚至无法开展生物学实验时，毒性通路计算模型无疑是一种非常实用的替代方法。目前已建立多个毒性通路计算模型并应用于药物早期毒性筛选，如热休克反应模型、DNA 损伤修复通路、核转录因子 kappa-B 调控的炎症信号通路以及孕烷 X 受体(PXR)、过氧化物酶体增殖物激活受体（PPAR）和芳香族化合物受体（AhR）反应通路等。在抗癌药物的筛选中，应用 Nrf2 抗氧化反应通路计算模型可敏感地表征候选药物引起的细胞适应性反应、毒性反应，发现毒性通路改变的“拐点”和阈剂量等重要毒理学信息。

四、毒理学大数据分析

随着高通量筛选和组学技术等科学技术的快速发展及其在毒理学中的应用，人们可以在短时间内获得海量的数据信息，从而建立各种数据库。通过综合运用数学、计算机与网络技术以及生物学等手段对这些信息进行收集、加工、储存、分析、整理、归纳和解析，形成生物信息学与毒理学大数据分析技术。生物信息学的研究内容十分广泛，包括建立、贮存和管理大量生物学信息的数据库，常见的毒理学相关数据库有毒物理化特征数据库、靶标与毒效应特征、重要毒性反应、剂量-反应关系、毒物代谢产物谱、毒性通路、基因组序列、基因多态性、基因表达调控、蛋白质结构与功能、暴露与疾病以及生物标志物信息库等。针对这些海量数据，研究和发展特定数据分析方法与毒性预测模型也成为替代方法的重要方向。例如，应用已知的生物学信息预测或分析生物大分子或小分子化合物的结构与功能、药物毒性靶点的发现与确认、毒理学效应筛选以及药物临床前评价等。近年来，毒理学大数据分析技术成为药物毒理学的研究热点，通过应用毒理学大数据分析，发现或预测药物毒作用、靶点发现与机制，进一步显著提高药物毒性发现的准确率和效率。

第四节 替代方法发展与展望

一、21 世纪毒性测试发展新策略

针对传统毒理学所面临的挑战，2007 年美国国家研究委员会（NRC）发布了一份在毒理学发展史上具有里程碑意义的白皮书报告，即《21 世纪毒性测试：远景与策略》（简称 TT21C）。该报告提出，21 世纪毒性测试方法的重心应从基于整体动物的系统测试转向利用人源细胞、细胞系或细胞组分等非动物测试模型和技术来评估生物学过程变化，形成以人

体生物学为基础的、涵盖广泛剂量范围、高通量、低成本的测试方法。TT21C 的内容主要包括化学物特征、毒性测试、剂量反应和外推模型、基于群体的试验以及人暴露数据等，重点开展基于毒性通路和靶向测试为核心的毒性测试。毒性测试包括高通量方法的建立、合适检测终点的选择与检测方法、细胞–反应网络评估、作用机制与作用模式、毒性通路测试以及系统生物学效应评估等。NRC 报告提出，未来毒性测试的方法将由体内实验逐渐转变为主要依赖于体外试验和基于计算、数学模型的非生物学试验，传统动物试验将可能被部分替代甚至完全替代（表 6–1）。TT21C 引起学术界、政府管理部门以及工业界等的强烈反响，相关毒性测试策略及方法也在药物毒性测试与安全性评价中得到越来越广泛的应用。

表 6–1　毒性测试方法的选择

选择Ⅰ（体内）	选择Ⅱ（体内、分层）	选择Ⅲ（体外+体内）	选择Ⅳ（体外）
动物生物学	动物生物学	人体生物学	人体生物学
高剂量	高剂量	广泛剂量范围	广泛剂量范围
低通量	提高通量	中高通量	高通量
高成本	低成本	低成本	低成本
耗时	省时	省时	省时
大量动物	少量动物	很少量动物	无动物
极端终点	极端终点	关键细胞反应	关键细胞反应
	有些测试使用计算和体外方法	可能使用计算方法	使用计算方法

二、有害结局路径

有害结局路径（AOP）旨在描述一个直接的分子起始事件（MIE）与亚细胞、细胞、器官、机体和群体等不同生物学层面所出现的反应，以这些反应与外源性物质引起的重要事件（KE）以及有害结局（AO）之间的相互关联。从概念上而言，AOP 可以看作由应激源与靶细胞或组织内的生物分子的初始相互作用而引发的一系列序贯事件（即 MIE），这些事件通过一系列相互关联的中间事件并最终产生有害结局。典型的 AOP 呈贯序排列，随着代偿机制和反馈回路的贯通，从一个关键事件连接到另一个关键事件。AOP 是一种方法学手段，为收集、整理和评估化学物质的化学、生物学和毒理学效应的有关信息提供一个方法学框架。AOP 综合化学物的理化特征以及已有的毒理学数据资料，并将这些信息进行整合，其核心是将毒理学机制信息连接到服务于管理毒理学或监管目的的相关终点，为制定风险管理决策确定更好的评估方案（图 6–2）。

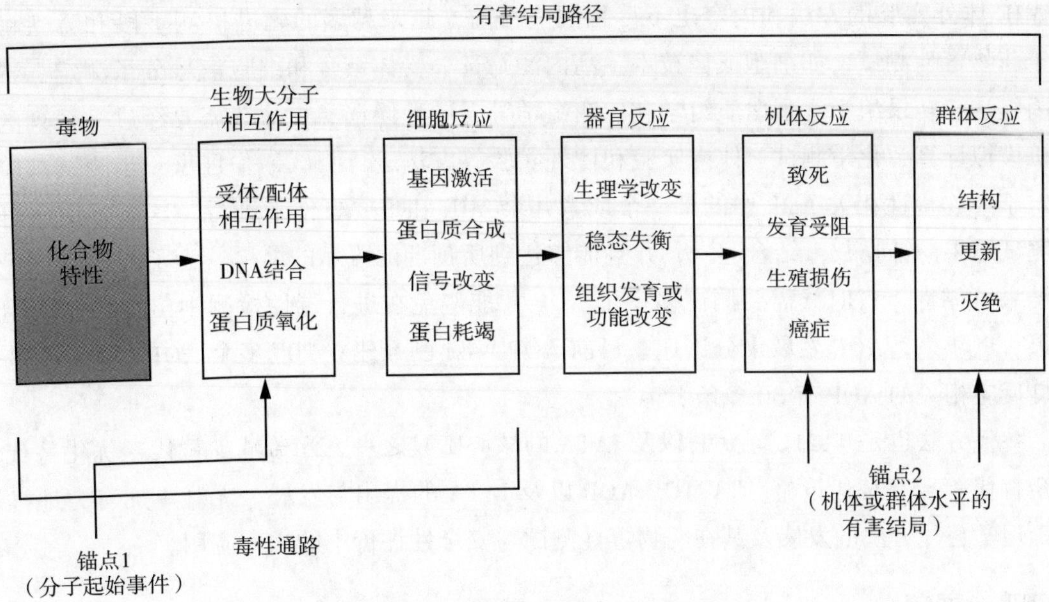

图6-2　有害结局路径框架图

2013 年，国际经济合作与发展组织（OECD）发布一份 AOP 的指导性文件，旨在明确能够识别与证实一个 AOP 所必需的信息以及如何将其呈现出来。同时，它也为如何评估 AOP 的相关性和充分性提供初步的指导。该文件还提供了一个附件模板，使科技人员能够构建一个完整的 AOP，并能提高不同利益相关者所构建 AOP 的一致性。

三、整合测试评估方法

整合测试评估方法（integrated approaches to testing and assessment，IATA）用于对某一种或者几种化学物的安全性评估（即潜在的或者已表现出的安全性问题），这对于决策的制定起着综合以及评估各种相关因素的作用，同时也能减少对于动物实验的依赖性。IATA 目前得到广泛的认同，包括综合性的检测方法以及证据权重等内容。通过 IATA 可以提出新的关于候选药物毒性测试的策略。实际上，IATA 可以锚定于 AOP 中的不同模块，如 MIE 及特定的重要事件等。以 AOP 为基础的 IATA 不仅包含非实验性的虚拟计算方法（如通过电脑模拟），还包括化学测试、体内实验和体外实验等实验性方法。对于化合物的分析有助于描述化合物与特定的生物靶点之间产生相互作用内在活性，即 MIE 与体内或者体外实验不同之处在于他并不在细胞中进行。大多数的化学检测主要是为了预测物质的毒性，研究某种亲电分子（如有毒物质）和代表某种生物靶点的亲核模型之间的相互作用。

大部分 MIE 以及重要事件的实验可以通过体外细胞实验来完成。但不同的重要事件和 MIE 体外实验的方法和内容也不尽相同。目前，越来越多的先进检测手段和方法被应用于药物毒性测试，如细胞成像技术、高内涵筛选、受体结合和细胞信号分子测定、毒理基因组学、转录组学、蛋白质组学和代谢组学等。一种候选药物筛选需要经过一系列的计算机模拟计算、化学测试、体内实验和体外实验等方法进行测试，并且每一步测试都应该锚定于药物毒性相关 AOP 中的某一个或者几个 MIE 和重要事件来进行。这一方法还可以和测试结果的证据权重结合起来，并且能够达到所预期的可靠的结果。为了能够确保最后的结果可靠性，有时候需要测试多少个 AOP 才能避免在进行毒性检测中出现一些假阴性结果。近年来，AOP 发展十分迅速，目前 AOP Wiki 已经建立 200 多个 AOP，其中与药物不良反应相关的 AOP 有 30 多条。

替代方法也是 TT21C、AOP 以及 IATA 的核心工具之一，涵盖减少替代、优化替代和完全替代等全部替代策略。TT21C、AOP 以及 IATA 的提出与发展，无疑更加有力地推进了毒理学替代方法的发展及其在药物毒性测试与安全性评价中的推广应用。

四、展望

传统的基于动物实验的药物毒性测试方法存在费用高、测试周期长、假阳性、假阴性、伦理问题以及剂量外推和种属外推的不确定性等缺陷。与这些传统动物测试方法相比，替代方法具有快速、高效、准确以及成本低，更符合“3R”原则和动物保护的要求。替代方法为药物毒理学研究与安全性评价提供了有力的技术支撑，成为近年来药物毒理学与安全性评价的重要发展方向。发展和应用替代方法能很大程度上缩短药物毒性测试与安全性评价的过程，降低研发成本，并显著提高药物研发的成功率在药物毒性测试与安全性评价过程中。替代方法在药物毒理学与安全性评价中的应用是不断发展和完善的。由于替代方法的测试系统与人体情况仍然存在较大差异，目前很多体内环境和功能还很难甚至无法通过替代方法进行模拟或检测，如体内稳态能力、内分泌调节、组织与器官相互作用、细胞间通信、人的情理与感情以及社会交互作用评估等。有些替代方法本身也存在无法克服的缺陷，如体外培养的细胞脱离了机体复杂的生理环境，其细胞生物学性状与功能均有可能发生较大改变。因此，源于替代方法的实验结果外推至人也同样可能存在不确定性。在药物安全性评价研究中，目前还没有任何一种或组合替代方法能完全替代整体动物毒性实验。

发展和完善灵敏度高、相关性强、速度准确、高通量且成本低廉的替代方法，并对科学合理地应用这些方法进行药物毒性测试与安全性评价，对于加速药物研发进程、及时优化/淘汰候选药物、提高药物研发的成功率并降低研发成本具有重要意义。在开展药物毒性测试和安全性评价时，应基于实验目的，同时充分考虑替代方法的本身测试要求及其管理认可情况，选择合适的替代方法。优先推荐采用已经获得 ECVAM 等机构验证和认可的替代方法，特别是OECD和ICH等相关部门颁布的指导原则中推荐的替代方法。必要时，还应适当开展体内实验或应用临床相关资料对替代方法结果做进一步验证。

（李宇杰 张 弛 刘 超 彭双清 郭家彬）

参 考 文 献

[1] Hartung T. Toxicology for the twenty-first century [J]. Nature, 2009, 460: 208-212.

[2] Krewski D, Acosta DJ, Andersen M, et al. Toxicity testing in the 21st century: a vision and a strategy [J]. J Toxicol Environ Health B Crit Rev, 2010, 13: 51-138.

[3] Tralau T, Oelgeschlager M, Gurtler R, et al. Regulatory toxicology in the twenty-first century: challenges, perspectives and possible solutions [J]. Arch of toxicol, 2015, 89: 823-850.

[4] Barroso J, Ahn IY, Caldeira C, et al. International Harmonization and Cooperation in the Validation of Alternative Methods [J]. Adv Exp Med Biol, 2016, 856: 343-386.

[5] Ye L, Ni X, Zhao ZA, et al. The Application of Induced Pluripotent Stem Cells in Cardiac Disease Modeling and Drug Testing [J]. J Cardiovasc Transl Res, 2018, 11 (5): 366-374.

[6] Kuna L, Bozic I, Kizivat T, et al. Models of Drug Induced Liver Injury (DILI) - Current Issues and Future Perspectives [J]. Curr Drug Metab, 2018, 19 (10): 830-838.

[7] Zhao Y, Kankala RK, Wang SB, et al. Multi-Organs-on-Chips: Towards Long-Term Biomedical Investigations [J]. Molecules, 2019, 24 (4). pii: E675.

[8] Andersson TB. Evolution of Novel 3D Culture Systems for Studies of Human Liver Function and Assessments of the Hepatotoxicity of Drugs and Drug Candidates [J]. Basic Clin Pharmacol Toxicol, 2017, 121 (4): 234-238.

[9] Settivari RS, Ball N, Murphy L, et al. Predicting the future: opportunities and challenges for the chemical industry to apply 21st-century toxicity testing [J]. J Am Assoc Lab AnimSci, 2015, 54 (2): 214-223.

[10] Funk C, Roth A. Current limitations and future opportunities for prediction of DILI from in vitro [J]. Arch Toxicol, 2017 Jan;91 (1): 131-142.

[11] Lambrinidis G, Tsantili-Kakoulidou A. Challenges with multi-objective QSAR in drug discovery [J]. Expert Opin Drug Discov, 2018, 13 (9): 851-859.

[12] Imbrici P, Nicolotti O, Leonetti F, et al. Ion Channels in Drug Discovery and Safety Pharmacology [J]. Methods Mol Biol, 2018, 1800: 313-326.

[13] Jaroch K, Jaroch A, Bojko B. Cell cultures in drug discovery and development: The need of reliable in vitro-in vivo extrapolation for pharmacodynamics and pharmacokinetics assessment [J]. J Pharm Biomed Anal, 2018, 147: 297-312.

[14] Marshall LJ, Austin CP, Casey W, et al. Recommendations toward a human pathway-based approach to disease research [J]. Drug Discov Today, 2018, 23 (11): 1824-1832.

[15] Adeleye Y, Andersen M, Clewell R, et al. Implementing Toxicity Testing in the 21st Century (TT21C): Making safety decisions using toxicity pathways, and progress in a prototype risk assessment [J]. Toxicology, 2015, 332: 102-111.

[16] Zhang Q, Bhattacharya S, Pi J, et al. Adaptive posttranslational control in cellular stress response pathways and its relationship to toxicity testing and safety assessment [J]. Toxicol Sci, 2015, 147 (2): 302-316.

[17] Sakuratani Y, Horie M, Leinala E. Integrated Approaches to Testing and Assessment: OECD Activities on the Development and Use of Adverse Outcome Pathways and Case Studies [J]. Basic Clin Pharmacol Toxicol, 2018, S5: 20-28.

[18] Delrue N, Sachana M, Sakuratani Y, et al. The adverse outcome pathway concept: A basis for developing regulatory decision-making tools [J]. Altern Lab Anim, 2016, 44 (5): 417-429.

[19] 郭家彬，彭双清.实验动物替代方法与21世纪毒性测试发展策略［J］.中国比较医学杂志，2011，10：157-161.

[20] 彭双清，王以美，郭家彬，等.基于毒性通路扰动的药物安全性评价新策略［J］.中国药理学与毒理学杂志，2015，29（3）：348-352.

[21] 彭双清，郝卫东，伍一军.毒理学替代法［M］.北京：军事医学科学出版社，2009.

[22] 彭双清，郝卫东.药物安全性评价关键技术［M］.北京：军事医学科学出版社，2013.

[23] 彭双清，Paul Carmichael. 21世纪毒性测试：理论与实践［M］.北京：军事医学科学出版社，2016.

第七章
放射性药物毒理学研究

放射性药物（radiopharmaceuticals）是指用于临床诊断或治疗的放射性核素制剂或者其标记化合物。广泛应用于肿瘤诊疗、心肌显像、神经退行性疾病早期发现和炎症组织成像诊断等，是分子影像（molecular imaging）和精准医学（precision medicine）的重要基石，为真正意义上的早期诊断及肿瘤治疗提供新方法和新手段，为预防医学、转化医学、个性化医学的实现提供可能的途径。

第一节　基本概念

放射性药品（radiopharmaceutical preparations）是指含有一种或几种放射性核素供医学诊断和治疗用的药品。与放射性药物不同，放射性药品是经国家药品主管部门批准，具有批准文号、质量标准、规格标准和使用说明书，允许市场流通和销售的药品。一般情况放射性药物与放射性药品概念通用。

按核素辐射类型可分为发射单光子、正电子、β粒子和α粒子等放射性药物；按疾病种类可分为心血管、神经、内分泌、呼吸等各系统诊断或治疗用药物，这种分类以临床使用为主；按用途分为诊断用放射性药物和治疗用放射性药物，其中诊断用放射性药物又可分为单光子放射性药物和正电子放射性药物，是最常见的分类方法，本文即按此分类。除此之外，还有按半衰期、核素来源、药物性状、剂型等分类，但使用较少。

单光子药物（single photon drug）指发射单光子放射性同位素标记的放射性药物，如 ^{99m}Tc 标记的药物。结合单光子发射计算机断层扫描仪（SPECT）在分子水平上反映药物在活体内的功能和代谢过程，实现对生理和病理过程的快速、无损和实时成像。

正电子药物（positron emission tomography drugs）是指发射正电子放射性同位素标记的放射性药物，如 ^{11}C、^{13}N、^{15}O、^{18}F、^{68}Ga、^{64}Cu、^{124}I 等。正电子发射核素衰变产生的正电子与物质中的负电子发生正负电子湮没，生成一对能量相等（0.511 MeV）、方向相反的γ光子。湮没辐射产生的一对γ光子可同时被一对相对放置的探测器探测到，正电子发射计算机断层扫描仪（PET）能把体内的湮没辐射有效地转化成空间位置信号和能量信号，提高图像的空间分辨率和灵敏度。

治疗用放射性药物（therapeutic radiopharmaceuticals）是指放射性核素与载体结合，利用放射性核素适宜的射线能量和在组织中的射程，选择性集中照射病变组织而避免正常组织受损并获得预期治疗效果的放射性药物。

核素（nuclide）是指有特定质量数、质子数和核能态，而且平均寿命长到足以被观察到的一类原子。

同位素（isotope）是指具有相同质子数，但质量数不同的核素，在元素周期表中处于同一位置，称为该元素的同位素，或彼此是同位素。

放射性和放射性核素（radioactivity and radionuclide）：某些核素自发地放出一种或几种粒子或 γ 线，或在发生轨道电子俘获后放出 X 线，或发生自发裂变的性质称为放射性；具有放射性的核素称为放射性核素。

放射性衰变（radioactive decay）是指放射性核素自发地放射出一种或几种粒子或 γ 射线，转变成为另一种核素或同种核素另一种能态的现象，又称衰变或放射性蜕变。主要衰变方式有：α 衰变、β^-衰变、β^+衰变、核外电子俘获以及 γ 跃迁和同质异能跃迁。

放射性衰变规律是指放射性核素衰变遵循的规律，即指数衰变规律：

$$N_t = N_0 e^{-\lambda t}$$

式中，N_t 为经过 t 时间后的放射性核素的原子数；N_0 为 $t=0$ 时间的放射性核素的原子数；λ 为放射性核素的衰变常数；t 为经过的时间；e 为常用对数的底。

物理半衰期（half-time）是指放射性衰变过程中放射性核素的原子核数目衰变到原来的一半所需要的时间，常用 $T_{1/2}$ 表示。每种放射性核素都有特定的半衰期，它与该放射性核素的衰变常数（λ）关系如下：

$$T_{1/2} = \frac{0.693}{\lambda}$$

生物半衰期（biological half-life）是指药物自体内消除半量所需的时间，由药物吸收、分布、代谢和排泄过程决定。

有效半衰期（effective half-life）是指放射性核素因生物代谢与物理衰变共同作用而致在生物体内放射性活性降低到一半的时间，决定放射性核素在体内滞留时间的长短。

放射性活度（radioactivity）是指每一种放射性核素每秒的原子核衰变数。法定计量单位以贝可（Bq）计，1Bq＝1 次核衰变/秒。常用的单位还有千贝可（kBq）、兆贝可（MBq）、吉贝可（GBq）。

比活度（specific activity）是指某一种放射性核素的元素或其化合物单位质量的放射性活度。

放射性浓度（radioactivity concentration）是指溶液中某一放射性核素单位体积的放射性活度。

放射性核纯度（radionuclide purity）是指某一指定放射性核素的放射性活度占供试品

放射性总活度的比例（%），放射性核纯度只与放射性杂质的量有关，反映其他放射性核素的存在，与非放射性杂质的量无关。

放射化学纯度（radiochemical purity）是指某一指定化学形式的放射性核素的放射性量占该核素总放射性量的比例（%）。

载体（carrier）是指放射性核素或其化合物中加入或存在该核素的稳定核素或其化合物。

第二节　放射性药物发展现状

自 1896 年，H Becquere 和 M Curie 首次发现放射性现象，经过一个多世纪的发展，放射性核素在生命科学领域广泛应用，详见表 7-1。其中，放射性药物是最为主要的应用方向，发展日益迅速。现行《美国药典》《欧洲药典》分别收录了 69 个和 56 个放射性药品的质量标准，所涉及的核素种类分别为 22 种和 19 种，均以 ^{99m}Tc 标记药物的数量最多。在 ^{18}F 标记药物质量标准方面，《欧洲药典》收录 6 个，美国收录 2 个。《中国药典》（2015 年版，二部）第二部分共收载放射性药品及其相关品种标准 30 个，涉及 11 种核素，包括 ^{99m}Tc 标记药物 10 个，^{131}I 和 ^{32}P 各 3 个，^{18}F 标记药物仅 1 个（即 ^{18}F-FDG）。另外还有一些部（局）颁标准品种约 20 个，如铟（^{113m}In）泮替膦酸注射液、放射性胶体金（^{198}Au）注射液等，但缺少相应统一的国家标准。相较于《中国药典》（2010 版），新增 7 个品种，包括放射性治疗用药 3 种［昔决南钐（^{153}Sm）注射液、氯化锶（^{89}Sr）注射液、碘（^{125}I）密封籽源］，放射性诊断用药 4 种［氟（^{18}F）脱氧葡萄糖注射液、锝（^{99m}Tc）双半胱乙酯注射液、锝（^{99m}Tc）双半胱氨酸注射液、锝（^{99m}Tc）甲氧异腈注射液］。

世界范围内，北美地区是放射性药物最大的市场，其次是欧洲和亚洲。统计分析表明，2015 年，全球放射性药物销售额达 45 亿美元，其中美国占 38%，欧洲占 24%，而中国不到 7%，得益于新的 ^{99m}Tc 和 ^{18}F 示踪剂获批，未来十年复合增速将超过 11%，其中诊断类药物占比市场约 80%。我国目前放射性药物诊疗渗透率约 0.15%，显著低于发达国家的 2%。2018 年全国核医学现状普查结果显示（数据截至 2017 年 12 月 31 日），全国正电子显像设备共有 307 台，较 2015 年（246 台）增加 24.8%；SPECT、SPECT/CT 等单光子显像设备 857 台，较 2015 年（766 台）增加 11.9%。伴随我国 SPECT/SPECT-CT、PET-CT/PET-MRI 等大型设备普及，将带动放射性药物市场爆发式增长，销售收入以每年约 25% 的幅度增长，预计国内市场总额到 2020 年将达到 100 亿元人民币，产业主要分布在北京、成都和上海。

为适应临床分子影像的需求，针对特征靶点选择合适的核素与单克隆抗体、多肽、小分子及基因标记，应用于肿瘤免疫治疗、肿瘤乏氧显像、炎症显像、膜抗原显像、氨基酸代谢显像、脑受体/凋亡显像和遗传基因疾病研究等。新型放射性核素和偶联配体不断获批，放射性药物产业迎来新的发展高潮。以美国为例，美国国立卫生研究院（NIH）数据

表7-1 放射性药物发展的标志性事件

全球放射性药物发展		我国放射性药物发展	
时间点	标志事件	时间点	标志事件
1896年	H Becquere和M Curie首次发现放射性现象	20世纪50年代	^{131}I、^{32}P、^{198}Au等临床应用
1932年	首次利用加速器人工制备放射性核素	1958年	第一座核反应堆投入运行
1937年	^{99m}Tc投入临床应用		
1946年	美国橡树岭实验室反应堆生产放射性核素，批量供应^{131}I、^{32}P、^{85}Sr、^{133}Xe等	1961年	成立中国药品生物制品检定所，对我国放射性药物进行监督
1958年	^{99}Mo-^{99m}Tc发生器问世	1965年	卫生部批准生产^{131}I-NaI和^{32}P-$NaPO_4$
1975年	医学显像的PET研制成功	20世纪70年代初期	^{99}Mo-^{99m}Tc发生器和^{113}Sn-^{113}In发生器研发成功
1976年	氟（^{18}F）脱氧葡萄糖（^{18}F-FDG）进入临床		
70年代末	加速器制备的^{123}I、^{67}Ga、^{111}In、^{201}Tl等短寿命核素常规生产，SPECT问世		
80年代末	放射性标记单克隆抗体受到关注，^{11}C、^{13}N、^{15}O、^{18}F等正电子核素药物与PET结合，核医学进入分子影像时代	20世纪80年代中期	SPECT、PET/CT连续投入使用，加速器生产的^{67}Ga、^{111}In、^{201}Tl、^{11}C、^{13}N、^{15}O、^{18}F等核素已能批量生产供应
2013年	Xofigo（^{223}RaCl$_2$注射液）上市，标志α核素治疗时代到来	21世纪	国内紧跟国际发展，开始利用医用回旋加速器固体靶生产^{64}Cu、^{89}Zr、^{124}I等正电子核素和^{123}I单光子核素
2018年	^{68}Ga-DOTATATE和^{177}Lu-DOTATATE获批，诊疗一体化药物进入临床		

库中有100余种^{99m}Tc标记的诊断用药物；截至2018年8月，NIH ClinicalTrials.gov网站统计，放射性药物临床研究共计977项，其中0期54项、Ⅰ期267项、Ⅱ期251项、Ⅲ期66项、Ⅳ期31项、其他238项，涉及^{18}F、^{99m}Tc、^{68}Ga、^{111}In、^{11}C、^{13}N、^{125}I、^{124}I、^{131}I、^{177}Lu、^{90}Y、^{223}Ra、^{225}Ac等核素。截至2018年2月底，FDA已累计批准上市放射性药物50种，其中单光子药物30种（^{99m}Tc标记18种、^{67}Ga标记1种、^{111}In标记5种、^{123}I标记3种、^{82}Rb标记1种、^{201}Tl标记1种、^{133}Xe标记1种），正电子药物9种（^{18}F标记6种、^{68}Ga标记1种、^{11}C标记1种、^{13}N标记1种）。2012年，Lilly公司的Amyvid［（^{18}F）Florbetapir注射液］用于帮助评价成年人阿尔茨海默病（AD）和其他原因的认知下降，成为首个用于AD诊断的正电子药物；2013年、2014年，美国FDA又陆续批准GE公司的Vizamyl［（^{18}F）Flutemetamol注射液］和Pirama公司的Neuraceq［（^{18}F）Florbetaben注射液］用于AD诊断，结束了以往只能以尸检为最终确证手段的时代，真正实现AD早期诊断和干预。这在一定程度上体现了长期缺乏制药界大力介入的靶向性放射性药物的临床潜力正在快速转化进入临床实用阶段。

治疗用放射性药物只占放射性药物种类的20%，主要有^{131}I、^{90}Y、^{89}Sr、^{153}Sm、^{32}P、^{198}Au、^{186}Re、^{99m}Tc等核素或核素标记的化合物，用于肿瘤、类风湿治疗等。最初的Na^{131}I

治疗甲亢和甲状腺瘤，^{32}P 治疗红细胞增多症，$^{89}SrCl_2$ 用于前列腺癌骨转移疼痛，^{90}Y 微球与使用氟尿苷的肝动脉化疗相结合，用于治疗从原发性结直肠癌转化而来的不能通过手术切除的转移性肝肿瘤等。随着 ^{177}Lu、^{223}Ra、^{225}Ac 等核素的发展，欧美又陆续有治疗用放射性药物批准上市。2018 年 1 月，FDA 批准 Lutathera（^{177}Lu-dotatate），用于生长抑素受体阳性的胃肠胰神经内分泌瘤治疗。除神经内分泌瘤外，本品还在开发嗜铬细胞瘤（phase Ⅱ）、小细胞肺癌（phase Ⅰ/Ⅱ）等适应证。2018 年 10 月，诺华通过收购获得包括 ^{177}Lu-PSMA-617、^{225}Ac-PSMA-617（靶向前列腺特异性膜抗原）在内的在研潜在全球首创（first-in-class）放射性配体疗法（RLT），用于治疗转移性去势抵抗性前列腺癌（mCRPC），加速开发用于治疗癌症的创新性放射性配体技术。^{177}Lu-PSMA-617 Ⅱ期临床数据优异，目前正在针对患有 mCRPC 男性患者在全球范围内开展Ⅲ期临床试验。

2013 年 5 月，FDA 批准拜耳制药公司的 Xofigo（$^{223}RaCl_2$ 注射液），成为首个 α 核素治疗药物，揭开 α 核素治疗时代，目前本品还在开展与依西美坦/依维莫司联用治疗乳腺癌骨转移。同时，^{211}At、^{225}Ac 和 ^{227}Th 三种 α 核素都已进入临床试验阶段。α 核素射程短，能量沉积快，副作用小，靶向治疗具有非常好的临床潜力。随着 Xofigo 的上市，国内外对包括 ^{223}Ra 在内的 ^{225}Ac、^{227}Th 和 ^{211}At 等 α 核素标记药物产生极大关注。但是，α 放射性核素原料来源供给匮乏，在普及推广方面仍有很大的挑战。部分代表性治疗用放射性药物见表 7-2。

表 7-2　部分代表性的治疗用放射性药物一览表

药品名称	临床用途	申报厂家	批准时间	代表性
Zevalin（^{90}Y ibritumomab）	难治复发 B 细胞非霍奇金淋巴瘤的治疗	Biogen Idec/Schering AG	2002年	首个放射性标记的单克隆抗体
Bexxar（^{131}I tositumomab）	治疗表达CD20抗原的复发性或难治性低分度滤泡状或已变形的非霍奇金淋巴瘤患者，包括那些对利妥昔单抗无应答的难治性非霍奇金淋巴瘤患者	葛兰素史克	2005年	-
Xofigo（$^{223}RaCl_2$注射液）	治疗有骨转移症状但无已知内脏转移的去势抵抗性前列腺癌患者	拜耳制药公司	2013年5月	首个 α 核素治疗药物，揭开 α 核素治疗时代
Lutathera（^{177}Lu-dotatate）	生长抑素受体阳性的胃肠胰神经内分泌瘤治疗	Advanced Accelerator Applications*	2018年1月	首个获得监管批准的肽受体放射性核素疗法（PRRT）
Azedra（^{131}I iobenguane）	系统性治疗肾上腺出现罕见肿瘤（无法通过手术进行移除），且疾病发生转移的患者	Progenics Pharmaceuticals	2018年7月	此类罕见肾上腺肿瘤的首款疗法

*Lutathera于2017年9月获欧盟委员会批准，随后诺华收购AAA公司。

近年来利用医用回旋加速器固体靶生产 ^{64}Cu、^{89}Zr、^{124}I 等正电子核素的技术日渐成熟，为新靶点、新型分子探针设计和成像提供新的选择。同时，新的放射性药物开发朝着诊疗一体化方向发展：用诊断性放射性核素标记对疾病靶点具有高特异性和靶向性的分子（如单抗或多肽），对患者进行筛查诊断，确诊后再用治疗性核素标记的靶向性药物进行个体化治疗，将疾病的诊断和治疗充分联动起来，使医生的临床诊治更有针对性、准确性和规范化，真正实现个体化的疾病早期诊断和精准治疗。例如，欧美现已获批的 ^{68}Ga-DOTATATE 和 ^{177}Lu-DOTATATE 是当前诊疗一体化药物的典型，或者开发具有多种射线类型的核素标记药物，实现多模态检测也日益成为研究重点，以期一种探针同时满足多种检测手段。

我国迄今为止共批准 31 种放射性药品上市（含放射性标记药盒），涉及标记核素 10 种，其中单光子药物 17 个（^{99m}Tc 标记药物 13 个）、正电子药物 1 个（即 ^{18}F-FDG，其他 11 种 PET 药物可备案后在本医院内部使用）、治疗用药物 9 个、标记药盒 4 个（表 7-3）。品种与国外大致相同，但普遍缺少自主知识产权，且自 2008 年后再无新的放射性药品批准上市。我国已上市治疗用药物 9 种，多于美国的 6 种，但多数核素治疗药品市场价值不大。总体来说，我国的放射性药物水平与发达国家存在不小的差距。

表 7-3　我国放射性药物使用现状一览表

分类	药物名称
SPECT药物	^{99m}Tc-高锝酸钠（Na^{99m}TcO$_4$）、^{99m}Tc-亚甲基二磷酸盐（^{99m}Tc-MDP）、^{99m}Tc-甲氧基异丁基异腈（^{99m}Tc-MIBI）、^{99m}Tc-双半胱氨酸（^{99m}Tc-EC）、^{99m}Tc-葡庚糖酸盐（^{99m}Tc-GH）、^{99m}Tc-二巯基琥珀酸（^{99m}Tc-DMSA）、^{99m}Tc-双半胱乙酯（^{99m}Tc-ECD）、^{99m}Tc-大颗粒聚合蛋白（^{99m}Tc-MAA）、^{99m}Tc-Tetrofosmin、^{99m}Tc-焦磷酸钠（^{99m}Tc-PYP）、^{99m}Tc-植酸盐（^{99m}Tc-PHY）、^{99m}Tc-二乙基亚胺二乙酸（^{99m}Tc-EHIDA）、^{99m}Tc-二乙三胺五乙酸（^{99m}Tc-DTPA）、^{131}I-碘化钠胶囊、^{131}I-领碘马尿酸盐(^{131}I-O-IH)、^{67}Ga-柠檬酸镓（^{67}Ga-Citrate）、^{201}Tl-氯化亚铊
PET药物	^{18}F-氟-2-脱氧-D-葡萄糖（^{18}F-FDG）*、^{18}F-氟化钠、^{13}N-NH^{4+}、^{15}O-水（^{15}O-H$_2$O）、^{11}C-乙酸盐（^{11}C-Aceate）、^{11}C-一氧化碳（^{11}C-CO）、^{11}C-甲硫氨酸（^{11}C-Methionine）、^{11}C-胆碱（^{11}C-Choline）、^{11}C-氟马西尼（^{11}C-FMZ）、^{11}C-氯雷必利（^{11}C-Raclopride）、^{11}C-甲基-N-2β-甲基酯-3β-(4-氟-苯基)托烷（^{11}C-β-CFT）、^{11}C-甲基螺环哌啶酮（^{11}C-NMSP）
治疗用放射性药物	^{131}I-碘化钠口服液、^{131}I-肿瘤细胞核人鼠嵌合单抗、^{131}I-利妥昔单抗、^{153}Sm-乙二胺四亚甲基磷酸（^{153}Sm-EDTMP）、^{89}Sr-氯化锶、^{32}P-磷酸钠、^{32}P-磷酸铬胶体、^{99}Tc-亚甲基二磷酸盐、^{125}I-粒子（^{125}I sealed seed source）
申报中放射性药物	^{131}I-NaI胶囊、^{131}I-MIBG注射液、^{131}I-碘爱克妥昔单抗注射液、^{223}Ra-氯化镭注射液、^{188}Re-铼依替膦酸盐注射液、^{18}F-阿法肽、^{18}F-洛贝平、^{18}F-氟化钠、^{18}F-氟比他班、^{99m}Tc-锝人小细胞肺癌单抗注射液、^{99m}Tc-锝肼基烟酰胺聚乙二醇双环RGD肽注射液等（截至2019年3月）

*除 ^{18}F-FDG外，其他11种PET药物可备案后在本医院内部使用。

第三节　放射性药物非临床研究

一、背景介绍

安全、有效、质量可控是新药研发过程中需要明确的三个基本问题，其中药物非临床安全性评价是决定新药能否进入临床试验的关键，提供新药对人类健康危害程度的科学依据，直接关系到用药安全。CFDA 在 2017 年《药品注册管理办法》（修订稿）中明确规定："为确保药物研究质量，临床前安全性评价研究应当在相关研究项目通过《药物非临床研究质量管理规范》（GLP）认证的机构开展"，要求用于新药申报的临床前试验必须遵循 GLP，否则不予受理。

放射性药物作为一类特殊的药物，涉及辐射剂量学、辐射生物学、放射化学以及药学等多个专业领域。在我国从事放射性药品的研发生产经营检验使用等活动，应遵照《中华人民共和国药品管理办法》和国务院颁布的《放射性药品管理办法》有关规定执行。《放射性药品管理办法》（2017）第二章"放射性新药的研制、临床研究和审批"中，明确规定放射性新药的研制内容，包括工艺路线、质量标准、临床前药理及临床研究。研制单位在制订新药工艺路线的同时，必须研究该药的理化性能、纯度（包括核素纯度）及检验方法、药理、毒理、动物药代动力学、放射性比活度、剂量、剂型、稳定性等。受放射性法规、放射性动物实验设施、放射性操作许可及动物实验操作过程中产生大量放射性垫料、放射性废水、含放射性动物尸体等条件的限制，GLP 条件下的放射性药物安全性评价成为放射性药物研发的瓶颈问题。我国现阶段创新型放射性药物的研发处于起步阶段，药品管理法中提及包括临床前药理毒理在内的放射性新药的研制内容，药品注册管理办法对放射性诊断药物的要求侧重于提供资料。具体技术层面的法规和指导原则涉及较少，急需制定适合我国国情的技术指导文件，以期为我国放射性药物研发提供支持。

放射性药物安全性评价作为药物非临床安全性评价的重要组成部分，可分为化学毒性和放射性毒性，其中化学毒性与一般药物类似，主要关注载体或核素本身对机体的毒性作用，可通过热药衰变成冷药或直接对冷药盒开展毒性评价，遵循药品评价一般原则，本文不做详述。放射性药物所含有的化学物质量很少，特别是诊断用药物，对人体造成的药理作用较小。但考虑放射性药物的特殊性，辐射生物效应、辐射剂量学等方面的影响是不可忽视的。主要研究放射性核素在体内的代谢所致内照射损伤作用规律与特点，对机体近期和远期的损伤效应以及核素损伤机制。其中核素在体内的代谢过程是毒理学研究的基础，是估计其危害及进行医学处置的重要依据。

二、放射性药物非临床研究要点

辐射损伤根本上是由于放射线与物质的相互作用导致生物分子的电离和激发，以及由此产生的继发作用。可分为直接作用和间接作用：直接作用是由于射线能量或粒子直接引起生物分子的电离、激发和断裂，造成生物组织结构和功能的损伤；间接作用是指在射线直接作用下产生的自由基，主要是水自由基对生物分子的损伤作用。按发生时间可分为急性效应（actue effects or early effects）和晚期效应（late effects or delayed effects）；根据国际辐射防护委员会（International Commission of Radiation Protection，ICRP）按剂量-效应关系可分为确定性效应（deterministic effects）和随机效应（stochastic effects）。诊断用和治疗用放射性药物核素特点不同，针对不同类型核素，本文参考 FDA 和欧洲药品管理局（European Medicines Agency，EMA）相关法规和指导原则，分别对诊断用和治疗用放射性药物安全性评价的一些思考进行阐述。

（一）诊断用放射性药物非临床研究

诊断用放射性药物是指拟用于诊断或监测人体疾病或疾病进展的一种制品，能够显示不稳定的原子核通过发射核粒子或光子而自发衰变的过程，或任何拟用于该制品制备的非放射性试剂盒或核素发生器。通常包括两种不同的组分，能够在体内检测到的放射性核素和结合放射性核素并将其运送到身体特定部位的非放射性成分，如与核素结合的载体或配体。目的是与平面显像、SPECT、PET 或其他放射性检测探针结合，诊断和/或监测疾病/病症，能够实现成像/染色/标志物的结构描述、生物/生理功能评价、检测和/或评估疾病、判定进展程度及预后情况。

本文着重对诊断用放射性药物安全性评价的一些特殊性加以阐述，包括放射性吸收剂量、质量剂量、给药频率、生物分布，在血清、全身及关键器官的生物、物理和有效半衰期（表 7-4，表 7-5）。

表 7-4　FDA/EMA/NMPA 诊断用放射性药物注册申报要求一览表

研究项目	FDA	EMA	NMPA
安全药理学	√	√	√
药代动力学和毒代动力学	满足对组织器官和全身辐射剂量的充分合理估算，并用于外推到人体		
单次给药毒性试验	√	√	小鼠（可进行异常毒性试验）
长期/重复给药毒性试验	可能重复给予情况下需要开展 14～28 天重复给药		√
特殊毒理学研究	√	√	√
放射剂量计算	√	√	√

续表

研究项目	FDA	EMA	NMPA
遗传毒性	可免做	针对非放部分可仅评估对基因或染色体突变的影响	√
发育与生殖毒性	可免做	仅对生育力影响进行评估	可免报
致癌致突变研究	啮齿类动物长期致癌性试验可免做	–	可免报
依赖性研究	–	–	可免报
主要药效学	靶器官及全身显像或模拟临床功能测定试验		

表7-5　FDA非生物制品诊断用放射性药物的IND申报非临床试验研究的时间安排

研究项目	Ⅰ期临床试验前	Ⅱ期临床试验前	Ⅲ期临床试验前	IND前
安全药理学	使用该药物拟进行检查的主要器官和器官系统			
药代动力学和毒代动力学	参考ICH指南			
扩展的单次给药毒性试验	扩展的单次给药急性毒性研究			
短期（2～4周）的多次给药毒性研究		重复给药毒性研究		
特殊毒理学研究	基于给药途径的刺激性、溶血、蛋白质絮凝等，根据需要开展			
放射剂量计算	适用时			
遗传毒性*	体外试验	完成一组标准试验		
免疫毒性			根据分子结构、生物分布形式、该类药物相关性考虑，或临床或非临床指征决定	
发育与生殖毒性			需要或在获许的情况下免除	
药物相互作用				需要时
其他研究				需要时

注：*针对非放射性活性组分进行。

1. 一般考虑

（1）受试物：放射性药物由放射性核素与非放射性配体连接组成，需重视了解标记底物本身，即进行非放射性部分的安全性评估。如果放射性标记有可能造成底物的化学改变，最好采用经过长时间放射性衰变材料进行毒性试验，以便了解动物暴露于完成放射性衰变的母体化合物及分解产物的毒性。考虑到某些诊断用放射性药物半衰期很短，需要现制现用，因此需要对受试物进行给药前及给药后的放射性活度、放射化学纯度、放射性剂量检测，保证给药剂量的准确。此外，应同时考虑对发生器、药盒及其他半成品参数的评估。

（2）质量剂量：技术先进的设备可以检测到相对很小量的放射性核素，诊断用放射性药物单次给药的质量剂量通常较低。因此，当给药剂量处于量-效曲线的下限时，则不太可能出现与剂量相关的不良反应。

（3）给药频率：多数诊断用放射性药物给药频率很低，一般单次给药。与重复给药相比，不太可能出现与药物蓄积相关的不良事件。因此，通常可免除长期（3 个月或更长时间）的重复给药安全性研究。预计药物在临床使用中可能对同一名患者重复给予，如监测患者疾病进展，建议进行 14～28 天的重复给药研究，以评价其安全性。诊断用药物通常具有免疫原性，间断、重复给药后会产生抗体，可能改变药物的药代动力学、生物分布、安全性以及影像学特征、对于计划临床重复给药的药物，建议结合药代动力学数据、人抗鼠抗体（HAMA）、人抗人源化抗体（HAHA）或人抗嵌合抗体（HACA）的水平以及全身生物分布影像，评价重复给药后药物的生物学分布改变。

（4）生物、物理及有效半衰期：诊断用放射性药物通常采用物理半衰期较短或快速排泄的放射性核素，需要对放射性核素的分布、排泄动力学特征及衰减模式有所了解，建议对诊断性放射性药物计划进行相应的安全性和剂量学评价时，应考虑生物、物理及有效半衰期。

2. 非临床安全性评价的技术要求

（1）单次/重复给药毒性试验：应参考一般药品的指导原则，试验时间应根据预期的临床使用时间而定。如临床单次（天）用药的诊断试剂，毒性试验周期可能需 2 周，有时由于放射性药物自身的特点可能延长辐射时间（如在某些器官内的滞留），毒理学试验的时间也应相应延长，根据靶器官和生理功能评估辐射剂量。考虑到诊断用放射性药物的特性，临床拟用剂量很小，因此一般建议单次给药毒性试验的未观察到不良反应剂量（NOAEL）达到临床拟用剂量的 100 倍，到最高剂量可以根据关键靶器官的外照射耐受限值来设计。由于放射性药物的特殊性以及对造血系统、免疫系统、蓄积器官和靶器官的危害性，一般建议增加血液学指标的连续监测，且考虑在组织病理学检查中增加免疫器官（胸腺、脾脏等）的重量与系数变化。通常长期、重复给药毒性试验可免做。

（2）安全药理学试验：安全药理学研究贯穿在新药研究全过程中，可分阶段进行。但考虑到放射性药物的特殊性，一般建议在药物进入临床试验前，完成对中枢神经系统、心血管系统和呼吸系统影响的核心组合（core battery）试验的研究。一般建议安全药理学研究中确定的 NOAEL 至少应为人体研究拟用最高剂量的 100 倍。

（3）局部毒性试验：受试物的要求同单次给药毒性试验。如果放射性标记有可能造成底物的化学改变，最好采用经过长时间放射性衰变材料进行毒性试验，以便了解动物暴露于完成放射性衰变的母体化合物及分解产物的毒性；对其他放射性药物，应考虑确定母体分子的毒性，或者通过与待研核素同类的非放射性核素标记底物，或在合适的前提下，允许产品完成衰变过程，使之没有残存放射性。无论选择何种方式，都应提供合理性证据。

（4）生殖毒性试验：虽然放射性药物通常不会推荐给可能怀孕的女性，特定情况下仍应进行生殖功能的研究，特别是当育龄妇女需要反复使用放射性药物的情况，可仅对生育力影响进行评估。FDA 建议应当提供足够、合理的科学依据时可免做。

（5）遗传毒性试验：可仅评估对基因或染色体突变的影响，并应将非放射性组分的遗传毒性从放射性核素中区分出来，针对放射性药物非放射性部分的遗传毒性特征进行评估。FDA 建议当提供足够、合理的科学依据时可免做。

（6）致癌性试验：须评估对相关成分的致癌性风险。如未进行致癌性风险评估，须在“产品特征概要”中说明。此外，FDA 建议通常啮齿类动物长期致癌性试验可免做。

（7）特殊安全性：FDA 建议对诊断用放射性药物进行特殊安全性评估，包括放射性标记部分和非标记组分的质量剂量验证，对质量、毒性强度及与非放射标记组分的受体相互作用进行评价等。

（8）药效学试验：应对分子与受体或酶类结合而可能产生的药理或生理学作用进行评价。对于某些情况，如放射性药物可能无法提供药效学试验信息时，须提供其在主要脏器中无药理作用的数据。

（9）非临床药代动力学：放射性药品的临床前药代动力学研究是一个十分重要的部分。应该提供放射性标记物质的清除的信息，如果有相关性，还应提供其吸收和生物转化的信息。重要的药代动力学参数应从进行毒理学测试的同类动物品类中获得。应提供数据用于组织和全身辐射剂量的估算，并用于外推到人体，能充分完成辐射剂量学的估算。

（10）辐射剂量学：应结合人体试验数据证实动物试验数据（外推到人体辐射剂量）与临床的相关性和可替代性，数据来源（动物试验或人体试验数据）应做出说明。辐射剂量估算应考虑受试者年龄和临床情况的影响，特别是肝肾功能，推荐使用医学内照射吸收剂量表（MIRD）进行器官剂量估算。对于物理参数，如源器官单位累积剂量（放射活度时间积分）对靶器官造成的吸收剂量，应参照 MIRD 表计算（源器官累积剂量估算模型应给予说明）。估算出的辐射剂量必须通过 ICRP 提供的权重因子转换为有效吸收剂量当量，计量单位为每单位给药量造成的毫希弗（mSv/MBq）。应注明在有效吸收剂量当量估算中接受最大辐射的器官和所有器官接受的辐射，计量单位为每单位给药量造成的毫戈瑞（mGy/MBq）。采用 ICRP 建立的权重因子估算有效剂量当量，由于 ICRP 因子没有考虑到儿童、孕妇和老人，当放射性药物用于这些患者时，应对之进行修正。如果使用了其他估算辐射吸收剂量的方法，应提供原始参考文献并作详细说明。

（11）生物制品的诊断用放射性药物：许多生物制品会引起一些相对明显的非临床问题，如免疫原性和种属特异性。FDA 建议参照《S6 生物技术药物的临床前安全性评价》和《人用单克隆抗体药物的生产和检验相关考虑要点》[注：FDA 在此对药物和生物制剂进行了区分，造影剂安全性评价指导原则第一部分（2004 年）适用于非生物制品的诊断用放射性药物]。

3. 推荐的非临床研究

（1）支持单次微剂量临床试验的非临床安全性研究：ICH M3 中确定了用药理学活性物质微剂量方式支持人体临床研究所需非临床安全性研究的标准，如临床早期特征化某一物质的药动学/分布特征或受体选择特征。微剂量是指根据原始药物动力学数据所估算的试验物质产生药理作用剂量的 1% 以下的剂量。欧盟规定，这种研究通过 PET、加速器质谱（AMS）或其他高灵敏度分析技术，在 2 种属动物（其中 1 种为非啮齿类）重复 2 次，至少 2 周的毒性研究，是首次、单剂量人体研究的必须前提。

（2）扩大的单次给药毒性试验和关键器官功能其他效应：根据 ICH M3，扩大的单次给药毒性试验包括安全药理学、单次给药和重复给药毒性试验。设计对照组和有足够动物数的受试品给药组，要求得到产生最小毒性效应的剂量，并保证结果的可靠性。试验周期应为 14 天，所有死亡动物均应记录。毒性反应的发生时间、持续时间和是否可恢复等，以及临床观察情况应予记录。所有动物，包括死亡、自然死亡、D_2、D_{14} 处死的，均应进行大体剖检。重视血液学、生化指标变化，至少在 D_2 和 D_{14}，同时进行组织病理学检查。应关注受试物定位的任何器官系统，如通过成像观察的器官系统。

（3）遗传毒性：体外遗传毒性研究应参照 ICH 指南，相应稳定性同位素标记的试验物质可用于扩大的单次给药毒性试验和遗传毒性试验。

（二）治疗用放射性药物非临床研究

治疗用放射性药物是指一种拟用于治疗人类癌症包含放射性同位素（不稳定核自发衰变释放核辐射）的放射性药品或放射性生物制品，使用的同位素通常为 β 或 α 发射体。治疗性放射药物通常为系统性给药来治疗癌症，对于治愈性目标的癌症治疗，治疗性放射药物产生的辐射吸收剂量与体外放射治疗相当，数量级上高于诊断性放射药物产生的辐射吸收剂量。在治疗性放射剂量下，通常与放疗相关的晚期放射毒性（如肾、肺部、神经系统、晚期骨髓衰竭）也见于治疗性放射药物。治疗性放射药物系统性给药的器官耐受剂量可能显著区别于传统分次高剂量率放疗。对于放疗而言，器官接受的剂量由其与靠近初级辐射和肿瘤的程度所决定。在初级辐射范围内并且靠近肿瘤的器官风险最大。对于系统性给药的放射药物而言，每个器官接受的剂量主要由放射性药物制剂的药代动力学和生物分布所决定。另外，源器官释放的放射范围和类型也很重要。国内外药品监管部门对于治疗用放射性药物注册申报安全性评价的总体要求见表 7–6。

表7–6 FDA/EMA/NMPA治疗用放射性药物注册申报要求一览表

研究项目	FDA	EMA	NMPA
安全药理学	√	√	√
药代动力学和毒代动力学	满足对组织器官和全身辐射剂量充分合理估算，并用于外推到人体		
单次给药毒性试验	√	√	小鼠
长期/重复给药毒性试验	治疗晚期癌症患者药物，特殊情况下可免做		大鼠和犬
迟发毒性研究	当患者的预期寿命较长时，需开展		–
特殊毒理学研究	√	√	√
放射剂量计算	√	√	√
遗传毒性	用于晚期肿瘤治疗时可免做		√
发育与生殖毒性			√
致癌致突变研究			√
依赖性研究	–	–	可免报
主要药效学	提供治疗主要适应证的动物模型试验资料		

放射标记药物治疗是新兴的复杂领域，存在很多潜在剂量改良因素，如剂量率和分次。外放射治疗的经验显示，在治疗性放射剂量下，达到某一器官的耐受限度后，总剂量相对较小的百分比变化可导致并发症概率大幅变化。放疗的器官耐受剂量基于传统分次高剂量率治疗，分次可允许每次之间放射损伤的修复。与之相反，治疗性放射药物通常为低剂量率放射单次给药，损伤和损伤的修复在竞争过程中同时发生。因此，系统性给药的治疗性放射药物的器官耐受剂量与放疗没有直接的可比性。事实上，在低于目标器官放疗耐受剂量的估算器官剂量下，观察到了治疗性放射药物的晚期放射毒性。

放射性药物治疗的目的是在控制肿瘤/靶组织的能力和正常组织并发症之间实现最优化。优化的关键是对肿瘤/靶组织和正常组织所受辐射剂量进行量化的能力要求。放射性药物治疗在某一身体器官或组织的吸收剂量取决于各器官和组织中放射性药物的摄取、滞留和清除以及放射性核素的物理半衰期。这些生物动力学数据依据使用了复杂程度不同技术的测量，测量所要求的准确度则因具体应用而定。不确定性分析为偏差来源、随机变量及其数量等级提供了补充信息，这些分析表明了吸收剂量计算的可靠度和质量。需要注意的是，有效剂量能够测量由辐射暴露的随机效应（主要是癌症）引起的终身危害风险提示，而不适用于与放射性药物治疗相关的短期确定效应。

对于迟发放射性毒性，由于急性放射毒性在给药后短期明显可见，接近放射暴露的时间可用于确定放射药物是否引起特定并发症或不良反应的重要标准。这些毒性可在临床试验早期出现，可根据情况修订或终止试验。与之相反，对肾、肝或中枢神经系统等器官的晚期放射毒性在治疗后数月或数年才明显可见，因此有必要延长治疗患者的随访时间。在过去，主要使用无放射性制剂开展非临床毒性研究。虽然这些研究通常表明NOAEL是临床最大给药剂量的数倍，但这类研究仅评估了无放射性制剂的毒性。因此，为了评估在人体中晚期放射毒性的潜在风险，在动物中开展晚期放射毒性研究是很重要的。

1. 种属选择

实验设计应考虑选择的种属与人在放射剂量效应、生物分布和药代动力学特征的相似性。例如，大鼠和犬在外照射后可出现晚期放射性肾病和肺纤维化，家兔和犬会出现放射诱导的心肌纤维化。

2. 一般研究设计

研究设计应能获得急性（在给药后前几周出现）和迟发性（在较长潜伏期后出现）放射作用。例如，大鼠的放射性肾炎潜伏期为3～7个月。在犬中，10个月时可观察到肾功能不全。因此，为了合理地估计特定不良反应的发生率，给药后应对动物监测晚期放射毒性至少1年。在可行的范围内，非临床研究设计应尽可能模拟预期临床试验的设计，包括注射相似量的放射性活度、给药次数、给药频率、给药间隔以及动物种属和人体中的相对组织更新率、相对生物分布和药代动力学。如果预期人体放射治疗要求使用造血生长因子支持或骨髓挽救，则动物实验有必要支持或挽救给药后的动物，从而可在相似剂量下存活，以评估晚期放射毒性。检测观察指标与扩展单次或多次给药毒性研究中评估的参数相似，包括临床观察、摄食量、体重、眼科检查、血液学、临床生化、尿分析和尸检（如剖检、器官重量、大体和显微镜下检查）。

3. 剂量水平

晚期放射毒性动物研究应包括至少四个剂量水平，以确立NOAEL以及剂量相关性轻度至重度晚期放射毒性。研究也应将无放射性制剂（理想上，与最高剂量相当的无放射性同位素）作为对照组，来区别特定放射作用与无放射性制剂的潜在药理作用。剂量限制性毒性为重度但通常可逆（如胃肠道、骨髓等相关的急性放射毒性）。因此，选择的最高剂量应产生急性放射毒性。该剂量应至少是最高人体拟用剂量或关键器官放射耐受剂量（TD5/5外放射）的两倍，被视为临床试验中可能的剂量限制性因素。剂量倍数应采用体表面积和关键器官的辐射吸收剂量（当确认关键器官时）来表示。每个组的动物数目应足以确保具有足够的生存动物，确保研究完成时可开展合适的分析。

4. 临床检测

应在给药前、给药后2周、之后每3个月一次以及试验结束时进行临床生化、血液学检查和尿分析。除此之外，研究也应根据实验具体情况纳入相关生物标志物评估，确认目标器官的晚期放射毒性。例如，除监测肾损伤标志物血尿素氮和肌酐水平外，还要可监测尿谷胱甘肽-S-转移酶同工酶水平。

5. 组织病理

应对研究中所有动物（包括在研究观察阶段死亡的动物）进行尸检，包括多个器官的器官重量和大体检查。应在试验结束时开展详细的组织病理和显微镜下评估。

三、我国放射性药品非临床研究申报注册要求

1. 申报资料项目要求

（1）申报放射性药品：应当按照放射化学品、药盒及制剂，参照化学药品相应类别及《申报资料项目》要求分别组织申报资料，其中资料项目22（复方制剂中多种成分药效、毒性、药代动力学相互影响的试验资料及文献资料）、26（依赖性试验资料及文献资料）可以免报。

（2）申报诊断用放射性药品：可免报资料24（生殖毒性试验资料及文献资料）、25（致癌试验资料及文献资料）。

（3）申报放射化学品、药盒：可免报资料项目17（主要药效学试验资料及文献资料）、18（一般药理学的试验资料及文献资料），申报药盒时还应报送制剂项下要求的资料。

2. 资料项目17（主要药效学试验资料及文献资料）的报送要求

（1）诊断用放射性药品：应当提供实验动物的靶器官及全身显像或模拟临床功能测定试验的研究方法、试验条件和结果解释等资料，试验观察各时限的显像或功能测定结果的图像照片或其复印件。

（2）治疗用放射性药品：应当提供治疗主要适应证的动物模型试验资料，并提供本品或同类药物国内外有关药效学研究的详细文献资料。

3. 资料项目19（急性毒性试验资料及文献资料）的报送要求

注册分类1和3的放射性药品主要原料，应当进行小鼠急性毒性试验，药盒及制剂可进行异常毒性试验。若主要原料的合成精制产量有限，临床用量又极微，也可采用异常毒性试验。

4. 资料项目20（长期毒性试验资料及文献资料）的报送要求

（1）注册分类1的治疗用放射性药品，应当提供大鼠和犬的长期毒性试验资料，MIRD的试验资料及文献资料。

（2）注册分类1的诊断、治疗用放射性药品，应当提供药品中放射性核素完全衰变后的内照射吸收剂量，人体靶器官和非靶器官吸收剂量的估算或国外相同或同类药物的文献资料。

第四节　政策法规

美国放射性药品的法规管理体系和法律法规修订机制比较完善，申请临床试验或研究的法规路径有三条：一般临床试验（IND）、探索性临床试验（eIND）和放射性药物委员会（RDRC）。虽无放射性药物的专属法律法规，但主要的药物法规均考虑了放射性药品注册申报的特殊文件要求，建立了针对放射性药品特性的技术指导原则，对诊断用药和治疗用药的考量重点、PET药物申请和动态药品生产管理规范（Current Good Manufacture Practices，cGMP，相当于我国的GMP）要求等，提供了详细的参考指引。FDA还设立了专门的放射性药物审批部门负责放射性药物的注册审批，要求所有的PET药物生产中心都要满足cGMP规范。

欧盟的放射性药物临床试验申请具有两种完全不同的路径，一是大部分由独立研究机构或大学医院以学术研究为由发展应用，而非以商品化方式于临床上使用。新的放射药物通常准许患者个人申请，医院准备即可施用，不须经查验登记核准，因此在各个国家能快速地应用于临床；二是申请临床研究药品（investigational medicinal product，IMP），未批准的放射性药物可作为伴随/筛选药物用于其他临床实施治疗药的参照，经EMA核准后可共同实施临床。欧美针对放射性药物的特殊性，均有出台与之相匹配的注册申请文件、技术指导原则，且支持放射性药物在无IND批准下的早期临床开发活动，尽管某些细节不同，但普遍要求和指导原则基本一致。与美国不同的是，欧盟将放射性药物按药品种类进行分类审评，与普通药物共同管理，未设置专门的审批机构。2017年8月和2018年11月欧盟出台了《放射性药物非临床评价指导原则的概念文件草案》和《放射性药物非临床评价要点》（表7-7），这系列放射性药物临床前研究指导原则的出台将助推欧盟放射性药物的发展。

表7-7　欧美放射性药物非临床安全性研究相关政策法规及指导原则

序号	目　录	发布部门	发布日期
1	《肿瘤治疗用放射性药物：非临床研究和标签推荐行业指导原则》 *Oncology Therapeutic Radiopharmaceuticals Nonclinical Studies and Labeling Recommendations Guidance*	美国FDA	2019.8
2	《放射性药物非临床评价指导原则（征求意见稿）》 *Guideline on the non-clinical requirements for Radiopharmaceuticals*（*Draft*）（替代 Guideline on radiopharmaceuticals 2008年版） *Guideline on the non-clinical requirements for 15 radiopharmaceuticals*	EMA	2018.11（征求意见稿截至2019.6.30）
3	《微剂量放射性诊断药物非临床研究指导原则》 *Microdose Radiopharmaceutical Diagnostic Drugs Nonclinical Study Recommendations Guidance for Industry*	美国FDA	2018.8

续表

序号	目录	发布部门	发布日期
4	《放射性药物治疗辐射防护报告》 *Radiological Protection in Therapy with Radiopharmaceuticals*	ICRP	2018.6
5	《放射性药物非临床评价指导原则的概念文件草案》 *Concept paper on the development of guidance on the non-clinical evaluation of radiopharmaceuticals*	EMA	2017.8
6	《正电子发射断层扫描（PET）药物的研究新药申请》 *Investigational New Drug Applications for Positron Emission Tomography (PET) Drugs*	美国FDA	2012.12
7	《有关放射性药物产品特征概要及包装说明书的指导原则》 *Guideline on core SmPC and Package Leaflet for Radiopharmaceuticals（EMA/CHMP/167834/2011）*	EMA	2011.9
8	《治疗用放射性药物的迟发放射性毒性非临床评价指导原则（替代2005年版）》 *Guidance for industry nonclinical evaluation of late radiation toxicity of therapeutic radiopharmaceuticals*	美国FDA	2011.11
9	《放射性药物研究委员会：未经临床试验的新药人体研究申请》 *The Radioactive Drug Research Committee: Human Research Without An Investigational New Drug Application*	美国FDA	2010.8
10	《基于单抗的放射性药物指导原则修订》 *Concept paper on the revision of the guideline on radiopharmaceuticals based on monoclonal antibodies*	EMA	2009.9
11	《放射性药物研究指南》 *Guideline on radiopharmaceuticals*	EMA	2008.11
12	《支持药物进行临床试验和上市的非临床安全性研究指导原则》［ICH M3（R2）］	ICH	2008.10
13	《治疗用放射性药物的迟发放射性毒性非临床评价指导原则》 *Guidance for industry nonclinical evaluation of late radiation toxicity of therapeutic radiopharmaceuticals*	美国FDA	2005.6
14	《造影剂安全性评价指导原则（医学影像学药物和生物制剂的开发指导原则）》 *Guidance for industry developing medical imaging drug and biological products conducting safety assessment*	美国FDA	2004.6
15	《支持临床单次微剂量试验的非临床安全性评价》 *Position paper on non-clinical safety studies to support clinical trials with a single microdose*	EMA	2003.1
16	《单抗类放射性药物》 *Radiopharmaceuticals based on monoclonal antibodies*	EMA	1991.5

美国FDA：美国食品药品监督管理局；EMA：欧洲药品管理局；ICRP：国际辐射防护委员会；ICH：国际人用药物注册要求协调会。

我国放射性药品的临床应用始于20世纪50年代末期（当时称医用同位素），直属国家科委八局和卫生部工业卫生局管理。1961年国家科委、卫生部下达医用同位素试制任务书，标志着我国开始放射性药品的研制、生产。1962年中国药品生物制品检定所成立医用同位素专业检验组；1965年制定碘（^{131}I）化钠和磷（^{32}P）酸钠溶液部颁标准。鉴于1955年美、英药典收录放射性制剂，20世纪70年代初放射性药物一词首见于文献，1974年，放射性药品纳入中国卫生部药政管理局作为药品管理（部管药品），1977年版《中国药典》首次收载放射性药品标准。1985年7月1日以前，放射性药品由生产单位上级主管司局与卫生部药政局联合审定，经卫生部审定下达文件，发布质量标准。1985年7月1日《中华人民共和国药品管理法》正式施行，药品管理进入法治时代。根据《药品管理法》规定，国家对放射性药品实行特殊的管理办法，于1989年1月13日国务院第25号令发布《放射性药品管理办法》。2017年仅着重对《放射性药品管理办法》涉及的机构、职能、专业术语做了修改，对于新技术、新药物和新剂型并无规定，与后期更新出台的药品管理法等法规不接轨衔接，已不能适应当今放射性药品管理、研究、注册、生产经营和应用的需要（表7-8）。

表7-8　我国放射性药物相关政策法规及指导原则

序号	目　录	发布日期
1	《放射性药品管理办法（2017年版）》	2017
2	《放射性药物检定法》[《中国药典》（2015版）]	2015
3	《化学药品注册分类及申报资料要求》	2007
4	《正电子类放射性药品质量控制指导原则》	2004
5	《锝（^{99m}Tc）放射性药品质量控制指导原则》	2004

研制单位研制的放射性新药，在进行临床试验或者验证前，应当向国务院药品监督管理部门提出申请，按规定报送资料及样品，经国务院药品监督管理部门审批同意后，在国务院药品监督管理部门指定的药物临床试验机构进行临床研究。此外，根据《医疗机构制备正电子类放射性药品管理规定》国食药监安〔2006〕4号的规定，持有第Ⅳ类《放射性药品使用许可证》的医疗机构研制的正电子类放射性新制剂，应向国家药品监督管理部门提出备案申请，完成放射性药物的备案申报工作。但是，目前暂停了新型正电子类放射性新制剂的备案申请。目前部分国内拥有第Ⅳ类《放射性药品使用许可证》的医疗机构多是采用院内备案制，开展了部分放射性药物的临床试验工作，如北京协和医院、中国人民解放军总医院、北京肿瘤医院、复旦大学附属肿瘤医院等。

现行版的《药品注册管理办法》虽部分考虑了放射性药物的特殊性，但临床研究参照化学药物相应类别进行，较为笼统，执行难度大。放射性药品含有放射性核素，在研究、生产、经营和应用等环节具有不同程度的特殊性，例如，有的放射性药品核素半衰期只有几十分钟甚至几分钟，生产、质控等需要特别管理措施；放射性药品的化学量极低，无法实现相关临床前的验证要求等，这就需要建立与之相适应的管理办法。

（李建国　郭飞虎　高　洁）

参考文献

[1] 贾红梅，刘伯里．中国放射性药物的现状与展望［J］．同位素，2011，24（3）：129-139.

[2] 尤林怡，郭志德，张现忠．诊断用放射性药物研究现状与展望［J］．同位素，2017，30（4）：292-306.

[3] 华创证券．东诚药业证券报告-全球核医学市场进入爆发周期［DB/OL］.2015.

[4] 沈浪涛．放射性药物化学领域中的重要事件和研究前沿［J］．核化学与放射化学，2015，37（5）：355-365.

[5] 李建国，秦秀军，胡波，等．放射性药物的研究现状与前景展望［J］．中国药物警戒，2019，16（1）：27-31.

[6] 王正，徐建锋，蔡玉婷．中国放射性药物的现状及发展趋势［J］．中国食品药品监管，2018，7（2）：44-49.

[7] 中华医学会核医学分会．2018年全国核医学现状普查结果简报［J］．中华核医学与分子影像杂志，2018，38（12）：813-814.

[8] 刘宁，马欢，杨远友，等．α核素肿瘤靶向治疗药物研究的进展与挑战［J］．核化学与放射化学，2015，37（5）：366-375.

[9] 药理毒理学部.MicroPET在药物研究中的应用［S］.非临床安全性和有效性评价，2011.

[10] 郭飞虎．我国放射性药物上市情况简介［N/OL］．中华医学会核医学分会青委会委员，中国同辐原子高科股份有限公司，2019.

[11] 诺华宣布将收购Endocyte．布局放射性药物［N/OL］，2018.

[12] 光红梅，王庆利.EMA对放射性诊断药品的非临床评价要求介绍［J］．中国新药杂志，2018，27（28）：2111-2113.

[13] US Food and Drug Administration. Microdose Radiopharmaceutical Diagnostic Drugs：Nonclinical Study Recommendations Guidance for Industry ［S］. 2018. https：//www. fda. gov/ucm/groups/fdagov-public/@fdagov-drugs-gen/documents/document/ucm575453.pdf.

[14] US Food and Drug Administration.Investigational New Drug Applications for Positron Emission Tomography（PET）Drugs［S］.2012. https：//www.fda.gov/ucm/groups/fdagov-public/@fdagov-drugs-gen/documents/document/ucm291573.pdf.

[15] US Food and Drug Administration. The Radioactive Drug Research Committee：Human Research Without An Investigational New Drug Application ［S］，2010. https：//www. fda. gov/ucm/groups/fdagov-public/

@fdagov-drugs-gen/documents/document/ucm163892.pdf.

[16] US Food and Drug Administration. Guidance for industry nonclinical evaluation of late radiation toxicity of therapeutic radiopharmaceuticals [S], 2011. https://www.fda.gov/ucm/groups/fdagov-public/@fdagov-drugs-gen/documents/document/ucm079242.pdf.

[17] US Food and Drug Administration, Guidance for industry developing medical imaging drug and biological products conducting safety assessment [S], 2004. https://www.fda.gov/ucm/groups/fdagov-public/@fdagov-drugs-gen/documents/document/ucm078930.pdf.

[18] European Medicines Agency. Guideline on non-clinical-requirements for radiopharmaceuticals [S], 2018. https://www.ema.europa.eu/en/documents/scientific-guideline/draft-guideline-non-clinical-requirements-radiopharmaceuticals-first-version_en.pdf.

[19] US Food and Drug Administration, Microdose Radiopharmaceutical Diagnostic Drugs: Nonclinical Study Recommendations Guidance for Industry [S], 2018. https://www.fda.gov/ucm/groups/fdagov-public/@fdagov-drugs-gen/documents/document/ucm575453.pdf.

[20] European Medicines Agency. concept paper development guidance nonclinical evaluation radiopharmaceuticals [S], 2017. https://www.ema.europa.eu/en/documents/scientific-guideline/concept-paper-development-guidance-non-clinical-evaluation-radiopharmaceuticals-first-version_en.pdf.

[21] US Food and Drug Administration. Oncology Therapeutic Radiopharmaceuticals: Nonclinical Studies and Labeling Recommendations Guidance for Industry [S], 2018. https://www.fda.gov/ucm/groups/fdagov-public/@fdagov-drugs-gen/documents/document/ucm612037.pdf.

[22] European Medicines Agency. Guideline on core SmPC and Package Leaflet for Radiopharmaceuticals [S], 2011. https://www.ema.europa.eu/en/documents/scientific-guideline/guideline-core-summary-product-characteristics-package-leaflet-radiopharmaceuticals_en.pdf.

[23] Radiological Protection in Therapy with Radiopharmaceuticals [S], 2018. http://www.icrp.org/docs/TG101%20Draft%20Report%20for%20Consultation%2020180613.pdf.

[24] European Medicines Agency, Guideline on clinical evaluation of diagnostic agents [S], 2009. https://www.ema.europa.eu/en/documents/scientific-guideline/guideline-clinical-evaluation-diagnostic-agents_en.pdf.

[25] European Medicines Agency. Concept paper on the revision of the guideline on radiopharmaceuticals based on monoclonal antibodies [S], 2009. https://www.ema.europa.eu/en/documents/scientific-guideline/concept-paper-revision-guideline-radiopharmaceuticals-based-monoclonal-antibodies_en.pdf.

[26] 姜典卓. 放射性药品国家标准现状及2015年版《中国药典》中主要增修订内容介绍 [J]. 中国药学杂志，2015，50（20）：1770-1772.

[27] 梁银杏，叶桦. 关于美国放射性药品注册管理制度的探讨 [J]. 中国药事，2012，26（6）：653-656.

[28] 李子颖. 完善放射性药物相关政策法规 [J]. 中国核工业，2016（3）：37.

[29] 国家药品监督管理局. 化学药品注册分类及申报资料要求 [S]. 2007.

[30] 国家药品监督管理局. 锝（^{99m}Tc）放射性药品质量控制指导原则 [S]. 2004.

[31] 国家药品监督管理局. 正电子类放射性药品质量控制指导原则 [S]. 2004.

第八章 生物技术药物非临床安全性评价

近几十年来，生物技术迅猛发展，成为现代科技研究和应用的重点，21 世纪已进入生物技术经济时代。基因重组、大规模细胞培养、单克隆抗体技术和细胞修饰技术等促进了生物技术药物的研发，使之成为制药产业中发展最快的领域，目前已有 100 余种生物技术药物被批准上市。近几年来，在全球销售额前 10 名的药品中，有 70% 左右是生物技术药物，在人类重大疾病的治疗或预防中发挥了重要的甚至不可替代的作用。与此同时，由于生物技术药物种类较多、结构复杂，具有特殊的理化特性和作用机制，并具有生物功能多样性、种属特异性和免疫原性等特点，也可能带来潜在的安全性问题。因此对新的生物技术药物开展系统、科学、恰当的非临床安全性评价非常关键，可为其临床安全性研究提供重要参考，是生物技术药物研发和评价过程中的重要内容。

第一节　生物技术药物概述

一、生物技术药物的定义、分类

生物技术药物（biopharmaceutics）是指采用基因重组技术、单克隆抗体技术或其他生物新技术研制的用于疾病预防、诊断和治疗的制品。

生物技术药物的类别主要包括重组多肽和蛋白质、治疗性单克隆抗体药物、基因治疗与核酸类药物、疫苗、细胞治疗产品等。

（一）重组蛋白质药物

重组蛋白药物是指采用重组 DNA（rDNA）技术生产的蛋白药物，即将天然活性蛋白的编码基因插入表达载体或引入某种宿主细胞，使其有效地表达该基因产物，再经分离、纯化和检定，得到可用于预防和治疗某些人类疾病的制品。重组蛋白药物包括重组细胞因子、重组人多肽激素、酶类和重组融合蛋白等药物。

重组细胞因子药物主要用于治疗肿瘤、造血障碍、病毒感染性疾病和进行免疫调节等。细胞因子药物主要包括干扰素（interferon，IFN）、白细胞介素（interleukin，IL）、造血因子和凝血因子、生长因子（growth factor，GF）、肿瘤坏死因子（tumor necrosis factor，TNF）及趋化因子等。

运用重组 DNA 技术制备的重组人源酶可治疗因体内酶缺乏或活力异常引起的疾病。

重组人源酶免疫原性降低，治疗效果提高。此外，重组 DNA 技术使得一些从组织中提取量极少、但在治疗上需要的酶得以大批量生产，如组织型纤溶蛋白酶原激活剂（tPA）。

重组多肽激素主要分为四类，第一类激素的结构为多肽与蛋白质，如重组的胰岛素、胰高血糖素、甲状旁腺素、降钙素、生长激素等；第二类为氨基酸类激素，如重组甲状腺素；第三类激素为类固醇激素；第四类为脂肪酸衍生物，如前列腺素。

重组融合蛋白是通过 DNA 重组技术得到的两个基因重组后的表达产物。已上市产品包括：1998 年批准的 Enbrel 是 TNF 受体和 IgG 的 Fc 片段的融合蛋白，含 934 个氨基酸，适应证为风湿性关节炎；1999 年上市的免疫毒素 Ontak（Ligand）适应证是皮肤 T 细胞淋巴瘤（CTCL），是缺失细胞结合域的白喉毒素与 IL-2 的 N 端 133 个氨基酸的融合蛋白；2003 年上市的 Amevive 是 LEF-3 的 CD2 与 IgG 的 Fc 片段的融合蛋白，适应证是银屑病。

（二）单克隆抗体药物

单克隆抗体（monoclonal antibody，McAb）是使用杂交瘤技术将抗原免疫动物后，取脾或外周淋巴细胞或体外免疫获得的免疫淋巴细胞，再与相应的骨髓瘤细胞融合建立稳定分泌特异抗体的杂交瘤细胞株，通过体内法或体外培养法制备在理化性质、分子结构、遗传标记及生物学特性等方面完全一致的均一性抗体。经提取纯化后获得的特异性单克隆抗体制剂，目前已广泛用于有关疾病的治疗或诊断。根据分子的构成可将单克隆抗体药物分为三类：

1. 抗体或抗体片段

完整的抗体包括鼠源单抗、嵌合抗体、人源化抗体和人抗体，抗体片段包括 Fab、Fab′、单链抗体 scFv 等。在已上市的单抗类药物中，这类药物比例最大，如利妥昔单抗（Rituximab）、赫塞汀（Herceptin）、英利昔单抗（Remicade）等。

2. 抗体偶联物（免疫偶联物）

由抗体或抗体片段与小分子细胞毒素或放射性核素连接而成，分别构成放射免疫偶联物或化学免疫偶联物。例如，由美国 FDA 批准上市的吉妥珠单抗（Gemtuzumab）是一种抗 CD33 的抗体与卡里奇霉素（calicheamicin）的偶联物，用于急性骨髓瘤白血病的治疗。

3. 抗体融合蛋白

其由抗体片段和活性蛋白两个部分构成。利用 Fc 段特有的生物学功能与某些有黏附或结合功能的蛋白融合而成。例如，2001 年，Notter 等将 B7-1 和 IgG1 的 Fc 段构建成融合蛋白，利用 Fc 段的高亲和性将融合分子定位于急性粒细胞白血病细胞表面，然后发挥 B7-1 共刺激分子的作用。

近年来新型抗体成为单抗药物研发热点，主要有抗体药物偶联物（antibody drug conjugate，ADC）和双功能抗体/双特异性抗体（bispecific antibody，BsAb）等。

抗体药物偶联物（ADC）是一种新型的靶向抗肿瘤药物，将抗体和细胞毒性药物通过偶联子连接起来，能在发挥抗体靶向作用的同时，加强细胞毒药物攻击癌细胞的作用并降低其对正常组织毒副作用。抗体偶联物由靶向特异性抗体与高效细胞毒性小分子化合物结合在一起，包括抗体、细胞毒性药物、连接子三部分。尽管抗体偶联药结构复杂，但由于其具有特异性高、选择性强和非细胞毒性等优点，已经成为肿瘤靶向治疗的研究热点与发展方向。目前开发的 ADC 药物已涉及多数在肿瘤组织中特异性表达的靶点，如 Her 2、EGFR，CD19、CD22、CD30 等，ADC 药物最常用到的细胞毒药物主要有 Auristatin、Calicheamicin 和 Maytansine 等。目前全球有近 90 个 ADC 新药处于临床试验的不同阶段，我国也有 10 多个 ADC 产品在研发过程中，全球有 4 个 ADC 药物已上市，包括罗氏公司的 Kadcyla，其为曲妥珠单抗与微管抑制剂 DM1 的偶联物，是晚期乳腺癌的治疗药物。

双特异性抗体是含有两种不同的抗原结合域的抗体，拥有两个不同的 Fab 段，可分别与肿瘤细胞的抗原和免疫细胞（分子）的抗原结合（图 8-1），为免疫细胞和肿瘤细胞搭建桥梁，从而激发具有导向性的免疫反应，现已成为抗体工程领域的热点，在肿瘤的免疫治疗中具有广阔的应用前景。一个抗原结合域可以特异性地结合 T 细胞或 NK 细胞表面抗原（分别为 CD3 和 CD16），另一个抗原结合域可以结合肿瘤细胞表面抗原，如 CD19、CD20、HER2、癌胚抗原 CEA、上皮细胞黏附分子 EpCAM 等，从而将 T 细胞和 NK 细胞带到肿瘤细胞附近，对肿瘤细胞进行杀伤。如同时靶向 CD3 和 HER2 的双特异性抗体（Ertumaxoma）、靶向 CD3 和 EpCAM 的双特异性抗体等。另外也有靶向两种免疫分子的双特异性抗体，如靶向 TNFα 及 IL17A 的 DVD-Ig 双特异性抗体，它通过与炎症相关受体或配体结合阻断多炎性反应信号，用于治疗自身免疫性疾病。双特异性抗体结构主要有两大类：含 Fc 片段的双特异性抗体（IgG-like 双特异性抗体）与不含 Fc 片段的双特异性抗体

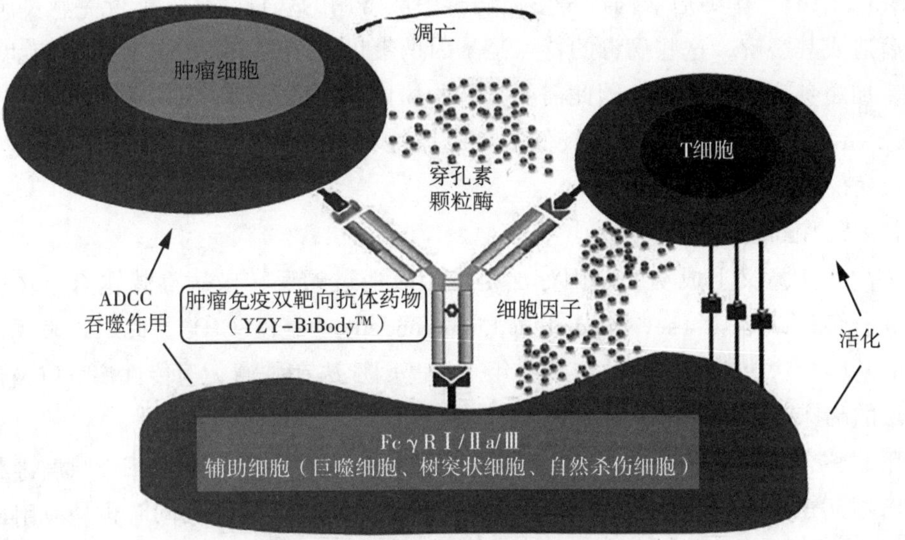

图 8-1　双特异性抗体结构示意图举例

ADCC：抗体依赖细胞介导的细胞毒作用

(non-IgG-like 双特异性抗体)。此外，含 Fc 段的双特异性抗体还可与其他免疫细胞（如巨噬细胞、DC 细胞、NK 细胞）的 Fc 受体（FcRn）结合，介导抗体依赖的细胞介导的细胞毒作用（ADCC）、补体依赖的细胞毒作用（CDC）和抗体依赖的细胞介导的细胞吞噬作用（ADCP）等，所以又称三功能双特异性抗体。其分子量相对较大，血清半衰期相对较长。不含 Fc 片段的双特异性抗体仅通过抗原结合力发挥治疗作用，具有较低的免疫原性、易于生产、分子量小，在肿瘤组织的渗透性较高。

（三）基因治疗药物

1. 基因治疗药物的定义

基因治疗药物是借助载体将治疗基因导入体内靶细胞并表达目的蛋白，从而发挥预防和治疗疾病作用的药物。我国《人基因治疗研究和制剂质量控制技术指导原则》中将基因治疗定义为“基因治疗是指以改变细胞遗传物质为基础的医学治疗”。基因治疗导入的外源基因一般均采用 DNA 序列，主要的治疗途径分为间接体内法、直接体内法及病毒载体法。间接体内法是指在体外用基因转染患者靶细胞，然后将经转染的靶细胞输入患者体内，最终给予患者的治疗物质是经过基因修饰的细胞，而不是基因药物；直接体内法是指基因药物经体内途径进行直接的治疗，这些基因药物是完整基因，也可以是基因片段（包括 DNA 或 RNA）；病毒载体法，也就是病毒携带外源基因法，是利用改造后的缺陷型病毒作为外源基因载体，将目的基因导入体内细胞，这类方法是近年来在基因治疗临床方案中应用最广泛的方法。本章中主要阐述病毒载体基因治疗产品的相关内容。

在基因治疗产品中使用的病毒载体可分为整合型病毒载体（如 γ-反转录病毒、慢病毒）和非整合型病毒载体（如腺病毒、腺相关病毒、单纯疱疹病毒和痘病毒等）。腺病毒（adenovirus，Ad）、单纯疱疹病毒是溶瘤病毒中最常用的病毒载体，能优先感染肿瘤细胞，经复制后造成其裂解，这些病毒的特点是基因携带量大，但只能维持较短时间的外源性基因表达，加之免疫原性较强，因此需要采取肿瘤内注射的给药方式。腺相关病毒（adeno-associated virus，AAV）则由于其较低的免疫原性和持久的表达能力而被广泛使用于遗传缺陷性疾病的基因替代疗法中。

2. 基因治疗药物的主要应用

第一次真正意义上成功的基因疗法是使用改造过的反转录病毒载体治疗 X 染色体连锁重度联合免疫缺陷病（severe combined immunodeficiency，SCID），此后越来越多采用病毒载体的基因疗法进入临床试验。近些年来，基因疗法在肿瘤、遗传性疾病以及传染性疾病等领域的临床治疗中取得了重大进展。

应用非整合型病毒载体的如 2006 年在中国获准上市的使用基因工程腺病毒载体治疗肿瘤的溶瘤病毒。Ad 载体是最早被应用于基因疗法的病毒载体，同时也是应用最为广泛的病毒载体，截至 2017 年使用 Ad 作为载体的基因疗法临床试验共有 505 项。AAV 也是一种广泛用于基因疗法的病毒载体，截至 2017 年，共有 170 项临床试验使用了 AAV。目前，已批准或临床试验中已得到较好疗效的 AAV 载体基因疗法，主要在视网膜、骨骼肌以及血液这三种组织的相关疾病治疗中应用。针对骨骼肌疾病的基因治疗产品：2012 年欧洲药品管理局（EMA）首次批准了使用 AAV 载体针对脂蛋白酯酶缺乏症的基因疗法 Glybera，目前在临床试验中使用 AAV 载体的基因疗法包括针对杜氏肌营养不良、贝氏肌营养不良、肢带型营养不良、运动障碍与庞贝病等产品。针对视网膜疾病的基因治疗产品如：2018 年 FDA 批准了名为 Luxturna 的基因疗法，其使用的是表达 RPE-65 的 AAV-2 载体，适应证为由 RPE-65 突变引起的视网膜变性。此外，还有几项以 AAV-2 为载体的试验，包括通过表达可溶性 Flt1 受体的病毒载体治疗年龄相关性黄斑变性、使用抗 VEGF 分子的基因治疗产品治疗脉络膜新生血管等。血液病基因疗法目前主要被用于治疗血友病。

整合型病毒载体方面，EMA 批准了一项自体干细胞基因疗法，用于治疗腺苷脱氨酶缺乏性重度联合免疫缺陷（adenosine deaminase severe combined immunodeficiency，ADA-SCID）患者，使用的载体为 γ-反转录病毒（γ-retrovirus，γ-RV）。此外，一项美国 FDA 批准用于治疗大 B 细胞淋巴瘤嵌合抗原受体 T 细胞（chimeric antigen receptor T-cell，CAR-T）疗法，使用的也是 γ-RV。FDA 还批准了一项使用慢病毒载体（lentvirus，LVs）治疗难治及复发性 B 细胞白血病的 CAR-T 疗法。以 γ-RV 和 LVs 为代表的整合型病毒载体已更多地用于 CAR-T 疗法和干细胞疗法等细胞疗法中。相关内容在细胞治疗产品中进行阐述。

（四）疫苗

疫苗是预防用生物制品，指含有抗原、能够诱导人体产生特异性主动免疫的制剂，可以保护机体免受感染源及毒素的损伤。近年来也研发出很多治疗性疫苗，用于恶性肿瘤和自身免疫性疾病等疾病的治疗。随着免疫学、流行病学和生物技术的不断发展，除传统的减毒疫苗和灭活疫苗外，亚单位疫苗、纯化疫苗、蛋白结合疫苗以及重组蛋白疫苗、基因疫苗等不断涌现。目前采用基因工程技术，克隆和表达保护性抗原基因，利用表达的抗原产物或重组体自身制成的重组预防性疫苗和重组多价疫苗均称为重组疫苗。

（五）细胞治疗产品

1. 细胞治疗产品的定义和分类

细胞治疗产品是以细胞为基础的用于疾病治疗的产品，包括体细胞治疗产品、干细胞治疗产品以及以细胞发挥主要生物学效力的一些复合产品。

体细胞治疗包含各种免疫细胞、肿瘤细胞、分泌细胞、肝细胞、肌细胞、成纤维细胞、淋巴细胞、胰岛细胞、软骨细胞等。

干细胞（stem cells）是一类具有自我更新和多向分化潜能的细胞，在适当的条件下，干细胞可以分化成多种有功能的细胞。根据干细胞发育的阶段，可将其分为胚胎干细胞（embryonic stem cells，ESCs）或诱导多能干细胞（induced pluripotent stem cells，iPSC）和成体干细胞（somatic stem cells）。ESCs 属多能性细胞，能分化成机体的任何一种功能细胞，可通过其细胞表面的标志物来区分其特性。在体外系统中可通过外源因子或基因调节等方式来调控其分化，但采用体外方法分化而成的细胞具有一定的多相性。成体干细胞为存在于一种已经分化组织中的未分化细胞，可特定分化为该类型组织的细胞，进行机体内组织和器官的再生和修复过程。成体干细胞又可以分为造血干细胞（hematopoietic stem cells，HSCs）、间充质干细胞（mesenchymal stem cells，MSCs）和神经干细胞（neural stem cells，NSCs）等。胚胎干细胞的临床应用受到伦理限制，而 iPSC 的临床应用受安全性（致瘤风险）、临床疗效及成本等限制，目前主要以成体干细胞治疗为主。

按照细胞的来源和治疗用途划分又可有如下分类：自体细胞在体外处理后回输（如肿瘤免疫治疗）；异体细胞移植（如骨髓移植）；异种细胞移植。

按照细胞处理方式可以分为：抗原特异性克隆；体外致敏的细胞；微囊化的分泌细胞因子的细胞，如可分泌胰岛素、生长因子或神经转移因子的细胞系；体外扩增或激活的造血干细胞；遗传修饰的细胞等。

2. 细胞治疗产品的临床应用

近年来，随着干细胞治疗、免疫细胞治疗和基因编辑等基础理论、技术手段和临床医疗探索研究的不断发展，细胞治疗产品为一些严重和难治性疾病提供了新的治疗方法。

目前体细胞治疗产品主要包括：①体内回输体外激活扩增的人自体或同种异体免疫细胞，如淋巴因子激活的杀伤细胞（LAK）、肿瘤浸润性淋巴细胞（TIL）、抗原特异性克隆、巨噬细胞或体外抗原致敏的抗原递呈细胞（DC）、细胞因子诱导的杀伤细胞等；②体内接种体外处理过的肿瘤细胞（瘤苗）；③微囊化的自体、同种异体、异种细胞或分泌一种或多种生物活性因子的细胞系，如可分泌胰岛素、生长因子或神经转移因子的细胞系；④体内植入经体外遗传修饰过的自体或同种异体体细胞，如肝细胞、肌细胞、成纤维细胞、淋巴细胞及胰岛细胞、软骨细胞等；⑤体内移植体外扩增或激活的自体或同种异体骨髓细胞。

免疫细胞治疗是指应用人的自体、同种异体或异种（非人类）的免疫细胞如 T 细胞、B 细胞、NK 细胞等，经体外操作（如采用细胞因子或肿瘤相关抗原处理）后回输人体的治疗方法，是体细胞治疗的一个重要类别。新输入的细胞可以替代受损细胞或具有更强的免疫杀伤功能，作为临床针对疑难病的治疗手段，正在显示出较好的应用前景。近年来免疫细胞治疗已成为国际医药界的研发热点，其中典型代表是表达嵌合抗原受体的基因工程 T 细胞（chimeric antigen receptor T cells，CAR-T）。CAR-T 能够高度靶向肿瘤抗原，是治疗肿瘤的一种新手段。最近，临床上使用 CAR-T 细胞治疗复发、难治性血液恶性肿瘤和多发性骨髓瘤取得很好的疗效，另外采用 CAR-T 细胞治疗实体瘤的研发也在积极开展。2013 年 12 月，《科学》（*Science*）杂志将肿瘤免疫疗法评为年度十大科技突破之首。目前，全球共有 2 个免疫细胞治疗类药物已经获得批准上市，分别是诺华（Novartis）开发的 Kymriah 以及 Kite Pharma 公司开发的 Yescarta，分别在 2017 年 8 月和 10 月获得美国 FDA

批准，二者均为基因修饰的、靶向 CD19 的 CAR-T 疗法产品。目前，Kymriah 在美国被批准的适应证为儿童和年轻成年急性 B 淋巴细胞白血病，Yescarta 被批准治疗在接受至少 2 种其他治疗方案后无响应或者复发的特定类型的大 B 细胞淋巴瘤成人患者及治疗特定类型非霍奇金淋巴瘤（non-Hodgkin lymphoma，NHL）。中国也有很多 CAR-T 疗法产品在研发过程中。2017 年 10 月，中国批准了扩增活化的淋巴细胞（expanding activated lymphocytes，EAL）预防原发性肝癌根治性术后复发的临床试验。

干细胞产品在机体病损细胞、组织或器官的修复、重建或替代方面具有巨大潜能，在再生治疗中发挥重要作用。目前，国内外已开展了 5000 余项干细胞相关的临床研究，已有 9 种干细胞产品获得批准上市。间充质干细胞（mesenchymal stem cells，MSCs）是在临床试验中应用最为广泛的干细胞类型，目前已开展移植物抗宿主疾病（GVHD）、克罗恩病（CD）、多发性硬化症（MS）、肌萎缩侧索硬化症（ALS）等疾病的临床试验，并取得了一定疗效。其他类型的成体干细胞，如造血干细胞、神经干细胞、角膜缘干细胞，也均开展了较多临床试验。2009 年，美国 FDA 批准全球首个利用人胚胎干细胞（embryonic stem cells，ESCs）产品治疗脊髓损伤的临床试验。2012 年，美国 FDA 又批准开展利用 ESCs 产品治疗老年黄斑病变的临床试验。

（六）生物类似药

大批原研生物药的专利在 2020 年左右到期，仅在美国，到 2021 年，预计将有 70 多个生物药专利到期。因此近年来生物类似药成为国际制药行业的研发热点。有机构预测，未来 10 年全球生物类似药市场将增长数十倍。因此，生物类似药的开发受到许多国家的重视。

生物类似药是指在质量、安全性和有效性方面与已获准注册的参照药具有相似性的治疗用生物制品。目前主要是指结构和功能明确的治疗用重组蛋白质药物，生物类似药候选药物的氨基酸序列原则上应与参照药相同。广义的生物类似药也包括聚乙二醇等修饰的产品及抗体偶联药物类产品等，但其评价需格外注意。

生物类似药的研发和应用有助于提高生物药的可及性和降低价格，满足群众用药需求。目前欧洲已批准 20 余个生物类似药上市；美国已批准 12 个生物类似药，包括 2015 年批准的非格司亭（Neupogen）的仿制药 Zarxio，2016 年批准 Remicad 的仿制药 Inflectra 等。2019 年国家药品监督管理局批准我国首个生物类似药汉利康（利妥昔单抗注射液的生物类似药）上市，还有很多其他生物类似药在研发和临床试验过程中。

二、生物技术药物的特点和主要应用

（一）生物技术药物的特点

与化学药物相比，生物技术药物的理化性质、作用机制、给药方式、体内代谢、毒性作用等均有自己的特殊性。现代生物技术药物有以下特点：①多数具有细胞和组织特异性，形成受体–配体复合物，给药剂量通常较低；多数细胞因子具有多功能性，具有广泛的药理活性；细胞因子间存在复杂的相互作用；②分子量大，大部分为蛋白质、多糖、核酸类等大分子，有的结构不确定，结构确证难。

表 8–1 以重组蛋白药物为例说明其与化学药物的主要差异。

表8–1　比较重组蛋白药物与化学药物

比较的方面	化学药物	重组蛋白药物
分子量	较小（一般小于1000Da）	较大（一般大于1500Da）
结构	具有异构体	具有二、三或四级结构，键不稳定
主要毒性来源	直接毒性作用	直接毒性作用；放大的药理学效应；免疫毒性；杂质和污染物
种属特异性	无种属特异性	具有种属特异性
免疫原性	一般无免疫原性	多有免疫原性（尤其是大分子蛋白重复给药时）
体内代谢过程（消除作用）	代谢转化（生物转化）	蛋白酶水解（水解成小肽和氨基酸）；蛋白变性
药效作用	具有特定的作用机制	具有多功能性、靶向性、生物活性
药效持续时间	作用时间短	作用时间持久
给药频度	多为每日给药	多为间断给药
给药方式	口服、注射等	多为注射给药（静脉注射、肌内注射、皮下注射）
稳定性	通常较好	对热和剪切应力敏感

（二）生物技术药物的主要应用

全球生物药物在 1996 年以后开始快速发展，2001 ~ 2005 年是生物药物成果最为显著的阶段。肿瘤、免疫系统疾病、内分泌和代谢疾病、血液系统疾病、骨骼肌系统疾病是生物药物研究的重点领域，上市药物较多。目前抗体已经发展成为治疗性生物药物的主宰药物，在肿瘤、消化、免疫、呼吸、泌尿、骨骼肌疾病、疾病诊断等不同领域广泛应用。

第二节　生物技术药物非临床安全性评价一般原则

一、生物技术药物非临床安全性评价的特殊性

生物技术药物具有特殊的物理、化学及生物学特性，种类繁多、结构复杂、有特定的作用机制，并且具有生物功能多样性、种属特异性和免疫原性等特点。因此生物技术药物的非临床安全性评价具有复杂性和多样性，与传统的化学药物及其他小分子药物的评价方

法不完全相同。

不同类别的生物技术产品差别很大，要根据其特点有重点地制定不同的安全性评价策略和方案。对每种产品，要根据其自身作用机制和潜在的毒性作用，遵循具体情况具体分析的原则（case by case），进行科学合理、全面系统的安全性评价试验设计。相对于传统的化学药物，生物技术药物的开发应用到很多新技术、新方法，并且还在日新月异地发展，这在一定程度上对其非临床安全性评价提出了更高的要求。化学药物的安全性评价主要考虑其直接毒性作用，而生物技术药物的安全性问题可能主要来自其药理作用的放大或多功能性，包括非靶点作用，因此在安全性评价时应该进行更全面的潜在毒性考察。与化学药物不同，多数生物技术药物具有不同的种属来源，要考虑因免疫原性产生抗药物抗体对毒理学评价结果的影响。此外，很多生物技术药物的作用具有种属特异性，不同种属动物的同类受体在结构或功能上可能存在差异，有些动物种属缺乏人体所有的受体或抗原靶位，或者表达量不同，因此有些药物对某些试验动物不产生药效作用或与人体差异较大，在非临床安全性评价选择试验动物及进行结果分析时要予以注意。生物技术药物的稳定性易受保存温度、稀释度及其他多种物理、化学因素的影响，在安全性评价前应进行充分的稳定性考察，保证所使用的药物制剂具有符合要求的生物活性。

二、生物技术药物非临床安全性评价主要考虑问题

（一）生物技术药物主要的潜在安全性问题

生物技术药物包括重组多肽和蛋白质、单克隆抗体药物、基因治疗与核酸类药物、疫苗、细胞治疗产品等不同种类，除遵循一般的安全性评价原则外，要根据其各自特点和作用机制考虑潜在的毒性作用，进行有针对性的科学的毒理学研究设计。可进行结构类似或药理作用类似产品的安全性信息收集，以提供研究设计参考。

一般来说，生物技术药物安全性担忧主要包括四方面：

1. 主要活性成分药理作用的放大

如重组人促红细胞生成素（recombinant human erythropoietin，rhEPO）会引起血细胞比容异常、血凝块，抗血管内皮生长因子（vascular endothelial growth factor，VEGF）单抗可能引起胃肠穿孔、伤口愈合障碍、出血；生物技术药物的多功能性也会引起非预期的生物学作用或毒性作用，如白细胞介素-2（IL-2）可导致血管渗漏综合征和肝细胞坏死，干扰素（IFN）和肿瘤坏死因子（TNF）可引起流感样症状，人胰岛素有弱的促有丝分裂作用，EPO 具有促进肿瘤生长的作用等。

2. 免疫毒性

一些生物技术药物通过调节免疫系统发挥作用，如治疗炎症性疾病的药物（如治疗类风湿性关节炎的抗人 TNF 单抗、治疗银屑病和克罗恩病的抗 IL-12/ IL-23 单抗等）具有

强大的抑制炎症的作用，剂量过大时可能导致免疫抑制；增强免疫的药物可能会改变靶细胞表面抗原的表达，因而可能会引起自身免疫。因此对于具有免疫调节作用的药物，如白细胞介素类、干扰素类、抗炎单抗产品等，应特别注意监测其是否具有免疫毒性，包括免疫刺激、过敏反应、自身免疫、免疫抑制等。

3. 局部刺激性

很多生物技术药物通过注射途径给药，可能会引起局部刺激性，如局部疼痛、红肿、硬结，甚至发展成局部脓肿、溃疡、坏死等。

4. 生物技术药物生产过程中的杂质或污染物也是引起毒性作用的一个因素，一般是通过纯化等工艺手段去除后，结合质控体系予以确证，不是非临床安全性评价的主要关注点。

（二）相关动物选择

许多生物技术药物的生物活性与种属或组织特异性相关，应使用相关动物种属开展非临床安全性评价。相关动物种属是指其药物受体或抗原表位的表达与人接近，具有和人体相似的亲和力，并能够产生与人体反应相似的药理活性。可用体外受体结合或组织结合试验、亲和力试验、细胞功能试验、动物体内药理活性筛选等确定相关种属。用于单克隆抗体安全性评价的相关动物，应能表达所预期的抗原表位并与人体具有类似的组织交叉反应。

有些药物的相关动物种属较少，如重组人 IFN 仅与非人灵长类有部分交叉反应，与大鼠和犬不发生反应，所以这两种动物不能预测人体毒性，不适宜作为毒性试验动物；抗 TNF 单抗（infliximab）只与人类和黑猩猩有交叉反应。有些生物技术药物缺乏相关动物种属，如抗人表皮生长因子受体 2（human epidermal growth factor receptor 2，HER2）的单抗，其靶向作用于在肿瘤细胞过表达的 HER2 受体，该受体在正常动物仅微量表达或不表达，动物给药后与受体结合的量很小，多数在循环中，与肿瘤患者给药后药物大量与受体结合不同。因此抗 HER2 单抗的非临床安全性评价和药代动力学研究对于临床肿瘤患者的安全性和药代动力学预测作用受到一定限制。

安全性评价一般应使用两种相关动物种属，但在某些已证明合理的情况下，可使用一种相关动物种属。如果无相关种属时，可考虑使用表达人源受体的相关转基因动物或使用同系蛋白进行安全性评价。其优点是能够在动物获得与临床药理作用可比的数据，缺点是可获得性受到一定限制、费用高，另外应用同系蛋白时未对临床实际应用的分子进行安全性评价，且其药代动力学特征、确切的药理机制与临床产品间可能有差异。因此应根据实际情况判断应用相关转基因动物或同系蛋白的必要性和可行性。如确实没有相关动物种属，并且不能应用转基因动物或同系蛋白，可考虑采用一种动物进行毒性实验，观察药物的直接毒性作用，但要分析其结果对临床研究参考作用的局限性。近年来，模拟人类疾病的动物模型研究有很大进展，包括诱导的和自发的疾病模型、基因敲除动物和转基因动物。某些生物技术药物可应用疾病动物模型来进行毒性研究，但应阐明其合理性，由于可参照的背景数据较少，应关注动物基础数据的收集。

（三）免疫原性

免疫原性是指药物中所含抗原可诱导机体产生特异性体液免疫或细胞免疫应答。免疫原性研究是生物技术药物申请临床试验和注册的重要内容，也是生物类似药与参照药进行比对研究的重要试验项目。多数拟用于人的生物技术药物对试验动物有免疫原性，可诱导产生抗药物抗体（anti-drug antibody，ADA）。免疫原性的产生可能会对安全性评价、药代动力学和毒代动力学研究结果产生影响，主要包括：①ADA 会与生物基质中的药物结合，中和性抗体能阻断药物的生物活性位点，是药物生物学效应降低或消除的主要原因，非中和性抗体也能通过形成药物-抗体复合物使分子变大而降低药物的生物活性和药效；②ADA 与内源蛋白的交叉反应、免疫复合物形成和沉积可能引起免疫病理变化和不良反应，可能会明显影响药物毒性研究（特别是长期毒性试验）结果；③ADA 可延长药物在体内的滞留时间或加快药物的清除，影响其血浆半衰期和组织分布，改变药物的药代动力学和毒代动力学特征。

因此在生物技术药物非临床安全性评价中，应注意进行免疫原性的检测。药物在动物体内诱导抗体形成并不能预示在人体也诱导抗体。在药物生产过程中涉及的细胞物质和培养基成分等可能微量存在于药物中，这些杂质也可能对动物或人体具有免疫原性或者起辅助作用来激发针对治疗有效成分的免疫反应。人体可能产生抗药物抗体，但往往出现抗体后仍存在治疗作用，也有些抗体会引起严重的毒性作用，如抗治疗性蛋白抗体可能会抑制内源性蛋白及其功能。

疫苗的免疫原性是疫苗产生效力和发挥保护作用的基础，与其他生物技术药不同，应区别考虑。

（四）给药剂量、途径、给药间隔和周期

生物技术药物非临床安全性评价的目的是获得产品的安全剂量，确定毒性靶器官和毒性反应性质，并考察毒性反应是否可逆，为临床研究剂量设计和毒副作用的监测提供参考。应根据拟用的临床剂量、类似产品的剂量、药物非临床药代动力学和生物利用度、给药制剂浓度、可给药体积等综合信息进行毒性试验的剂量设计。应设计多个给药剂量，包括未观察到不良反应的剂量、产生毒性作用的剂量以及中间剂量，以反映剂量反应关系，并提供剂量选择以及其预计人暴露量倍数的合理性。低剂量原则上相当或高于动物药效剂量或临床使用剂量的等效剂量。某些药物通过与体内特定细胞、受体、抗原等结合发挥药理作用，由于动物和人体受体表达和亲和力的差异，药物对人体的药理活性往往明显高于动物，此时按体重或体表面积推算的动物与人剂量倍比不能反映实际的暴露和效应倍比，在可行的情况下，动物毒性试验中应选择更高的剂量。在正式试验前进行毒性预试验有助于确定合适的剂量。对某些毒性很小的生物技术药物，难以找到产生明显毒性作用的剂量或最大耐受剂量（maximal tolerated dose，MTD），此时毒性试验中的高剂量可采用最大给药量（maximum feasible dose，MFD），或系统暴露量达到临床系统暴露量的50倍（基于AUC）。同样，由于生物技术药物种类繁多，在给药剂量的设计中应根据其作用机制特点、人和动物药效作用异同等情况具体问题具体分析。

应尽可能采用临床拟用的给药途径，如受到生物利用度或动物大小、生理状态等限制，不能采用与临床相同的给药途径，则应充分说明理由。给药频率应尽可能接近临床拟用的频率，因临床上很多生物技术药物给药间隔较长，如重组人源化抗人IL-6受体单克隆抗体（托珠单抗）和抗程序性死亡分子-1（programmed death-1，PD-1）纳武单抗（Opdivo）均为每4周给药一次，乙肝疫苗在第0、1、6个月免疫，在相应的动物安全性评价试验中可适当缩小给药间隔。同时要关注药物在所用动物种属与人体的药代动力学差异，如药物活性成分清除在动物明显快于人体，可增加毒性试验中动物的给药次数，同时应进行伴随的毒代动力学检测，确定试验动物的暴露水平。一般来说，生物技术药物重复给药毒性试验的用药期限应大于或等于临床用药周期，但当缩小给药间隔时，用药期限也可短于临床。

（五）所评价药物的质量和稳定性检测

用于毒理试验的药物（受试物）应与拟用于临床试验的产品具有可比性或相同。所评价的受试物质量应符合已定的质量标准（提供检验报告），其有效期应满足试验周期的要求（提供前期的稳定性研究报告）。生物技术药物分子量大、结构复杂，易受物理、化学因素和温度、光照等环境因素的影响。合格的受试物在给予动物之前，需要经过运输、保存，有的还需要配制（混合、溶解或混悬、稀释等）、配制后保存、场内运输等过程，这些过程可能会影响受试物的稳定性。因此，需要进行配制后所需保存条件下受试物制剂的稳定性检测。另外，受试物配制后也需要分析确认配制的浓度（含量）是否符合要求。此外，与化学药物不同，生物技术药物的生物学活性是其质量评价的重要指标，与药效直接相关。除在出厂前质量检测时进行生物学活性测定外，受试物在配制或稀释后的活性稳定性也需要检测，以保证所给药制剂的有效性。生物活性检测多用体外受体结合、受体亲和力试验或使用细胞系、原代细胞的细胞学试验进行。

（六）生物技术药物药代动力学和毒代动力学研究的特点

生物技术药物和小分子化学药物在体内吸收、分布、代谢、排泄过程差异巨大，决定了前者的药代和毒代动力学研究及生物分析方法学具有特殊性，主要包括以下方面：

1. 低药物浓度和高基质效应。生物技术药物通常给药剂量较低，血液和组织中药物浓度很低，同时，很多蛋白、多肽或核酸类药物与生物体内的内源分子结构相同或相似，产生基质效应，给生物大分子药物的有效提取和准确定量增加难度。而用于大分子分析物样品提纯的方法很有限，多数都在不萃取的条件下进行分析。因此需要建立对目标药物特异性强、灵敏度高的生物分析方法。

2. 靶向结合和药物处置的特点。很多生物技术药物通过靶向结合相应受体发挥药效作用，药物–受体复合物可进入细胞，通过细胞内代谢来进行药物消除，即特有的靶向药物处置。因而受体在组织器官中的分布往往对药物在体内分布、效应和代谢具有重要的影响。单抗的靶点外分布不仅会影响其ADME特征，也会影响药效和安全性。

3. 动物种属差异。不同种属动物的同类受体在结构或功能上可能存在差异，或者表达量不同，因此对同一生物技术药物可能表现出不同反应以及不同的药代动力学特点。在可能的情况下，应该选择与人体受体亲和力和效应接近的动物种属进行生物技术药物安全性评价和药代动力学研究。

4. 免疫原性和长半衰期对药代研究的影响。蛋白质水解、酰胺化和乙酰化等生物转化过程可能会改变蛋白质的抗原性和免疫原性，因此影响结合测定。诱导产生的ADA会与生物基质中药物结合，影响测定的药物浓度和PK特征。很多生物技术药物具有较长的半衰期，尤其是单抗类药物，其药代研究周期因此相应延长。

近年来，许多新型生物技术药物不断出现，对药代和毒代动力学研究提出了更大的挑战，如抗体偶联药物（ADC）、双特异性抗体（BsAb）、纳米抗体等。

三、生物技术药物非临床安全性评价的主要内容和指标

生物技术药物非临床安全性评价通常应包括一般毒性、免疫毒性、生殖毒性、局部刺激性、免疫原性等方面。

（一）一般毒性评价指标

一般毒性评价指标包括临床症状、体重、摄食量、体温、心电图、眼科检查、血液学、血清生化学、尿检查、脏器重量、大体病理学和组织病理学检查等。

（二）免疫毒性评价指标

免疫毒性评价包括免疫刺激、过敏反应、自身免疫、免疫抑制等方面的指标。

1. 对免疫刺激/免疫抑制的研究。可根据生物技术药物的作用机制，通过对相关免疫细胞、免疫分子的测定以及对免疫组织和器官的大体病理学和组织病理学检查来进行不良免疫刺激或免疫抑制的监测。不良免疫刺激是指药物对免疫系统某些成分的非抗原特异性的、过度增强的或难以控制的活化作用。免疫抑制则是指对免疫系统功能的减低或抑制作用。

（1）免疫器官称重、大体病理学和组织病理学检查：脾、胸腺、骨髓、淋巴组织（肠系膜淋巴结、Peyer斑、注射部位附近的引流淋巴结等）是主要的免疫器官，对给药动物进行免疫器官或组织称重，可粗略反映药物对免疫细胞增殖的影响。如某些增强免疫的药物和含有较强佐剂的疫苗，可能会引起动物脾和淋巴结内淋巴细胞增生、脏器重量增加。而某些抗炎药或免疫抑制剂，可能会引起胸腺萎缩和骨髓细胞减少。对免疫器官进行详细的大体病理学和组织病理学检查是重要的免疫毒性评价指标。对免疫器官进行的组织病理

学检查应包括描述性定性改变，如细胞的类型、细胞的密度、已知 T 细胞及 B 细胞区（如生发中心）的增殖情况、滤泡及生发中心（免疫激活）的相对数目以及萎缩或坏死的表现等。另外，在非淋巴组织中还可以观察到诸如肉芽肿及散在性局部单核细胞浸润等不常见的病变，并可作为慢性变态反应或自身免疫的指标。

（2）免疫细胞检测

细胞类型和亚群的测定：可用流式细胞仪应用免疫表型分析（immunophenotyping）技术测定各种类型的淋巴细胞及细胞亚群的比例，如：T 细胞、B 细胞比例测定；$CD4^+$ T 细胞和 $CD8^+$ T 细胞比例测定及二者比值计算等，如果药物作用靶细胞是树突状细胞（dendritic cell，DC）或自然杀伤细胞（NK 细胞）等，也可做相应细胞的测定。根据需要可分析外周血、脾或淋巴结等组织中的免疫细胞表型，反映药物对特定免疫细胞的影响，也可作为检测药物效应的生物标志。

血液学指标：可用血液学分析仪和显微镜对白细胞总数和各类白细胞（淋巴细胞、中性粒细胞、单核细胞、嗜碱性粒细胞、嗜酸性粒细胞等）的数量和比例进行评价。

骨髓检查：用骨髓液进行骨髓中有核细胞计数，其变化可以反映药物对多能干细胞及新生的淋巴样前体细胞的免疫毒性；同时制备骨髓细胞涂片，当血液学检查和骨髓液细胞计数结果提示有相关毒性时，可进行骨髓细胞的镜下分类计数，以进一步确证药物对免疫系统的影响及主要影响的细胞类别。

（3）免疫分子检测：可通过检测免疫球蛋白、细胞因子、炎症因子、补体等免疫分子评价生物技术药物对免疫系统功能调节的影响。

（4）免疫功能检测：免疫系统功能研究包括固有性和适应性免疫应答的评价。固有性免疫应答主要评价 NK 细胞活性和巨噬细胞功能，适应性免疫应答主要评价特异性体液免疫和细胞免疫功能。T 细胞依赖性抗体反应（T cell dependent antibody response，TDAR）试验可用来研究动物给予药物后免疫功能的改变，该方法用钥孔戚血蓝素（keyhole limpet hemocyanin，KLH）或绵羊红细胞（sheep red blood cell，SRBC）作为外来抗原（以 KLH 更为常用）。可在不同时间对动物进行 KLH 免疫和攻击，然后检测血清中特异性 KLH 抗体（IgG 和 IgM）的产生，有免疫抑制时抗体产生会减少。此外，宿主抵抗力试验可用于反映整体免疫功能，但由于需要用到具有致病性的细菌、病毒、寄生虫等或者肿瘤细胞，因此实际应用较少。

2. 过敏反应研究。由于生物技术药物引起的过敏反应主要为速发型，并且该型过敏反应相对比较严重，因此应主要对速发型过敏反应进行检测。除进行豚鼠主动性全身过敏试验以外，应在药物的重复给药毒性研究中进行过敏相关临床症状的观察。可测定动物血清中总 IgE 和抗原特异性 IgE 水平，进行血清学判断和验证。此外，还可通过检测嗜碱性粒细胞激活、炎性介质（如组胺）释放和补体水平等进行辅助评价。对其他类型的过敏反应也要进行观察。

3. 自身免疫研究。主要有以下几种筛选方法：①可应用有自身免疫倾向的小鼠（如NZBXNZW、MRL-LPR-/LPR、BXSB、SWRXSJNOD）及BN大鼠，检测给药后自身免疫性疾病发病率的改变，以研究药物是否有加重自身免疫发生的作用。这些评价自身免疫的动物模型还在研究验证中。②免疫组织化学方法鉴定免疫球蛋白或免疫复合物沉积。③血清中自身抗体是临床诊断自身免疫性疾病的常用指标，如抗核抗体（antinuclear antibody，ANA）、抗双链DNA抗体等。④近年来有研究报道Th17细胞产生的细胞因子IL-22和IL-17A在多种自身免疫性疾病的病理生理过程中具有一定的作用，因此进行相关检测也可以进行自身免疫的辅助评价。

（三）局部刺激性评价

局部刺激性试验应根据临床拟用给药途径进行，通常包括肉眼观察给药部位有无红肿、硬结、脓肿、溃疡、坏死等，并应进行注射部位的大体病理学检查和组织病理学检查，对于注射剂应进行溶血性试验。通常应进行阴性对照组、溶媒对照组与给药组的比较，以排除给药方式或溶媒等因素对刺激性结果的影响。C反应蛋白（C-reactive protein，CRP）是一种急性期反应蛋白，是人、非人灵长类、犬和兔的炎症反应敏感指标。在非临床研究中可以通过检测CRP反映局部急性炎症反应，但在大鼠该指标不敏感，可用α2-巨球蛋白代替。

（四）免疫原性评价

免疫原性方面应进行体液免疫和细胞免疫的检测，应根据药物的特点和作用机制选择相应的免疫原性评价指标。对于体液免疫，通常应进行结合抗体和中和抗体的测定，必要时应进行抗体亚型或除免疫球蛋白G（immunoglobulin G，IgG）外的其他抗体类型的测定，如涉及黏膜免疫的疫苗宜进行免疫球蛋白A（immunoglobulin A，IgA）的测定。可通过检测相关的细胞因子、免疫细胞来进行细胞免疫的评价。Th1细胞可以分泌包括IL-6、IL-12和干扰素在内的多种细胞因子，促进细胞毒性淋巴细胞（cytotoxic T lymphocyte，CTL）反应，而Th2细胞则可分泌IL-4、IL-5、IL-13等细胞因子，促进抗体产生。在小鼠体内，Th1型免疫应答会促进产生IgG2a型抗体，Th2型免疫应答则会促进产生IgG1型抗体，所以可分别检测这两种抗体亚型。但是上推至临床时，要注意动物试验与人体反应的相关性。免疫原性结果可与安全性评价结果结合进行分析。

（五）生物分布评价

对于基因治疗产品、活病毒疫苗、DNA疫苗、应用病毒载体的药物、某些单抗药物、细胞治疗产品等，要进行生物分布检测。

四、生物技术药物非临床安全性评价的基本试验项目和方法

（一）重复给药毒性试验

重复给药毒性试验是安全性评价中的重要项目，能较为系统地对生物技术药物的安全

性进行评价，观察药物是否对动物产生毒性作用及其严重程度，主要毒性靶器官或靶组织及损伤的可逆程度，提供药物安全范围，为临床设计人用剂量和重点检测指标提供参考。在重复给药毒性试验中应进行一般毒性评价指标检测和毒代动力学的研究，并可结合进行免疫原性、免疫毒性、局部刺激性和生物分布检测，大动物（如非人灵长类、犬等）试验还可根据需要结合进行安全药理的研究。该试验项目是药物非临床毒理学研究中综合性最强、获得信息最多和对临床指导意义最大的一项毒理学试验。

可分阶段进行重复给药毒性试验以支持不同期限的临床试验和上市要求。原则上至少应设低、中、高三个剂量组以及溶媒对照组。ICH S6 建议生物技术药物根据 AUC 设置动物毒性试验的最大剂量，不必和一般小分子药物一样高于临床拟用剂量很多倍。给药期限的选定可以根据拟定的临床疗程、适应证、用药人群等进行设计。大多数生物制品的动物给药期限为 1～3 个月。对于计划短期使用（如 7 天以内）以及治疗紧急危及生命疾病的生物制品，1 个月重复给药试验可以支持其临床试验以及上市批准。对拟用于慢性适应证的生物制品，一般给药期限为 6 个月。计划长期使用的生物制品，应科学地阐明长期毒性试验给药期限确定的合理性。试验设计应包括恢复期，以观察毒性反应的可逆性和可能出现的迟发毒性。应根据受试物代谢动力学特点、靶器官毒性反应和恢复情况确定恢复期的长短，一般情况下应不少于 4 周，对于药理/毒理作用持续时间较长的生物药物，其恢复期应适当延长，直至毒性反应恢复或有明显恢复趋势。

（二）急性毒性试验

急性毒性（acute toxicity）是指药物在单次或 24 小时内多次给予后一定时间内所产生的毒性反应。单次给药毒性试验所获得的信息对重复给药毒性试验的剂量设计和某些药物临床试验起始剂量的选择具有重要参考价值，并能提供一些与人类药物过量所致急性中毒相关的信息。

化学药物单次给药毒性试验的方法较多，常用的试验方法有近似致死量法、最大给药量法、最大耐受量法、固定剂量法等。生物技术药物可参考化学药的急毒试验方法进行，同时应根据受试物的特点选择合适的方法，根据不同的试验方法选择合适的剂量。原则上，给药剂量应包括从未见毒性反应的剂量到出现严重毒性反应的剂量，或达到最大给药量。

给药后，一般连续观察至少 14 天，观察指标包括临床症状及恢复情况、死亡情况、体重变化等。所有的试验动物应进行解剖和大体病理学检查，当组织器官出现体积、颜色、质地等改变时，应进行组织病理学检查。在一些情况下，为获得更为全面的急性毒性信息，可观察更多的指标，如血液学、血清生化、免疫毒性指标以及其他相关指标等。

（三）过敏试验

ICH S6 认为，豚鼠过敏试验对蛋白质产品通常呈阳性反应，对于预测生物技术药物在人体的过敏反应没有价值；CFDA 的指导原则认为，人体很少发生对重组蛋白的严重过敏反应，一般对蛋白产品呈阳性的豚鼠过敏试验结果不能预测人体反应，但对那些针对试验动物和人体均为异体蛋白的生物制品，豚鼠等动物的过敏试验结果对预测人体临床的过敏反应可能仍有一定价值。

（四）生殖/发育毒性试验

应根据产品特点、临床适应证和拟用的患者人群情况，决定是否需要进行生殖/发育毒性试验。如药物拟用于怀孕妇女或有可能怀孕生育的妇女，则应对其生殖/发育毒性进行评价。日本制药工业协会（JPMA）的相关指导文件中指出，当重组产品在结构上与天然产物不一致或者没有相应的天然产物时，提示进行生殖/发育毒性评价。在需要进行生殖/发育毒性研究的重组蛋白药物中，转化生长因子-α（TGF-α）、表皮生长因子（EGF）、干扰素等值得关注。有研究报道，环境毒性剂四氯二苯并对二噁英（tetrachlorodibenzo-p-dioxin，TCDD）诱导的小鼠腭裂和肾积水的发病过程与TGF-α、EGF受体及EGF表达的改变有关。对于某些有长效免疫作用的单克隆抗体，可能要评价其生殖毒性。例如，IgG型单抗拟给育龄妇女反复或长期使用时，应该选用合适的动物模型进行生殖毒性试验。因为母体胎盘上存在一种分子FcRn，能与IgG上的FcRn受体结合，介导IgG转移到胎儿，使胎儿暴露于长半衰期的单抗药物中。也有学者建议母体单抗治疗对后代的影响应在Ⅲ段试验中详细研究。

通常生殖与发育毒性试验分为三个试验阶段进行：第一期测试对雄、雌两性的生殖力影响及研究受精卵的转运与着床，其给药周期分别在怀孕前与怀孕初期；第二期测试对胚胎发育的影响及造成畸胎的可能性，其给药周期自胚胎着床至器官形成完全的阶段，为器官形成期；第三期测试对母体、胚胎发育及新生儿的影响及引起畸胎的可能性，其给药周期自器官形成后至授乳完全的阶段。第一、二及三期均使用相同品种与品系的动物。最常使用的试验动物为大鼠和家兔，至少三个剂量组及阴性对照组和阳性对照组。若在大鼠和家兔中不存在药物结合位点时，则需要更换动物模型（如非人灵长类动物）或者采用替代分子进行研究。生物技术药物生殖/发育毒性研究的具体试验设计和给药方案（如给药期限、动物选择）可根据种属特异性、免疫原性、生物学活性及消除半衰期等特点进行考虑。

（五）安全药理试验

安全药理试验的目的是考察生物技术药物对机体主要生理系统功能（如心血管系统、呼吸系统、泌尿系统和中枢神经系统）的影响，可单独进行或结合其他毒性试验进行。常采用合适动物模型研究潜在、非预期的药理作用，也可采用离体器官或其他非整体动物的试验系统。

（六）药代动力学和毒代动力学研究

创新性药物应选用两种或两种以上的动物开展药代研究，包括啮齿类和非啮齿类动物，其他药物可选用一种实验动物。组织分布实验和胆汁、粪、尿排泄实验通常用小鼠或大鼠进行。动物体内单次给药药代动力学研究应设置至少三个剂量组，低剂量与动物最低有效剂量基本一致，中、高剂量按一定比例增加。对于临床需长期给药或有蓄积倾向的药物，应考虑进行单剂量多次给药的药代动力学研究。研究内容包括血药浓度-时间曲线、吸收、组织分布和排泄、与血浆蛋白的结合、药代动力学参数计算等。生物制品代谢的预期结果是降解成为小肽和各种氨基酸，通常对其代谢途径已有了解，因此一般不需要进行经典的生物转化试验，但应了解生物制品在生物基质（如血浆、血清、脑脊髓液）中的行为以及其与结合蛋白的可能影响，这对于其药效学和安全性评价都有重要价值。

毒代动力学试验通常伴随毒性试验进行，在生物技术药物的重复给药毒性试验中应进行伴随的毒代动力学研究。如有可能，在其他各项毒性试验中（如安全药理、单次给药毒性试验和生殖毒性试验等）监测全身药物暴露情况对把握相关毒性的安全范围和控制临床试验风险性有重要价值。一般大动物（犬、食蟹猴等）毒性试验可将所有试验动物纳入毒代研究，小动物试验一般单独设立卫星组进行毒代研究。TK 与 PK 研究的基本原理和方法相同，但研究目的和侧重点不同。毒代动力学研究的重点是阐述不同剂量水平下毒性发现与暴露的关系，以及量化预测人体安全性，而不是简单描述受试物药代动力学特征。用于评估暴露程度的毒代动力学参数通常为 AUC_{0-T}、C_{max}、$C_{(time)}$ 等。毒代动力学研究需执行《药物非临床研究质量管理规范》。

生物技术药物的生物分析方法目前主要为免疫结合分析方法，包括酶联免疫吸附测定（enzyme-linked immuno sorbent assay，ELISA）、电化学发光（electrochemiluminescence，ECL）测定方法等。放射性核素标记示踪法常用于组织分布和排泄研究。放射性核素标记正电子发射型计算机断层成像技术（positron emission computed tomography，PET）是最近开始应用的一种新方法，可进行活体、实时动物实验，开展生物分布、药代动力学等多方面的研究，准确反映药物在动物体内摄取、结合、代谢、排泄等动态过程。近年来液相色谱质谱法（LC/MS）也被逐步开发用于生物大分子的定量分析，具有一定的应用前景。药代动力学和毒代动力学研究的生物分析方法均需经过充分验证，较为理想的是动物和人体研究中使用相同的分析方法。

（七）局部耐受性试验

局部耐受性评价包括对给药部位皮肤、皮下组织、肌肉、血管等进行刺激性和不良反应评价，可单独进行，也可在急性或重复给药毒性试验中结合进行评价。

局部刺激性试验应根据临床拟用给药途径进行，通常包括对给药部位进行肉眼观察、大体病理学检查和组织病理学检查，并应进行阴性对照组、溶媒对照组与给药组的比较，以排除给药方式或溶媒等因素对刺激性结果的影响。C 反应蛋白（CRP）是一种急性期反应蛋白，是人、非人灵长类、犬和兔的炎症反应敏感指标，有局部炎症反应时可使机体 CRP 水平明显升高。在非临床研究中可以通过检测 CRP 反映局部急性炎症反应，但在大鼠该指标不敏感，可用 α2-巨球蛋白代替。

对于注射剂和可能引起免疫性溶血或非免疫性溶血反应的其他局部用药制剂，需要开展体外溶血性试验。

（八）遗传毒性试验

常规用于药物评价的遗传毒性试验并不适用于生物制品，一般不认为这类物质会直接与DNA或其他染色体物质发生相互作用，因此通常不需要进行这些试验。但若含有有机连接物或外来DNA等成分，则须进行遗传毒性试验。对ADCs药物遗传毒性研究不需要进行体外试验，但需要进行体内试验预测其潜在的风险性。若ADC中所含小分子化合物的遗传毒性信息已知并且作用机制清楚，则不必做遗传毒性研究；若是新型化合物或者作用机制不清楚，则需要做遗传毒性研究。通常须进行三种以上的遗传毒性试验以评估药物的遗传毒性，标准的遗传毒性试验包括：微生物基因突变试验（细菌基因突变试验）；体外哺乳类细胞遗传毒性试验（染色体畸变试验）和动物体内遗传毒性试验（啮齿类动物造血细胞的染色体损伤试验）。对于某些生物制品，可能担心由于自发突变细胞的累积（如通过促进增殖）而致癌，但标准的一组遗传毒性试验并不能用于检测这类情况，此时可能需要开发替代的体内或体外模型来评价该相关毒性。

（九）致癌性试验

标准致癌性试验一般不适用于生物制品评价，但也需要综合考虑产品生物学活性和作用特点（如生长因子、免疫抑制剂）、临床用药疗程、患者人群等，如认为产品可能具有潜在的促进细胞异常增生的倾向或具有明显免疫抑制作用、存在明显致癌性担忧时，内源性多肽、蛋白质及其类似物在下述情况中可能仍需要进行长期致癌性评价，包括：①生物活性与天然物质明显不同；②与天然物质比较显示修饰后结构发生明显改变；③药物的暴露量超过了血液或组织中的正常水平。如欧洲药品管理局（EMA）在“胰岛素类似物致癌可能性非临床安全性评价的考虑要点”文件中指出：天然的人胰岛素除调解代谢的功能外，有弱的促有丝分裂作用，胰岛素类似物与天然人胰岛素相比在分子组成和/或结构上有所改变，而这种结构上的改变会增加其促有丝分裂的潜能，进而可能促进肿瘤的生长。鉴于胰岛素需要终生用药，且用药人群广泛，因此对于新的胰岛素类似物，应该做致癌可能性评价。

第三节 不同类别生物技术药物的非临床安全性评价关注点和评价方法

一、重组蛋白质药物的非临床安全性评价关注点和评价方法

（一）潜在毒性来源

治疗用重组蛋白药物的潜在毒性主要来源三个方面：一为其药理作用的放大或延伸；

二为免疫毒性，包括免疫原性、免疫抑制、免疫刺激反应及过敏反应；三为杂质或污染物所致的相关毒性。

重组蛋白类药物的生物活性与其药效和毒性作用直接相关，因此生物活性的测定是安全性评价研究的基础。由于许多重组蛋白药物具有独特的生物学活性及种属和/或组织特异性，所以往往不能按标准毒性试验方案用常规动物（如大鼠、犬）进行研究，其安全性评价研究应使用相关种属的动物。

（二）免疫原性

很多拟用于人的重组蛋白药物对动物有免疫原性，此外，当蛋白质被蛋白酶水解，凝聚或氧化作用造成部分变性后，也可以导致免疫原表位的暴露而促进抗体的形成。例如，干扰素的氧化型较其天然型对小鼠的免疫原性更强。抗体和/或中和抗体的产生可能会一定程度上消除原有的生物学效应、降低毒性作用，同时也会影响蛋白质药物的组织分布和清除率。此外，抗治疗性蛋白抗体还可能会抑制内源性蛋白及其功能，如 EPO 给予人体后，产生的抗 EPO 抗体可能会引发单纯红细胞生成障碍。另外，抗体和/或中和抗体的产生也有可能导致免疫复合物形成，这些都会引起新的毒性作用。因此在进行药物非临床安全性评价时应定期检测抗体、中和抗体、补体等相关指标，注意观察与免疫复合物形成和沉积有关的病理变化，充分考虑免疫原性对药代动力学、药效和毒理学研究结果的影响和判断。需要注意的是，如果人体不产生针对蛋白质药物的抗体，则这种毒性作用与人体用药安全性无关。

（三）免疫毒性

许多治疗炎症性疾病（如类风湿关节炎）的重组蛋白药物具有强大的抑制炎症的作用，剂量过大时则有可能导致免疫抑制；另外，增强免疫的药物可能会改变靶细胞表面抗原的表达，因而可能会引起自身免疫。因此对于具有免疫调节作用的蛋白药物，应特别注意监测免疫学指标的变化。

（四）给药剂量

剂量设计应能反映剂量-反应关系。当一个产品在所选动物细胞的亲和力和效力比在人细胞低时，应该用更高剂量在该种属动物进行试验。保证足够安全范围的人用剂量倍数的确定，可能随重组蛋白药物类别及其临床适应证的不同而有所变化。例如，tPA 的治疗剂量范围相对狭窄，即剂量偏低起不到溶栓作用，但超过一定的剂量则会引起出血等副作用，因此在非临床安全性评价的剂量设计中要考虑到这一特点。

（五）非临床安全性评价的试验项目

重组蛋白药物非临床安全性评价一般应开展急性毒性试验、重复给药毒性试验（包括免疫原性和免疫毒性研究）、安全药理学试验、局部耐受性试验、药代动力学和毒代动力学研究，应根据产品特点、临床适应证和拟用的患者人群情况决定是否需要进行生殖/发育毒性试验、遗传毒性和致癌性试验。

（六）新型重组蛋白类药物的评价考虑

近年来，重组蛋白类药物的研制有较快发展，目前已有较多第二代重组蛋白药物上市，包括化学修饰（如聚乙二醇化、多聚唾液酸修饰、肽链分子的末端修饰等）的重组蛋白药物和改变氨基酸片段结构（如强活性片段反复相连）的重组蛋白药物等，其特点是可以提高重组蛋白质的活性，改善制品的稳定性，提高生物利用度，延长在体内的半衰期，降低免疫原性等。这些发展变化也会对其安全性评价提出新的挑战。在进行新型重组蛋白药物的安全性评价时，一方面可以参考或借用已批准的原蛋白药物的评价经验和结果，另一方面也应充分考虑到化学修饰和改变氨基酸片段结构所带来的在药代动力学、药效作用、免疫原性等方面的变化。

二、单克隆抗体药物的非临床安全性评价关注点和评价方法

单克隆抗体药物对靶组织具有高度亲和性和特异性，半衰期长，免疫原性强。单抗类药物的潜在安全性问题主要包括：与特异性靶点结合后产生药效作用的放大或延伸所产生的毒性反应；与靶组织以外的非靶组织产生交叉反应带来的毒性；单克隆抗体连接的细胞毒性药物、毒性蛋白、放射活性分子产生的毒性；全抗体的 Fc 片段产生的作用；迟发的毒性作用等。

（一）组织交叉反应

开展组织交叉反应（tissue cross-reactivity，TCR）试验有三个目的：①观察药物是否与特定的目标靶组织结合。②虽然单克隆抗体是针对细胞或组织中特异性抗原或抗原决定簇，但也有可能与非靶细胞或组织中相同或相似的抗原决定簇结合，导致潜在的不良反应。因此对于单克隆抗体药物，必须开展组织交叉反应试验，这是其非临床安全性评价的特殊试验项目，也是非常重要的评价内容。③动物组织交叉反应结果可为毒性试验选择动物种属提供重要依据。因为单克隆抗体药物是针对人体某一特定抗原靶点的，不同种属动物与人的特定抗原表达会有差异，单克隆抗体药物对不同种属动物和人同一靶点的交叉反应程度可能不同。应选择与人体具有相同靶抗原，并且抗原-抗体结合反应接近的动物种属作为毒理研究的试验动物。

组织交叉反应可在人、啮齿类以及非啮齿类中进行，通用的方法是采用一系列来自人体或动物的冰冻组织进行体外的免疫组织化学（immunohistochemistry，IHC）染色。一般要求在肾上腺、膀胱、血细胞、骨髓、乳腺、小脑、大脑皮层、结肠、血管内皮、眼球、输卵管、胃肠道、心脏、肾（肾小球，肾小管）、肝、肺、淋巴结、卵巢、胰腺、甲状旁腺、垂体、胎盘、前列腺、皮肤、脊髓、脾脏、横纹肌、睾丸、胸腺、甲状腺、输尿管、子宫（宫颈，子宫内膜）等 32 个组织进行试验，组织要来源于三个或三个以上无亲缘关系的成人，动物组织的要求与人相同。应设立阳性对照和阴性对照。美国 FDA 规定，抗

体类药物的免疫交叉反应可采用正常成人组织或相应的细胞株进行免疫组织化学或免疫细胞化学试验。如有合适的模型，交叉反应试验除了体外试验，还应在动物体内进行。

（二）免疫原性检测

单克隆抗体药物尤其是人源单抗可能在动物引起免疫原性，因此在非临床试验中应注意检测 ADA 滴度、出现 ADA 的动物数、ADA 出现和产生变化的时间、是否中和抗体，并考虑其对药效、药代动力学和毒性研究结果的影响。同时可检测补体水平并应注意观察是否有 ADA 与药物结合形成的免疫复合物沉积相关的病理变化。

（三）免疫毒性检测

很多单抗药物通过调节免疫功能发挥药效作用，应关注其潜在的免疫毒性作用，包括免疫刺激和免疫抑制等。2006 年单抗药物 TGN1412（抗 CD28 单抗）在临床试验中造成受试者过敏、头颈部严重水肿、多器官衰竭和昏迷等严重后果。志愿者的血清检测发现，在用药后 1～4 小时，多种前炎性细胞因子 TNF-α、IFN-γ、IL-10、IL-6、IL-4、IL-2 水平显著上升，外周血淋巴细胞在用药后 8～16 小时几乎耗竭，为典型的细胞因子释放综合征（cytokine release syndrome，CRS）。据文献报道，抗 CD3 单抗 OKT3、利妥昔单抗、抗 IL-2 受体单抗等在临床应用中也都不同程度地引起细胞因子释放。因此，在单抗类药物非临床安全性评价中应进行免疫毒性的检测，包括对细胞因子、炎症因子、免疫细胞、免疫器官等的检测。但因为免疫系统存在较大的种属差异，啮齿类和非人灵长类动物对某些药物的反应与人有较大差异，动物体内试验对于临床 CRS 和免疫毒性的预测价值有限，这一点值得注意。近年来已开发出采用不同人源细胞的体外试验，包括采用各种细胞株、外周血单核细胞、全血细胞等，这可能成为预测单克隆抗体药物临床 CRS 和其他免疫毒性的有效途径。

（四）单克隆抗体药物安全性评价试验项目

单抗类药物的非临床安全性评价一般应开展药代动力学研究、组织交叉反应试验、单次给药毒性研究、重复给药毒性研究、免疫原性和免疫毒性研究、安全药理学研究、局部耐受性试验和毒代动力学研究。根据产品特点、临床适应证和拟用的患者人群情况决定是否需要进行生殖/发育毒性试验、遗传毒性和致癌性试验。单抗药物靶点繁多，作用机制各异，其非临床安全性评价应遵照具体问题具体分析的原则，根据产品的特性制定相应研究方案。

（五）对修饰性单克隆抗体药物和新型抗体药物安全性评价的特殊考虑

对于修饰性抗体药物，如与毒素、药物、放射性核素或其他试剂偶联的单克隆抗体，非临床安全性评价中应考虑单抗结合物的性质、结合特异性、纯度、免疫反应性、效力及稳定性，放射性核素偶联单克隆抗体还应关注终产品中共价结合的和游离的同位素浓度，以及标记试剂及其分解产物的残留水平等因素。目前新型抗体的研发热点主要有抗体药物偶联物（ADC）和双特异性抗体（BsAb）。

1. ADC药物的安全性评价特殊考虑

ADC药物是一种新型的靶向抗肿瘤药物，由靶向特异性抗原的抗体、小分子细胞毒性药物和连接子三部分组成，结构复杂，其安全性风险主要包括以下方面：①抗体分子靶向作用带来的副作用，当靶抗原在正常细胞上有表达时会带来非预期的毒性作用。②细胞毒素的毒性作用。如果ADC药物中连接子的稳定性不好，药物在未进入靶向肿瘤细胞前连接子出现断裂，会造成细胞毒素提前脱落，另外药物中可能含有未结合至抗体的细胞毒药物，都会对机体产生较大的非特异性毒性作用。③特异性抗体上增加连接子和细胞毒药物后，可能引起抗体聚合、裂解、折叠等空间结构的变化，使ADC药物表现出不同于裸抗体的特性，导致其他非预期毒性。

应将ADC药物作为一个整体进行非临床安全性评价。对于ADC药物中所含的小分子细胞毒素，如果为已上市或毒性信息已知的化合物，则不必进行单独的毒性评价，如果为全新或毒性信息不全的化合物，则需要按新化合物的评价要求对其进行单独评价。由于ADC药物结构的复杂性和多样性以及生物样本中药物含量较低等原因，决定了其药代和毒代动力学研究具有特殊性和挑战性。传统的ELISA等方法常常难以满足其准确生物分析的需求，需要应用有效的、具有高灵敏度、宽线性检测范围的生物分析方法，分别评价ADC整体、特异性抗体和连接的小分子在体内的代谢特征和稳定性。

2. 双特异性抗体的安全性评价特殊考虑

双特异性抗体可同时识别和结合两种不同的抗原和表位，可将免疫细胞带到肿瘤细胞附近发挥杀伤作用，或者通过阻断两种不同的信号通路发挥药效作用。双特异性抗体较一般单克隆抗体结构更为复杂，作用机制和生物学效应更为多样，因此也可能带来更多的毒性风险，安全性评价的考虑和设计也更为复杂。免疫毒性方面需要针对激活特定免疫细胞杀伤肿瘤细胞、阻断特定炎性反应信号传导等产生的潜在毒理学效应进行更为全面的评价。双特异性抗体组织交叉反应可在人、啮齿类以及非啮齿类中进行，应进行每个亲本单抗及双特异性抗体的交叉反应。若无相关动物种属时，毒性试验可用同系物进行或使用转基因动物。使用的同系物应满足以下标准：动物体内有相应的抗原存在、亲和力与治疗单抗相似、可大量获得。使用同系物的缺点是未对临床实际应用的产品进行评价，对结果的解释应谨慎。

在药代和毒代动力学研究方面，需要用双抗原夹心法进行双特异性抗体的生物分析（bioanalysis）。双特异性抗体给药剂量一般较低，血液和组织中的浓度较低，另外其结构特性可能会带来空间位阻，影响对某一抗原结合域的检测，给其生物分析带来困难。目前常用的测定组织中生物技术药物浓度的方法有一定的局限性，可探索应用一些新的检测手段如电化学发光检测法（electrochemiluminescence assay，ECL）、全自动微流控免疫测定工作站、放射标记或荧光标记的蛋白和多肽非侵袭性显影技术等进行双特异性抗体的生物分析。

其他如非免疫球蛋白配体、纳米抗体、抗体-细胞因子融合蛋白等，都是近年来研发热点，具有各自的生物学特性和药理毒理特性，应根据其自身特点灵活、科学地设计安全性研究方案，确定研究重点。

三、疫苗的非临床安全性评价关注点和评价方法

（一）动物种属选择

疫苗的非临床安全性评价应选用相关种属或品系动物，至少选择 1 种动物。相关种属动物应符合以下条件：对疫苗预防的感染源或毒素敏感，可反映在人体的感染过程；免疫系统与人相近，接种后产生与人体相同或相近的免疫应答；对疫苗中佐剂产生的免疫反应也应与人接近（如对人可诱导 Th1 型免疫反应的佐剂在所选种属动物中也应诱导类似反应）；已有大量历史对照数据，可以判断试验中出现的异常是动物散在的自发病变或与疫苗有关的毒性反应。在前期进行的免疫原性试验中，可对毒性试验中常用的动物种属进行疫苗免疫应答检测，以助于试验动物的选择。有些情况下，一些不常用的动物（如雪貂、棉鼠或仓鼠）可能适用于对某种疫苗的评价，如雪貂是模拟人流感病理生理的最佳动物模型，可用于流感疫苗的一般毒性研究和生殖毒性研究，缺点是缺少该类动物的试验操作经验和背景数据，在此情况下可考虑同时开展常用动物和该种属动物的安全性评价试验。

（二）剂量选择和给药频率

疫苗毒性试验中剂量设计的考虑与化学药物不同，不能完全按千克/体重进行剂量倍比换算。疫苗在一定剂量范围内存在量效关系，低于最低有效量不产生有效的免疫应答，剂量过高则可能出现免疫抑制。疫苗的接种剂量原则上应在动物体内达到最佳的免疫应答，因此应在设计和开展安全性评价前，进行充分的免疫原性试验，筛选出有效的剂量范围，并摸索最佳的免疫反应剂量。同时，在给药体积允许的情况下，应尽可能对试验动物给予临床上 1 人份或其几倍的剂量。如受给药体积的限制，不能在一个部位给予疫苗，则可进行多部位给药，以达到设定的剂量。

疫苗动物毒性试验中的给药频率通常模拟临床拟用的免疫频率，免疫次数应至少比临床拟用次数多一次。同时考虑到动物代谢、存活期与人体有较大差异，可适当缩短动物毒性试验中的免疫间隔。动物一般在一次接种后 2 ~ 3 周抗体形成达到稳定期，因此也可采用 2 ~ 3 周的给药间隔。

（三）免疫原性及其评价方法

1. 疫苗免疫原性评价的特点

具有较好的免疫原性是疫苗发挥保护性作用的基础，因此疫苗非临床安全性评价中进行免疫原性研究的目的与其他生物技术药物不同，其目的主要是验证疫苗对给药动物是否有效，并可评价疫苗效应与毒性反应之间的关系。试验动物应对疫苗有较好的免疫应答，

并应与人体的反应接近，在此情况下进行安全性评价是最有意义的。

疫苗免疫原性研究包括细胞免疫和体液免疫的评价，有的疫苗主要通过诱导体液免疫应答发挥作用，有的则主要通过诱导细胞免疫应答发挥作用，也有的兼而有之。另外，有的疫苗主要诱导偏向于T辅助细胞2（T helper cells 2，Th2）型的免疫应答，促进结合抗体产生，但同时Th2型细胞因子分泌增加可以促进免疫球蛋白E（immunoglobulin E，IgE）生成，增加速发型过敏反应发生的可能性。很多含有铝佐剂的疫苗主要增强偏重于Th2途径的免疫应答，这类疫苗经常会引起注射部位的不良反应，并且可能促进过敏反应发生。而Th1细胞可以促进细胞毒性T淋巴细胞（CTL）增殖，诱导细胞免疫应答。在进行免疫原性评价时，应对体液和细胞免疫及其程度进行检测，以全面评价疫苗诱导机体免疫应答的特点，并可对安全性进行部分预测。

2. 疫苗免疫原性评价指标

应根据疫苗的特点和作用机制选择相应的免疫原性评价指标。对于体液免疫，通常应进行结合抗体的测定，必要时应进行抗体亚型或除免疫球蛋白G（IgG）外的其他抗体类型的测定，如涉及黏膜免疫的疫苗宜进行免疫球蛋白A（IgA）的测定。在小鼠体内，Th1型免疫应答会促进产生IgG2a型抗体，Th2型免疫应答则会促进产生IgG1型抗体，所以可分别检测这两种抗体亚型，并用二者比值来评价疫苗诱导的免疫应答是偏向于Th1型还是Th2型。但是上推至临床时，要注意动物试验与人体反应的相关性。某些佐剂（如CpG ODN）是Toll样受体9（Toll-like receptor-9，TLR9）的激动剂，可激活表达TLR9的免疫细胞，如浆细胞样树突状细胞（plasmacytoid dendritic cell，PDC）、巨噬细胞、B细胞和单核细胞等，促进Th1型免疫反应，含有此类佐剂的疫苗在小鼠可诱导以IgG2a为主的抗体。另外，可通过检测相关的细胞因子、免疫细胞来进行细胞免疫的评价。

对于病毒性疫苗，通常需进行中和抗体的测定，以反映疫苗的实际效力。常用的方法如蚀斑减少中和抗体检测法、细胞病变中和试验、快速荧光灶抑制试验、荧光基础微量中和试验、细胞结合抑制试验以及酶标记检测方法等。

应分析不同剂量疫苗诱导免疫原性的剂量-效应关系，免疫应答反应的变化特点，包括抗体或细胞免疫反应的出现时间、达峰时间、平台期持续时间、恢复期免疫应答有无减弱及减弱的时间等，并应分析雌、雄动物免疫应答反应的一致性。对于含有多种抗原的疫苗，如多价肺炎疫苗，在进行免疫原性研究时，应考察不同抗原间是否有干扰作用。免疫原性结果可与安全性评价结果结合进行分析。

四、基因治疗产品的非临床安全性评价特殊关注点和评价方法

（一）相关动物的选择

应尽可能选择相关种属的动物，即动物对表达的基因产物和基因转运系统（如病毒载

体）的生物反应要与人体反应接近。如果使用带有复制能力的病毒载体，所使用的动物应该对病毒感染敏感。必要时，可以在人类疾病的动物模型上开展基因治疗产品的安全性研究，确定病理生理发生改变的条件下的安全性问题。也可以采用转基因动物或带有移植的人体组织的免疫缺陷动物。一般情况下采用一至二种相关动物进行单次或重复给药的毒性试验。

（二）生物分布

各国药品注册管理部门均明确要求对基因治疗载体和所转移的目的基因进行生物分布的研究，其目的是研究基因治疗药物在动物体内各组织器官的分布情况、表达情况和持续存在时间，以评价其安全性。

基因在非靶组织部位分布和表达可导致不期望的作用出现，例如，受体或离子通道在正常不表达的组织进行表达，酶的过度表达或生长因子或其受体的长期表达，以及对其他基因表达的诱导或抑制均可能引起潜在毒性作用。因此，如果基因或表达产物在非靶组织被检测到，应该继续对分布和表达持续的时间进行研究。

基因治疗产品在动物体内的生物分布，可以与毒性试验结合进行，评价的方法包括放射性标记、DNA 印迹（southern blot）、聚合酶链式反应（PCR）、实时 PCR（real time PCR）、原位 PCR（in situ PCR）等方法，但需对所选用的方法进行验证。对于进行生物分布检测的器官和组织，应包括基因治疗产品的靶组织和非靶组织，至少应包括脑、肺、心脏、肝、肾、生殖器官（睾丸、附睾、前列腺、卵巢）、注射位点等部位。另外，如果所使用的病毒载体对某种组织或细胞具有嗜性，也可再增加相应部位的检测，如 HSV-1 易感染神经元，因此在试验取材时可以加设背根神经节等。对所有直接注射到人体的病毒载体，均要评价其转移到生殖细胞的危险性。对于基因存留时间短的载体，如非整合非复制型载体，则应选择适当的时间点对生殖腺进行检测，从而尽量避免假阳性结果。

（三）基因整合及基因垂直传播评价

由基因传导载体所引起的生殖细胞随机整合是基因治疗产品潜在的安全性担忧，基因治疗病毒载体转移到宿主细胞与宿主基因组发生整合，主要导致插入突变或诱导修饰基因结构和/或表达的遗传重组。例如，2002 年，法国一家儿童医院用反转录病毒载体携带的 IL-2RG 基因治疗重度联合免疫缺陷病（severe combined immunodeficiency，SCID），导致 10 个患儿中有 2 人发生白血病。这是由于携带 IL-2RG 基因的反转录病毒整合进了宿主基因组上人 T 细胞原癌基因 LMO2 的启动子附近，反转录病毒的增强子活性导致 LMO2 基因的异常转录和表达。基于科学、伦理和法律方面的考虑，ICH 目前不允许直接进行生殖腺的整合。根据现有文献，目前所应用的病毒载体如腺相关病毒（adreno-associated virus，AAV）、腺病毒（adenovirus，ADV）、反转录病毒、HSV-1、慢病毒均具有整合能力。依据载体与宿主基因组整合能力的大小来对生殖腺整合的危险进行评价，一般分为三类：①载体能够进入细胞核，并具有整合能力；②载体能进入细胞核，但不具有整合能力；③载体不能进入靶细胞的细胞核，只能存留在细胞质中。从①到③，载体与生殖腺细胞整合的危险性依次降低，其中逆转录病毒和慢病毒作为载体时，因为它们均有病毒整合酶且可以进入宿主细胞核中，从而可以发生整合，因此这些载体有可能增加生殖腺整合的危险。

因此，在临床前要对外源基因转移到生殖腺的可能性进行评价。当给予较高剂量时，有可能增加对生殖腺的暴露，从而增加载体与其整合危险；另外，给药途径也是增加整合可能性的一个重要因素，如静脉注射病毒载体，则可能增加由血散播到生殖腺的危险性。对于基因整合，主要采用检测生物分布的方法来对其进行评价，具体的检测方法是用 PCR 或实时定量 PCR 方法检测病毒载体序列，评价的重点是插入的部位（或组织）、表达水平及持续的时间。

如果确实在动物生殖腺部位检出载体序列，则应进一步观察精液/生殖细胞，检测其存留时间，并对危险性进行评价，为临床研究提供相关信息。另外，如果传播到血液循环中，可能要求使用任何可能的方法来进行检测。

（四）评价基因治疗产品整体和基因表达蛋白的安全性

既要把基因治疗产品作为一个整体进行评价，同时也要分别考虑目的基因、转运载体的安全性问题。因此要根据产品的构成和特性，遵循具体问题具体分析的原则，进行系统和有针对性的评价。应全面了解基因治疗产品的设计原理，如 DNA 表达结构的构件，包括启动子序列、转录元件和其他序列的选择，因为这些序列可能更有利于同源重组，一旦进入人体，可能会带来与人体细胞基因重组的可能性。如果含有抗生素耐药基因，应对这些基因在哺乳细胞表达的可能性以及这种表达可能带来的临床后果进行研究。要考虑临床适应证、治疗人群、拟用于临床的剂量、给药途径（基因导入的方法）、治疗方案和疗程等。要考虑目的基因表达蛋白的生物学活性放大或延伸引起的毒性。对于基因治疗产品的检测和安全性评价需要使用很多新的技术方法，包括分子生物学、生物化学、免疫学等方法。

基因治疗产品的目的基因主要为人源，在使用动物进行安全评价时，可能在动物体内无法进行相应的表达及发挥效应，因此可能需要对相关基因进行动物源性改造后进行非临床安全性评价。

（五）评价载体的安全性

在评价目的基因安全性的同时，还需考虑与转运载体相关的安全性问题。基因治疗产品中使用的病毒载体各异，在评价前，应充分了解所使用病毒载体的背景知识和相关信息，包括其设计原理、作用方式、表达的组织、复制能力是否缺失、如何进行复制、病原性、减弱致病力的遗传学改变情况、免疫原性以及与野生病毒重组的危险性等，据此进行相应的毒理学研究考虑和设计。应研究机体在给予高负载量病毒载体时可能引起的免疫学和细胞毒性问题，包括炎症反应和免疫反应，以及给药后的长期毒性反应。如果可能，首先应寻找敏感的动物模型或转基因动物模型，对载体颗粒进行毒性评价。针对新型改构载体，在基因治疗产品长期毒性试验时应增加空载体组对照。病毒对组织器官的嗜性是选择其作为目的基因载体的依据之一，应该对病毒载体在特定组织的选择性表达进行研究。

（六）免疫原性

要同时检测针对载体、核酸和目的基因表达产物的免疫原性反应，包括体液免疫和细胞免疫反应。应检测血清抗药抗体，测定免疫细胞、细胞因子等细胞免疫指标的变化，并观察其发展、变化过程，分析其对药效、生物分布和毒性试验结果的可能影响。载体引起的免疫反应可以减弱药效作用，并改变毒性反应的过程。腺病毒载体在引起免疫反应的过程中可起到免疫佐剂的作用。

（七）免疫毒性

前述对生物技术药物免疫毒性研究的一般要求也适用于基因治疗产品，免疫毒性评价是基因治疗产品安全性评价中十分重要的部分，包括对药物整体、载体、核酸、基因表达产物等的免疫毒性评价。当表达的基因产物具有免疫调节作用时要格外予以注意，应选择合适的方法进行相应的研究。如果基因表达产物与机体内的自身蛋白具有同源性，可能会诱导自身免疫反应。此外，由于表达基因产物的细胞表面抗原表达的改变，也可能出现自身免疫反应。

（八）生殖和发育毒性研究

一般不推荐进行常规的生殖和发育毒性研究，但当基因治疗产品拟用于具有生育能力的妇女时，则需要进行胚胎-胎儿和围生期生殖毒性试验。当基因治疗产品用于严重的危及生命疾病的患者，在临床研究的早期可以先不进行生殖和发育毒性试验，但要加强临床的监控。另外，要关注基因产品在生殖腺的分布和对生殖细胞的影响，如果有分布，要进一步研究生殖细胞中是否存在基因表达产物，以及对生殖细胞基因组的整合情况，这部分研究可以结合在重复给药毒性试验中进行。

（九）遗传毒性和致癌性试验

遗传毒性的标准组合试验和传统的致癌性试验对于基因治疗产品安全性评价的意义不大。但当在连接蛋白产物中存在有机连接分子或对转移系统的某成分或杂质存在担忧时，应进行遗传毒性研究。对基因治疗产品的插入突变潜能的评价十分重要，如检测到某一非预期出现表达的组织或器官持续表达基因的产物，应采用适当的方法研究是否存在转移的核酸对基因组 DNA 的整合。此外，还要考虑表达的基因产物潜在的致瘤活性，如长期表达生长因子、生长因子受体的基因治疗产品等。当体外研究资料显示有引起致癌性的可能时，则需要在相关动物模型上进一步研究。在长期毒性试验中结合敏感的细胞增殖指标可提供有用的信息。

五、细胞治疗产品的非临床安全性评价方法

（一）一般原则

细胞治疗产品的物质组成及作用机制与小分子药物和一般生物技术药物不同，它不是

仅由一种或几种活性物质组成，而是一类具有生物学效应的细胞。这些细胞可能单独使用，也可能与生物分子、化学物质或者医疗器械结合起来应用，并且很多是个体化的治疗方案，其生产、质量控制与其他生物技术药物也有许多不同之处，所以其安全评价的策略也相对特殊，传统的非临床研究评价方法不完全适用于细胞治疗产品。

细胞治疗产品的非临床研究内容取决于细胞类型及临床用途，与细胞来源、种类、生产过程、基因修饰/改造、处方中非细胞成分等因素密切相关，还与研发计划及相应的临床试验方案有关。由于细胞治疗产品研究进展快、技术更新迅速、种类繁多，不同产品其治疗原理、体内生物学行为、临床应用、风险程度存在差别和不确定性。如间充质干细胞（mesenchymal stem cells，MSCs）、造血干细胞等已有大量临床前研究和临床使用的报道，而人胚胎干细胞（human embryonic stem cells，hESCs）和诱导性多功能干细胞（induced pluripent stem cells，iPSCs）目前还缺乏足够的临床前资料，尚未进入临床使用，其评价还存在较大挑战。因此，对不同产品，应充分理解和遵循“具体情况具体分析”（case-by-case）的原则，基于产品的风险特征进行研究和评价。

多个国家和地区的药品监管部门均制定了细胞治疗产品评价的指导性文件，FDA 于 2013 年颁布了指导原则 *Preclinical Assessment of Investigational Cellular and Gene Therapy Products*；EMA 分别于 2008 年和 2011 年颁布指导原则 *Guideline on human cell-based medical products* 和 *Reflection paper on stem cell-based medicinal products*；中国 2017 年 12 月颁布了《细胞治疗产品研究与评价技术指导原则》（试行）。同时，细胞治疗产品的非临床研究也可参考 ICH 颁布的《生物技术药品的非临床安全性评价指南》（S6）。但因为细胞治疗产品属于新型的生物技术药物，研发和应用时间相对较短，一些相关研究仍处于探索阶段，需要进一步积累研究和评价经验。另外，细胞治疗产品的安全性研究评价应遵从《药物非临床试验质量管理规范》（GLP）。对于某些在非 GLP 状况下开展的研究或检测，应予说明并评估非 GLP 对试验结果可靠性、完整性及对细胞治疗产品总体安全性评价的影响。

（二）动物种属选择

非临床研究评价应选择合适种属的动物进行试验，所选动物对细胞治疗产品的生物反应应与预期人体反应接近或相似。动物模型选择需考虑以下几个方面：①生理学和解剖学与人类具有可比性。②由于免疫原性，人体细胞产品或携带人类转基因的细胞产品给予具有正常免疫功能的动物可能会导致免疫排斥反应，影响对产品的评价。因此需要使用适当的动物模型进行非临床安全性和有效性评价，常用的动物模型有给予免疫抑制剂的正常动物、遗传性免疫缺陷动物（如 T 淋巴细胞、B 淋巴细胞、NK 细胞缺失的小鼠）、人源化动物、在免疫豁免部位给药等。某些情况下，也可采用动物源替代品进行评价。鉴于细胞治疗产品与疾病环境间复杂的作用机制、侵入性的给药途径等，也可考虑采用疾病动物模型进行非临床药理和毒理学研究，模型动物的病理生理学改变应尽可能地接近临床的情况。③免疫缺陷动物的适用性，对产品进行长期安全性评估的可行性。④临床给药系统/流程的可行性，转运特定剂量的细胞到治疗靶点的可行性。

（三）受试物的要求

非临床安全性评价使用的细胞产品，其生产工艺及质量应尽量与拟用于临床试验的产品相一致。细胞治疗产品在给药前可能还需经过一系列操作步骤，在完成操作后需对受试物进行质量检测，检测指标包括细胞形态、总活细胞数、细胞存活率、颜色、除细胞之外的其他外源性异物等。应提供受试物分析数据。

如果非临床安全性评价难以找到合适的相关动物模型，可使用人细胞治疗产品的动物源性类似物，其应与人细胞治疗产品具有尽可能相似的生产工艺及质量标准，并进行必要的比对以确认替代受试物的质量属性。根据动物源性类似物得到的非临床安全性评价结果推测临床试验起始剂量时，需要对数据进行充分、科学的考虑。

（四）生物分布和药代动力学研究

药代动力学研究应能阐明细胞的体内过程以及伴随的生物学行为，应根据细胞治疗产品类型和特点选择合适的动物模型。根据研究目的及检测指标的临床价值，建立合适的生物分析方法并对方法进行必要的验证。

药代动力学研究要关注目标细胞在体内的生物分布、增殖、生物分子的表达和/或分泌，以及与宿主组织的相互作用；相互作用还包括细胞治疗产品的非细胞成分（辅料成分）及分泌的生物活性分子引起的相关组织反应。生物分布和药代动力学研究内容应至少包括以下方面：

1. 细胞的分布、迁移、归巢。应采用一种或多种合适的细胞追踪方法评价细胞产品的分布、迁移、归巢及其存续和消亡特性，并阐述方法的科学性。细胞治疗产品的分布及存续时间是影响细胞治疗产品有效性和安全性的最重要因素。研究表明，不同给药途径和移植部位对细胞体内分布的影响也不同，大量的细胞注射入体内可能会引起肺栓塞或组织坏死，门静脉系统给药等存在外科手术风险。细胞进入体内后在非靶组织的分布可能会引起非预期的生物效应和毒性作用。生物分布研究应在试验周期的多个时间点取样，进行动态观察，必要时观察直至这些细胞的消失或功能丧失。可选择的技术方法有影像技术（包括荧光活体成像、生物发光成像、正电子发射断层显像、磁共振细胞成像等）、PCR 技术、免疫组化技术等，试验设计需要考虑技术方法的适用性和优缺点。

2. 细胞分化。细胞在分布、迁移和归巢后进一步分化为功能细胞发挥其治疗作用或功能衰退；对于细胞产品分化的程度及其后果（功能化或去功能化、安全参数），可应用体外方法和动物体内方法进行定量或定性评价研究。

3. 对于经基因修饰/改造操作的人源细胞的特殊考虑。对于基因修饰/改造的细胞，除上述要求外，还需对目的基因的存在、表达以及表达产物的生物学作用进行必要的研究，以体现基因修饰/改造的体内生物学效应。

（五）安全药理学试验

细胞在体内分泌的活性物质可能会对中枢神经系统、心血管系统、呼吸系统的功能等产生影响；细胞本身分布或植入于重要器官，细胞治疗产品的处方成分等也可能影响器官功能。因此，对于细胞治疗产品应考虑进行安全药理试验。如果在毒性试验中发现有潜在风险，应补充开展有关安全药理试验。

（六）单次给药毒性试验

由于细胞治疗产品能够长时间地发挥功能或诱导长期效应，因此单次给药的观察时间应考虑细胞或者细胞效应的存续时间，一般应长于单次给药毒性试验常规的观察时间。

（七）重复给药毒性试验

试验设计应包含常规毒理学试验研究的基本要素，并结合细胞治疗产品的特殊性来设计，以期获得尽可能多的安全性信息。

1. 动物种属选择。根据产品的不同特性，采用能够对细胞治疗产品产生生物学活性的动物种属进行重复给药毒性研究。对于可能因免疫原性导致细胞无法在动物体内存活的产品，可选择免疫缺陷的小鼠或大鼠进行试验。一般情况下应采用雌雄动物进行试验。如无相关种属，非相关种属的动物试验对评价生产工艺过程、全处方的安全性及非靶效应也可能具有价值。

2. 剂量组设计。需设计多个剂量水平、包含临床拟用剂量范围和最大可行剂量，并结合处方组成及生产工艺，设置合适的对照组。

3. 观察指标。除常规观察指标外，需结合产品特点，选择合适的观察指标，尽可能包括形态学与功能学的评价指标，如行为学检测、神经功能测试、心功能评价、眼科检查、异常/异位增生性病变（如增生、肿瘤）、生物标志物、生物活性分子的分泌、免疫反应以及与宿主组织的相互作用等。

（八）免疫原性和免疫毒性试验

免疫原性和免疫毒性是影响细胞治疗产品安全性的重要问题。免疫原性方面，要同时关注细胞治疗产品和细胞分泌产物的潜在免疫原性。影响免疫原性的主要因素有：细胞与宿主的同源性、给药部位、是否重复给药、细胞自身特性和分化状态、宿主免疫系统特性等。自身来源的干细胞免疫排斥反应通常较低，但在体外培养过程中可能会改变干细胞的一些特征，而引起宿主免疫效应。胚胎干细胞（ESC）和间充质干细胞（MSC）免疫原性均很低，但其分化后免疫原性可能增加。在非临床安全性评价中要注意，如将临床使用的人源干细胞产品给予免疫功能正常的动物，容易引起免疫原性反应。

很多细胞治疗产品具有免疫调节作用，因此可能会对机体产生免疫毒性。如体外实验显示 ESC 和 MSC 均具有免疫调节能力，体内动物试验也显示治疗用干细胞可抑制宿主的先天性和获得性免疫力，如 MSC 可抑制 T 细胞增殖分化和细胞因子分泌，抑制 NK 细胞的增殖和杀伤作用。因此对细胞治疗产品要进行充分的免疫原性和免疫毒性评价。

（九）致瘤性/致癌性试验

成瘤性（tumorigenicity）是指细胞接种动物后在注射部位和/或转移部位由接种细胞本身形成肿瘤的能力。致瘤性（oncogenicity）是指细胞裂解物中的化学物质、病毒、病毒核酸或基因以及细胞成分接种动物后，导致被接种动物的正常细胞形成肿瘤的能力，即接种物（细胞和/或裂解物）促使正常细胞转变为肿瘤细胞的能力。致瘤性对于细胞治疗产品的安全性更为重要，是其安全性评价的重点内容之一。

细胞治疗产品的致瘤性/致癌性风险取决于产品中细胞类别、不同细胞的分化状态、生产过程中采用的细胞培养方式引起的生长动力学改变、细胞给予机体后的存活时间、在体内的分布、基因修饰/改造细胞的转基因表达（例如多种生长因子）、诱导或增强宿主体内形成肿瘤的可能性以及目标患者人群等，需要根据以上特点进行综合考虑。干细胞具有一些与肿瘤细胞相似的特点，如持续增殖、对凋亡不敏感、有类似的生长调控机制等。细胞产品有可能分泌促肿瘤生长或转移的细胞因子，可能提供肿瘤发生的微环境。在目前研究的几类治疗性细胞中，一般认为干细胞的致瘤性风险较大，尤其是多能性干细胞，如诱导多能干细胞（iPSC）和神经干细胞（NSC），其比间充质干细胞（MSC）的致瘤性风险高。干细胞制品致瘤易形成的部位主要在中枢神经系统、心脏和关节腔等组织连接部位，多能干细胞最易引起良性畸胎瘤、恶性畸胎瘤和继发性肿瘤。细胞注射的时间、位置以及机体免疫状态也与肿瘤发生密切相关。另外，延长干细胞体外培养时间有可能改变其遗传或表观遗传的变化，从而增加致瘤性风险。干细胞在体内存活时间越长，其致瘤性风险也相应提高。若干细胞植入体内后，在局部发挥作用而不迁移到其他组织，其致瘤风险相对变小。

目前，如何选择致瘤性/致癌性研究的动物模型尚未达成科学共识。由于免疫排斥反应，人源细胞治疗产品的致瘤性/致癌性试验可考虑使用免疫缺陷的啮齿类动物模型进行。致瘤性/致癌性试验应采用临床拟用产品进行试验，需确保细胞可在体内长期存活以考察是否有潜在肿瘤形成。试验设计需注意以下方面：①合适的对照组（例如阳性对照、空白对照）；②每组需有足够的动物数量，使肿瘤发生率的分析满足统计学要求；③需包含最大可行剂量；④受试物应到达拟定的临床治疗部位；⑤足够长的试验周期，一般要求为9～12个月。

（十）生殖毒性试验

细胞治疗产品的生殖和发育毒性评价主要是取决于产品的特性、临床适应证以及临床拟用人群，应根据具体情况具体分析。

（十一）遗传毒性试验

对于人源的细胞治疗产品，如果该产品与DNA或其他遗传物质存在直接的相互作用，需进行遗传毒性试验。

（十二）特殊安全性试验

根据细胞治疗产品的特点与临床应用情况，应考虑对局部耐受性、组织兼容性及对所分泌物质的耐受性进行评估。

（十三）其他毒性试验

采用基因修饰/改造的细胞治疗产品可能具有特殊毒性风险，如CAR-T细胞产品可能会引起细胞因子释放综合征、神经毒性、B细胞减少、感染、靶向毒性与脱靶毒性、移植物抗宿主反应（GvHD）等。此外，目前在CAR-T细胞产品的生产中，通常是利用反转录病毒载体或慢病毒载体将CAR基因高效地导入T细胞中，但在使用这些病毒载体的同时也带来了CAR-T产品污染复制型反转录病毒（RCR）或复制型慢病毒（RCL）的潜在风险，可能会带来相应的安全性问题，如产生插入突变和致癌基因的活化等，虽然应从质量控制的角度加以解决，但进行毒性反应的评价和分析时应予以考虑。

六、生物类似药的非临床安全性评价方法

（一）生物类似药安全性方面的担忧

蛋白类药物结构复杂，生物类似药在生产过程中的蛋白转录修饰、高级结构的变化、潜在的蛋白变异（脱酰胺作用、氧化）等情况会影响药物的免疫原性、靶向性、活性、体内代谢和安全性。FDA在其发布的生物类似药评价指导原则中提及，尽管目前分析技术有很大进步，但可能还不能检测到在两种蛋白间所有的结构和功能差异，生物类似药难以在结构上确认与参照药完全一致，可能会存在许多蛋白结构上的潜在差异。而即使很小的结构差异（包括糖基化类型的改变）也可能会显著影响蛋白的安全性、纯度和/或效力。《美国公共健康服务法》（*PHS Act*）要求，需要分析研究、动物研究和临床研究的结果来证明生物相似性。

（二）研发和评价的基本原则

1. 不同国家和地区对生物类似药的监管要求

在生物类似药监管方面，欧盟走在最前列。2004年欧洲药品管理局（EMA）颁布全球首部《生物类似药指南》（*Guideline on Similar Biological Medicinal Products*），该指南阐明生物类似药技术审评的总体要求，必须通过可比性研究证明其与参照药在质量、安全性和有效性等方面“高度相似”。随后EMA对该指南的实施效果进行持续评估并多次修订完善，并于2006年批准了首个生物类似药。2009年，日本药品和医疗器械局（Pharmaceuticals and Medical Devices Agency，PMDA）发布了4项涉及生物类似药研发注册、审评审批、药物命名等方面的指导文件。世界卫生组织（WHO）2009年9月正式发布《治疗性生物类似药评价指导原则》，为全球公认的生物类似药审批及上市的指导原则。美国对生物类似药的审评严格，成立了生物类似药专家委员会，2010年实施《生物制品价格竞争与创新

法案》(*BPCI Act*)，建立了生物类似药简化申报途径（351K)。2012 年 FDA 发布了相关指导原则《生物类似药与参照药相似性评价的科学考虑》(*Scientific Considerations in Demonstrating Biosimilarity to a Reference Product*)。2018 年 7 月，FDA 又发布了《生物类似药行动计划（BAP)：创新与竞争间的平衡》，进一步促进和规范生物类似药的研发。

我国国家食品药品监督管理总局在 2015 年发布了《生物类似药研发与评价技术指导原则（试行)》，与国外相关指导原则的总体要求基本一致，均要求在质量、安全性和有效性方面对生物类似药和参照药进行充分和恰当的比对研究；均采取渐进式评价方法；均要求进行药学数据、非临床研究和临床研究的比对。此外，我国的指导原则也结合自身的实际情况，制定了不同于国外法规的要求，主要有：生物类似药与创新生物制药采取同样的审批途径，并未被给予一个简化的独立审批通道；不接受国外监管机构批准的创新生物制药作为参照药；在生物类似药研发的早期，参照药可为未被我国药品监管机构批准的产品，但当进行临床试验比对时，参照药必须已获得我国药品监管机构批准；首个上市的生物类似药不享有排他保护权。

2. 生物类似药评价的比对原则

生物类似药研发是以比对试验研究证明其与参照药的相似性为基础，支持其安全、有效和质量可控。每一阶段的每一个比对试验研究，均应与参照药同时进行，并设立相似性的评价方法和标准。

3. 生物类似药评价的逐步递进原则

研发可采用逐步递进的顺序，分阶段证明候选药与参照药的相似性。根据比对试验研究结果设计后续比对试验研究的内容。对前一阶段比对试验研究结果存在不确定因素的，在后续研究阶段还必须选择敏感的技术和方法设计有针对性的比对试验进行研究，并评价对产品的影响。

4. 生物类似药与参照药相似性评价原则

对全面的药学比对试验研究显示候选药与参照药相似，并在非临床阶段进一步证明其相似的，可按生物类似药开展后续的临床比对试验研究与评价。对不能判定相似性且仍按生物类似药研发的，应选择敏感的技术和方法，继续设计针对性的比对试验研究以证明其相似性。药学比对试验研究显示的差异对产品有影响并在非临床比对试验研究结果也被证明的，不宜继续按生物类似药研发。

比对试验研究所使用的样品应为相同产地来源的产品。对候选药，应当为生产工艺确定后生产的产品或者其活性成分。对工艺、规模或产地等发生改变的，应当评估对产品质量的影响，必要时还需重新进行比对试验研究。

（三）生物类似药非临床安全性一致性评价

1. 一般考虑

非临床比对试验研究应先根据前期药学研究结果来设计。对药学比对试验研究显示候选药和参照药无差异或很小差异的，可仅开展药效、药代动力学和免疫原性的比对试验研究。对体外药效、药代和免疫原性试验结果不能判定候选药和参照药相似的，应进一步开展体内药效和毒性的比对试验研究。比对试验的研究方法和检测指标应采用适宜的、与参照药一致的方法和技术。

2. 药代动力学比对

应选择相关动物种属开展单次给药（多个剂量组）和重复给药的药代比对试验研究。单次给药的药代试验应单独开展，重复给药的药代试验可结合在药效学研究或者重复给药毒性试验中进行，但不能影响对药效或毒性反应的评价。需要用 C_{max}、AUC、$t_{1/2}$ 等重要药动学参数量化评价候选药与参照药的差异。在方法学建立时，应使用候选药和原研药品均适用的技术、平台建立生物分析方法，而不一定要使用原药药品开发过程中使用的方法。

3. 免疫原性比对

免疫原性研究主要包括抗体滴度及其动态变化、抗体的出现时间及数量、抗体和剂量的关系、抗体的中和活性、补体是否激活、是否有免疫复合物沉积等。抗体检测需要建立相应的方法，并对方法学进行考察，采用的技术和方法应尽可能与参照药一致。必要时应对所产生的抗体分别进行候选药和参照药的交叉反应测定，对有差异的还应当分析其产生的原因。免疫原性比较性结果评价，对于阳性质控的浓度反应曲线应该可比拟；有相似的灵敏度；药物耐受相近。对可量化的比对试验研究结果，应评价其对毒性试验、药代、毒代结果的影响。免疫原性比对可结合在重复给药药代试验或毒性试验中进行。对所采用的宿主细胞、修饰及杂质等不同于参照药的，还应设计针对性的比对试验研究。

4. 重复给药毒性试验

毒性比对试验研究应根据药学研究显示的相似性程度和早期非临床阶段的体外研究、药代研究和免疫原性研究结果来考虑。对药学比对试验研究显示候选药与参照药之间存在差别，且无法确定对药品安全性和有效性影响的，如杂质差异，应开展毒性试验比对试验研究。对仅开展药效、药代及免疫原性比对试验研究，其研究结果显示有差异且可能与安全性相关的，应进行毒性比对试验研究。美国 *PHS Act* 要求第 351（k）条款应包括从动物研究获得的相似性比较的数据（包括毒性评价），除非 FDA 认为不需要此研究。

对毒性比对试验研究，通常进行一项相关动物种属至少 4 周的研究，持续时间应足够长以便能监测到毒性和/或免疫反应。举例来说：某一皮下给药的单抗类生物仿制药，体内半衰期（$t_{1/2}$）长，参照药 PK 结果显示给药 8 周后才能达稳态血药浓度，因此该候选药的毒性比对试验的周期应至少为 8 周，否则可能不能监测到药物充分暴露时的毒性反应并进行比对。研究指标应关注与临床药效有关的药效学作用或活性，并应开展毒代动力学研究。对有特殊安全性担忧的，可在同一重复给药毒性研究中纳入相应观察指标或试验内容，如局部耐受性或者安全药理学评价。如临床上已发现某些白细胞介素、干扰素类产品有神经毒性或心血管毒性，则其生物类似药的安全性评价中应开展安全药理学比对研究，该项研究可结合进行或单独开展。

比对试验研究用的动物种属、模型、给药途径及剂量应与参照药一致。对参照药有多种给药途径的，必要时应分别开展研究；对剂量的选择，应尽可能选择参照药暴露毒性的剂量水平，候选药剂量还应包括生物活性效应剂量和/或更高剂量水平。对药学及非临床比对试验研究显示有差异且不确定其影响的，应当开展有针对性的其他毒性试验研究，必要时应进行相关的比对试验研究。

生物技术药物种类繁多、机制各异，要根据各类药物的特点，具体问题具体分析，对其进行尽可能全面、完善、恰当的非临床安全性研究。同时，随着当前医药技术的不断进步，生物技术药物也在日新月异地发展，新的产品不断涌现，也给其安全性评价不断提出新的问题和挑战。因此，应本着科学性、适用性、系统性等原则，开发生物技术药物非临床安全性评价的新技术和新方法、制定评价策略、提高评价水平，以更好地保障生物技术药物的用药安全。

（刘　丽　于　敏）

参考文献

[1] 阿丽塔，穆鑫，唐小利，等. 1984～2014年治疗性生物药物发展历程及展望［J］. 中国药理学通报，2015，31（10）：1356-1362.

[2] 陈永法，伍琳. 欧盟生物类似药注册监管政策实施效果及启示［J］. 中国新药杂志，2016，15（1）：7-12.

[3] 陈永法，卞云云，伍琳. 日本生物类似药注册监管政策绩效评价研究及启示［J］. 中国卫生政策研究，2016，9（12）：50-55.

[4] 国家药品监督管理局. 药物非临床药代动力学研究技术指导原则［S］. 2014.

[5] 国家药品监督管理局. 药物毒代动力学研究技术指导原则［S］. 2014.

[6] 国家药品监督管理局. 药物重复给药毒性试验技术指导原则［S］. 2014.

[7] 国家药品监督管理局. 生物类似药研发与评价技术指导原则（试行）［S］. 2015.

[8] 国家药品监督管理局. 药品注册管理办法（修订稿）. 2016.

[9] 国家药品监督管理局. 药物非临床研究质量管理规范. 2017.

[10] 国家药品监督管理局. 治疗用生物制品非临床安全性技术审评一般原则. 2007.

[11] 国家药品监督管理局. 预防用生物制品非临床安全性技术审评一般原则. 2005.

[12] 国家药品监督管理局. 人体细胞治疗研究和制剂质量控制技术指导原则. 2003.

[13] 国家药品监督管理局. 细胞治疗产品研究与评价技术指导原则（试行）. 2017.

[14] 国家卫生计生委和食品药品监管总局. 干细胞制剂质量控制及临床前研究指导原则（试行）. 2015.

[15] 中国药典. 生物样品定量分析方法验证指导原则［S］. 2015版.

[16] 郭建军，王丽丽，张琪，等. 单克隆抗体药物的药代动力学研究进展［J］. 中国药理学通报，

2016，32（2）：172-176.
[17] 郭建军，高然，权腾飞，等.抗体偶联药物的药代动力学研究进展［J］.药学学报，2015，50（10）：1203-1209.
[18] 郭玮.国际生物类似药研发审批和监管的进展［J］.中国新药杂志，2014，23（20）：2351-2355.
[19] 高谋，徐如祥，许民辉，等.诱导神经干细胞与诱导多能干细胞在同源宿主脑内的致瘤性及免疫原性研究［J］.中华神经创伤外科电子杂志，2016，（06）：350-354.
[20] 高洪敏，常利民.预防接种与过敏性休克的研究进展［J］.中国生物制品学杂志，2017，30（5）：557-560.
[21] 韩倩倩，王春仁.基因治疗产品、细胞治疗产品和组织工程产品在欧盟的监管［J］.组织工程与重建外科，2014，10（5）：244-246.
[22] 洪敏，赵小平，马璟.抗体药物偶联物临床前安全性评价策略［J］.中国药理学与毒理学杂志，2016.（1）：7-12.
[23] 姜德建，姜德建，王全军等.生物类似药研发法规与评价技术策略［J］.中南药学，2016，14（8）：785-787.
[24] 李芊芊，张颖丽，王三龙.生物类似药安全药理学评价策略［J］.中南药学，2016，14（8）：793-796.
[25] 刘丽，吕建军，姜华，等.小鼠重复给予CpG 684-狂犬疫苗安全性评价［J］.中国药学杂志，2016，51（19）：1657-1665.
[26] 刘丽，李波.疫苗的非临床安全性研究［J］.中国新药杂志，2018，27（21）：2472-2481.
[27] 林志，吕建军，屈哲，等.浅析单克隆抗体诱导的细胞因子释放综合征.中国新药杂志，2012，（7）：746-750.
[28] 孟淑芳，王佑春，吴雪伶，等.CAR-T细胞治疗产品质量控制检测研究及非临床研究考虑要点［J］.中国药事，2018，32（6）：831-852.
[29] 邱苏赣，罗建辉，白玉.基因疗法中非整合型病毒载体的应用［J］.微生物学免疫学进展，2018，46（6）：89-93.
[30] 孙耀，张斌，陈虎.中国细胞治疗行业发展现状与前景［J］.中国肿瘤生物治疗杂志，2018，25（6）：549-554.
[31] 王军志.生物技术药物安全性评价［M］.北京：人民卫生出版社，2008：254-265.
[32] 王军志.生物技术药物研究开发和质量控制［M］.第三版.北京：科学出版社，2018：311-373.
[33] 王冠华，荆宝琴，高畅，等.间充质干细胞的毒性作用研究.中国临床药理学杂志，2015.（16）：1645-1647.
[34] 王海学，白玉，谢松梅，等.关于生物类似药非临床研究与评价的技术思考.中国药学杂志，2015，（6）：480-482.
[35] 王海学.关于生物类似药非临床研究与评价的技术要求［J］.中国药学杂志，2015，50（6）：480-482.
[36] 汪巨峰，霍艳，王庆利，等.干细胞制品临床前药效学及安全评价研究概况.中国医药生物技术，2013.（6）：446-451.

[37] 王跃，王恒哲，毛开云等．全球免疫细胞治疗药物开发现状与趋势［J］．中国生物工程杂志，2018，38（10）：90-102.

[38] 王欣，耿兴超，刘丽，等．抗体偶联药物临床前安全性评价考虑要点［J］．2018，32（11）：1515-1519.

[39] 徐隆昌，韦薇，罗建辉．CAR-T细胞产品中病毒载体生产的研发进展和审评考虑［J］．中国肿瘤生物治疗杂志，2018，25（12）：1218-1222.

[40] 史鲁斌，吕宛玉，王燕，等．2011年至2016年河南省乙型脑炎减毒活疫苗预防接种不良反应监测［J］．郑州大学学报（医学版），2017，52（6）：757-761.

[41] 余珊珊，胡晓敏，王海学，等．从抗CD20单抗探讨我国生物类似药非临床研究与评价的思路．中国新药杂志，2015.（22）：2544-2547.

[42] 袁伯俊．药物毒理学试验方法与技术［M］．北京：化学工业出版社，2007：178-189.

[43] 曾宪成，周国民，李华，等．以腺病毒为载体的基因治疗药物毒性及其机制的研究进展．药物评价研究，2012，1：27-31.

[44] 宗英，毛煜，张晓芳，等．抗体偶联药物临床前安全性评价关注点．中国新药杂志，2013，（23）：2759-2764.

[45] 祝贺，郝捷，周琪，等．临床级干细胞库及干细胞制剂．生命科学，2016，（8）：895-901.

[46] 周洋，耿兴超，汪巨峰，等．疫苗佐剂最新研究进展［J］．中国新药杂志，2013，22（1）：34-42.

[47] Baumann A，Fischmann S，Blaich G，et al. Leverage nonclinical development of bispecifics by translational science. Drug Discov Today Technol，2016，21-22：95-102.

[48] EMEA/CHMP/BWP/437/2004. Guideline on similar biological medicinal products［S］. London，2005.

[49] EMEA/CHMP/BMWP/42832. Guideline on similar biological medicinal products containing biotechnology-derived proteins as active substances：nonclinical and clinical issues［S］. London，2006.

[50] EMA. 2012. Guideline on similar biological medicinal products containing monoclonal antibodies - non-clinical and clinical issues.

[51] EMA. 2008. Guidance on human cell-based medical products.

[52] EMA. 2009. Reflection paper on stem cell-based medicinal products.

[53] EMA. 2014. International non-proprietary name：Ex vivo expanded autologous human corneal epithelial-cells containing stem cells. Assessment report：Holoclar.

[54] EMA. 2001. Note for guidance on the quality，preclinical and clinical aspects of gene transfer medicinal products.

[55] EMA. Note for Guidance on Preclinical Pharmacological and Toxicological Testing of Vaccines［EB/OL］. London，1997［2018-07-31］. http：//www. ema. europa. eu/docs/en_GB/document_library/Scientific_guideline/2009/10/WC500004004.pdf.

[56] EMA. Draft guideline on similar biological medicinal products containing biotechnology-derived proteins as active substance：non-clinical and clinical issues［S］. 2013.

[57] EMA. Guideline on bioanalytical method validation［S］. 2012.

[58] FDA. Guidance for Industry：Bioequivalence Studies with Pharmacokinetic Endpoints for Drugs Submitted

Under an ANDA［S］. 2013.

［59］FDA. Guidance for industry：bioanalytical method validation （draft）［S］. 2013.

［60］FDA. Draft guidance for industry-scientific considerations in demonstrating biosimilarity to a reference product［S］. 2012.

［61］FDA. Biosimilars Action Plan：Balancing Innovation and Competition［EB/OL].（2018-07-18）［2018-07-20］. https：//www. fda. gov / ucm / groups / fdagov-public/@fdagovdrugs-gen/documents/document/ucm613761.pdf.

［62］FDA.2002. Immunotoxicology Evaluation of Investigational New Drug.

［63］FDA. 2015. Design and Analysis of Shedding Studies for Virus or Bacteria-Based Gene Therapy and Oncolytic Products （Guidance for Industry）.

［64］FDA. 2015. Recommendations for Microbial Vectors used for Gene Therapy.

［65］Hinrichs M J，Dixit R. Antibody Drug Conjugates：Nonclinical Safety Considerations. AAPS J，2015，17（5）：1055-1064.

［66］ICH.2011.ICH Guideline S6（R1）：Preclinical Safety Evaluation of Biotechnology-derived Pharmaceuticals.

［67］Salamanna F，Sartori M，Brodano G B，et al. Mesenchymal Stem Cells for the Treatment of Spinal Arthrodesis：From Preclinical Research to Clinical Scenario. Stem Cells International，2017：3537094.

［68］Topp M S，Gokbuget N，Stein A S，et al. 2015. Safety and activity of blinatumomab for adult patients with relapsed or refractory B-precursor acute lymphoblastic leukaemia：a multicentre，single-arm，phase 2 study. Lancet Oncol，16（1）：57-66.

［69］WHO. Guidelines on Evaluation of Similar Biotherapeutic Products（SBPs）［S］. 2009.

［70］WHO. 2016. Guidelines on evaluation of monoclonal antibodies assimilar biotherapeutic products （SBPs）.

［71］GUIMARAES LE，BAKER B，PERRICONE C，et al. Vaccines，adjuvants and autoimmunity［J］. Pharmacol Res，2015，100：190-209.

［72］MCNEIL MM，DESTEFANO F. Vaccine-associated hypersensitivity［J］. J Allergy Clin Immunol，2018，141（2）：463-472.

［73］BARKER CI，SNAPE MD. Pandemic influenza A H1N1 vaccines and narcolepsy：vaccine safety surveillance in action［J］. Lancet Infect Dis，2014，14（3）：227-238.

［74］U.S. Department of Health & Human Services，FDA Office of Women's Health and CBER. Workshop on Non-clinical Safety Evaluation of Preventive Vaccines：Recent Advances and Regulatory Considerations（Proceedings）［EB/OL］. Arlington，2002［2018-07-31］. http：//www. rescuepost. com/files/fdavaxmeet2002.pdf.

［75］U.S. Department of Health and Human Services. Food and Drug Administration，Center for Drug Evaluation and Research （CDER）. Guidance for Industry，Immunotoxicology Evaluation of Investigational New Drugs［EB/OL］. Rockville，2002［2018-07-31］. https：//www.fda.gov/downloads/drugs/guidancecompliance regulatoryinformation/guidances/ucm079239.pdf.

［76］MIKI H，NAKAHASHI-ODA C，SUMIDA T，et al. Involvement of CD300a Phosphatidylserine Immunoreceptor in Aluminum Salt Adjuvant-Induced Th2 Responses [J]. J Immunol, 2015, 194 (11): 5069-5076.

[77] RAUE HP, BEADLING C, HAUN J, et al. Cytokine-mediated programmed proliferation of virus-specific CD8+ memory T cells [J]. Immunity, 2013, 38 (1): 131-139.

[78] GERNER MY, HELTEMES-HARRIS LM, FIFE BT, et al. Cutting edge: IL-12 and type I IFN differentially program CD8 T cells for programmed death 1 re-expression levels and tumor control [J]. J Immunol, 2013, 191 (3): 1011-1015.

[79] BOURKE CD, NAUSCH N, RUJENI N, et al. Integrated analysis of innate, Th1, Th2, Th17, and regulatory cytokines identifies changes in immune polarisation following treatment of human schistosomiasis [J]. J Infect Dis, 2013, 208 (1): 159-169.

[80] KITAOKA M, NARITOMI A, HIRAKAWA Y, et al. Transdermal immunization using solid-in-oil nanodispersion with CpG oligodeoxynucleotide adjuvants [J]. Pharm Res, 2015, 32 (4): 1486-1492.

[81] QIU Y, GUO L, ZHANG S, et al. DNA-based vaccination against hepatitis B virus using dissolving microneedle arrays adjuvanted by cationic liposomes and CpG ODN [J]. Drug Deliv, 2016, 23 (7): 2391-2398.

[82] BATISTA-DUHARTE A, PORTUONDO D, PEREZ O, et al. Systemic immunotoxicity reactions induced by adjuvanted vaccines [J]. Int Immunopharmacol, 2014, 20 (1): 170-180.

[83] LIU L, SHEN LZ, LIU XM, et al. A safety study of a B-class CpG ODN in Sprague - Dawley rats [J]. J Appl Toxicol, 2012, 32 (1): 60-71.

[84] KELSO JM. Administering influenza vaccine to egg-allergic persons [J]. Expert Rev Vaccines, 2014, 13 (8): 1049-1057.

[85] CHUNG EH. Vaccine allergies [J]. Clin Exp Vaccine Res, 2014, 3 (1): 50-57.

[86] MACDONALD LD, MACKAY A, KALIAPERUMAL V, et al. Type Ⅲ hypersensitivity reactions to a B cell epitope antigen are abrogated using a depot forming vaccine platform [J]. Hum Vaccin Immunother, 2018, 14 (1): 59-66.

[87] LAUREN CT, BELSITO DV, MOREL KD, et al. Case Report of Subcutaneous Nodules and Sterile Abscesses Due to Delayed Type Hypersensitivity to Aluminum-Containing Vaccines [J]. Pediatrics, 2016, 138 (4).

[88] ANTHONY DC, DICKENS AM, SENECA N, et al. Anti-CD20 inhibits T cell-mediated pathology and microgliosis in the rat brain [J]. Ann Clin Transl Neurol, 2014, 1 (9): 659-669.

[89] TOMLJENOVIC, L.Guillian-Barré Syndrome and Acute Disseminated Encephalomyelitis related to the Bivalent Oral Poliovirus Vaccine [J]. Isr Med Assoc J, 2016, 18 (10): 619-622.

[90] ARRAB R, DRAISS G, RADA N, et al. Acute disseminated encephalomyelitis after rabies vaccination: a case report [J]. Arch Pediatr, 2015, 22 (1): 47-49.

[91] KLEINJAN A. Airway inflammation in asthma: key players beyond the Th2 pathway [J]. Curr Opin Pulm Med, 2016, 22 (1): 46-52.

[92] GRODELAND G, FOSSUM E, BOGEN B. Polarizing T and B cell responses by APC-targeted subunit

vaccines [J]. Front Immunol, 2015, 6: 367.

[93] MATHES AL, RICE L, AFFANDI AJ, et al. CpGB DNA activates dermal macrophages and specifically recruits inflammatory monocytes into the skin [J]. Exp Dermatol, 2015, 24 (2): 133-139.

[94] KUPCOVA SH, CIZKOVA J, CERVENKA J, et al. Advances in Proteomic Techniques for Cytokine Analysis: Focus on Melanoma Research [J]. Int J Mol Sci, 2017, 18 (12): 2697.

[95] LIU G, QI M, HUTCHINSON MR, et al. Recent advances in cytokine detection by immunosensing [J]. Biosens Bioelectron, 2016, 79: 810-821.

[96] MERONI PL, BIZZARO N, CAVAZZANA I, et al. Automated tests of ANA immunofluorescence as throughput autoantibody detection technology: strengths and limitations [J]. BMC Med, 2014, 12: 38.

[97] KRAUSE C, ENS K, FECHNER K, et al. EURO Pattern Suite technology for computer-aided immunofluorescence microscopy in autoantibody diagnostics [J]. Lupus, 2015, 24 (4-5): 516-529.

[98] PATEL DD, LEE DM, KOLBINGER F, et al. Effect of IL-17A blockade with secukinumab in autoimmune diseases [J]. Ann Rheum Dis, 2013, 72 (Suppl 2): ii116-123.

[99] XIE Q, HUANG C, LI J. Interleukin-22 and rheumatoid arthritis: emerging role in pathogenesis and therapy [J]. Autoimmunity, 2015, 48 (2): 69-72.

[100] LEBREC H, HOCK MB, SUNDSMO JS, et al. T-cell-dependent antibody responses in the rat: forms and sources of keyhole limpet hemocyanin matter [J]. J Immunotoxicol, 2014, 11 (3): 213-221.

[101] WATAD A, QUARESMA M, BROWN S, et al. Autoimmune/inflammatory syndrome induced by adjuvants (Shoenfeld's syndrome) - An update [J]. Lupus, 2017, 26 (7): 675-681.

[102] RUIZ JT, LUJAN L, BLANK M, et al. Adjuvants- and vaccines-induced autoimmunity: animal models [J]. Immunol Res, 2017, 65 (1): 55-65.

[103] PELLEGRINO P, CLEMENTI E, RADICE S. On vaccine's adjuvants and autoimmunity: Current evidence and future perspectives [J]. Autoimmun Rev, 2015, 14 (10): 880-888.

[104] MORTEZAGHOLI S, BABALOO Z, RAHIMZADEH P, et al. Evaluation of TLR9 expression on PBMCs and CpG ODN-TLR9 ligation on IFN-α production in SLE patients [J]. Immunopharmacol Immunotoxicol, 2017, 39 (1): 11-18.

[105] Alley SC, Anderson KE. Analytical and bioanalytical technologies for characterizing antibody-drug conjugates [J]. Curr Opin Chem Biol, 2013, 17 (3): 406-411.

[106] Yang F, Wen W, Qin W. Bispecific Antibodies as a Development Platform for New Concepts and Treatment Strategies [J]. Int J Mol Sci, 2016, 18 (1).

[107] Nedergaard MK, Michaelsen SR, Urup T, et al. 18F-FET microPET and microMRI for anti-VEGF and anti-PlGF response assessment in an orthotopic murine model of human glioblastoma [J]. PLoS One, 2015, 10 (2): e0115315.

第九章 新药开展首次临床试验的非临床安全性研究与评价

新药研发是一个包括在动物和人体探索安全性信息的逐步推进过程。一个药物从筛选到上市，需要经过10~20年时间，非临床研究也是伴随新药研发进程进行阶段性要求。对于临床早期开发的新药，可进行有针对性的初步非临床研究，在临床试验前回答药物对其所支持的临床试验中可能出现的毒性反应，包括阐明靶器官的毒性反应、剂量依赖性、毒性与药物暴露的关系以及毒性的可逆性，然后在随后临床试验中逐步通过延长给药期限和/或扩大病例数来增加药物暴露。后续临床试验是否可以扩大，除取决于已完成的临床试验能否体现药物安全性信息外，也需结合临床试验期间的非临床安全性信息，如进一步周期的长毒试验给出的安全性信息。

第一节　临床试验分期和首次临床试验

人体临床试验的目的是研究药物的有效性和安全性，开始时采用相对较低的全身暴露在少量受试者中进行，随后的临床试验通常通过延长给药期限和/或扩大患者人群规模来增加药物的暴露。临床试验的继续扩大应基于已完成的临床试验证明具有充分的安全性，以及药物临床开发进程中获得的其他非临床安全性信息。

人体药物临床试验通常包括Ⅰ、Ⅱ、Ⅲ和Ⅳ期临床试验等阶段。Ⅰ期临床试验为初步的临床药理学及人体安全性评价试验，观察人体对于新药的耐受程度和药代动力学，为制定给药方案提供依据。Ⅱ期临床试验为治疗作用初步评价阶段，其目的是初步评价药物对目标适应证患者的治疗作用和安全性，也包括为Ⅲ期临床试验研究设计和给药剂量方案的确定提供依据，阶段的研究设计可以根据具体的研究目的，采用多种形式，包括随机盲法对照临床试验。Ⅲ期临床试验为治疗作用确证阶段，其目的是进一步验证药物对目标适应证患者的治疗作用和安全性，评价利益与风险关系，最终为药物注册申请的审查提供充分的依据。试验一般应为具有足够样本量的随机盲法对照试验。Ⅳ期临床试验为新药上市后应用研究阶段。其目的是考察在广泛使用条件下药物的疗效和不良反应，评价在普通或者特殊人群中使用的利益与风险关系以及改进给药剂量等。药物临床试验可包括上述一个或多个阶段的研究，可按顺序分阶段进行，也可根据具体情况交叉重叠进行。

首次临床试验是指申请人首次开展的临床试验。通常为采用相对较低的全身暴露在少量受试者中进行，多数为Ⅰ期临床试验内容，但也可能延伸为观察有效性的Ⅱ、Ⅲ期临床试验。

第二节　开展首次临床试验需开展的非临床研究项目与策略

新药的非临床安全性试验通常包括：安全药理学试验、一般毒性试验、毒代动力学和非临床药代动力学试验、生殖毒性试验和遗传毒性试验，存在特殊担忧原因或拟长期使用的药物，还需进行致癌性试验。根据具体情况具体分析的原则，还应进行其他的非临床试验，以评估光毒性、免疫毒性、幼龄动物毒性和依赖性。

对药物拟开发适应证为危及生命或严重疾病（如晚期癌症、耐药性HIV感染、先天性酶缺乏疾病），且目前尚无有效治疗手段时，为优化和加快药物开发，对其毒理学评价和临床开发也可允许采用具体问题具体分析的方法。对于符合上述情况的产品、采用创新性治疗方法的产品（如siRNA）及疫苗佐剂，某些试验可以简化、延缓、免做或增加。

一、拟定临床开发计划的重要性

研究信息应该清楚地说明研究药物的名称与其所有的活性成分及药理类别、结构式（如果已知）、制剂处方、给药途径和临床试验的目的。如果有研究药物既往人用经验，应提供简短概述。

总体研究计划应总结支持临床试验方案（主要为剂量、给药方案和患者人群、风险控制等）的设计依据、拟定的适应证、Ⅰ期临床试验计划、评价研究药物的一般方法、计划的试验持续时间、试验中使用研究药物的受试者预计人数、后续试验计划、根据已有信息预期的任何严重风险及严重程度等。

二、毒性试验的GLP规范性和安全性数据的支持性

毒理学研究应说明其研究内容与拟定临床试验的相关性，同时还应说明毒理试验的GLP依从性。

毒理研究研究信息应阐述毒性反应的程度、严重性和持续时间、剂量相关性、可逆性、种属及性别差异。特别关注毒性反应信息、动物死亡、病理学检查、遗传毒性及其对人类风险、生殖毒性、局部耐受性、其他需特别说明问题。根据药物特性和人体研究分期，可能需要特殊研究信息。毒理研究结果评价应关注毒性反应相关性的逻辑评价，并说

明外推人体的风险预测。内容包括动物种属、动物数量、给药剂量、给药周期、暴露量及其与人体最大暴露量的相关性，建议以表格形式说明。

对药代动力学、毒代动力学和代谢数据的评估中，应说明分析方法、药代动力学模型和所得参数的相关性。可结合药理学或毒理学中特定问题交叉深入探讨（例如，疾病状态的影响、生理学变化、抗药抗体、不同动物种属的毒代动力学数据比对等）。对数据中不一致的情况应进行分析。比较分析药物在动物和人体中代谢和系统暴露量的差异（AUC、C_{max}和其他参数），并重点说明采用非临床试验预测人体潜在不良反应的局限性和适用性。

三、非临床研究内容的阶段性

药物开发是一个逐步递进的过程，涉及对动物和人体有效性和安全性信息的评价。非临床安全性评价的目的一般包括：阐明毒性反应特征及相应的靶器官、剂量依赖性、暴露关系以及潜在可逆性（适当时）。这些信息可用于估算人体临床试验的安全起始剂量和剂量范围，确定潜在不良反应的临床监测指标。在临床开发开始时，虽然非临床安全性研究资料通常比较有限，但应能够充分阐明药物在所支持的临床试验中可能出现的潜在不良反应。

例如，对于支持临床试验的非临床重复给药毒性试验周期，在 ICH M3 中明确指出，采用两种动物（其中一种为非啮齿类）进行的最短期限为 2 周的重复给药毒性试验（表 9-1），通常可支持给药期限不超过 2 周的临床开发试验。更长给药期限的临床试验应由至少相同给药期限的重复给药毒性试验支持。6 个月的啮齿类动物试验和 9 个月的非啮齿类动物试验通常可支持给药期限超过 6 个月的临床试验。

表 9-1　支持临床试验的重复给药毒性试验的推荐期限

临床试验最长期限	支持临床试验的重复给药毒性试验的推荐的最短期限	
	啮齿类动物	非啮齿类动物
≤2 周	2 周	2 周
2 周 ~ 6 个月	同临床试验	同临床试验
＞6 个月	6 个月	9 个月

四、临床试验的风险控制计划对非临床试验项目选择的推荐

首次临床试验中的风险控制计划决策非临床研究的内容多少。通常认为，严格的临床试验风险控制计划有助于减少临床试验的担心，进而可能或减免某项非临床研究内容。同样，也需要根据临床适应证，考虑可能推迟或减免某项非临床研究内容，如抗肿瘤药物的

非临床安全性研究要求会有所不同。现有的ICH M3指导原则指出：对于生殖毒性研究内容，可针对临床用药人群，在适当的时候进行生殖毒性试验。

（一）男性

在雄性生育力试验完成前，男性受试者可以入选Ⅰ、Ⅱ期临床试验。因为重复给药毒性试验评估了药物对雄性生殖器官的影响。雄性生育力试验应在大规模或长期的临床试验（如Ⅲ期试验）开始前完成。

（二）无生育可能的妇女

如果已完成相关的重复给药毒性试验（其中包括对雌性生殖器官的评价），无生育可能妇女（即绝育或绝经后妇女）可以在缺少动物生殖毒性试验的情况下入选临床试验。绝经后定义为在无替代医疗干预的情况下停经12个月。

（三）有生育可能的妇女

对于有生育可能的妇女（WOCBP），在潜在风险与获益信息获得之前，对胚胎或胎儿的非预期暴露具有较高水平的担忧。当临床试验中纳入WOCBP时，非常有必要对胚胎或胎儿非预期暴露风险进行表征并将风险降至最小化。达到该目的的第一种方法是进行生殖毒性试验以表征药物本身的固有风险，并在临床试验WOCBP的暴露过程中采取适当的防控措施。第二种方法是临床试验过程中通过采取避孕措施以控制风险。避孕措施包括：妊娠检测（如测定β-HCG）、采用高效的避孕方法以及仅在证实月经期后进入试验。试验期间的妊娠检测和受试者教育，应足以确保受试者在药物暴露期间（可能超过试验期限）能够依从为避免妊娠而设计的措施。为支持这些措施，应基于任何已知的与生殖毒性相关的信息起草知情同意书，如具有相关结构或药理学作用的药物潜在毒性的综合评价。如果无相关生殖毒性信息，应与受试者交流告知药物对胚胎或胎儿存在未知风险。

某些情况下，在未进行非临床发育毒性试验（如胚胎-胎仔试验）时，WOCBP也可入选早期临床试验。一种情况是在短期（如2周）临床试验中加强妊娠风险控制。另一种情况是疾病在女性中高发，不纳入WOCBP无法有效地达到临床试验目的，且同时有足够的预防措施以避免怀孕。

在缺少非临床发育毒性试验的情况下，入选WOCBP进行临床试验需考虑的其他因素还包括：对药物作用机制、药物类型、药物在胎儿暴露的程度，或在合适的动物模型中进行发育毒性试验的难度认识。例如，根据当前的科学认识，单克隆抗体在人体器官形成期给药，胚胎-胎儿的暴露量较低，因此发育毒性试验可在Ⅲ期临床试验期间进行，在申请上市时应提交完整的试验报告。

通常，若能获得在两种动物种属中进行的适当的初步生殖毒性数据，且在临床试验中采取严格的避孕措施时，在最终的生殖毒性试验完成之前，临床试验中可纳入WOCBP（小于150人）进行相对短期（不超过3个月）的研究性治疗。这是因为在此种规模和期限的严格控制的临床试验中受试者的妊娠概率非常低，而设计合理的初步生殖毒性试验，能够检出临床试验入选 WOCBP 时可引起担忧的大部分发育毒性发现。WOCBP 的样本量和试验期限，受可改变妊娠率的人群特征（如年龄、疾病）的影响。

在未采取有效避孕措施的 WOCBP 或妊娠状况不明的妇女入选临床试验前，所有雌性动物生殖毒性试验和遗传毒性标准组合试验均应完成。另外，应对已有人用安全性数据进行评价。

（四）妊娠妇女

在妊娠妇女入选临床试验前，各项生殖毒性试验和遗传毒性试验标准组合均应完成。另外，还应对药物以往人体暴露的安全性数据进行评价。

第三节　抗肿瘤药物非临床安全性研究的特殊考虑

抗肿瘤新药非临床评价中的利弊权衡需考虑到肿瘤疾病及其药物应用特点。一般来说，抗肿瘤新药的临床受试对象多为无法通过外科切除术而根除肿瘤的患者，这类患者的临床治疗效果较差或根本无有效治疗方法。若抗肿瘤新药具有有效性的优势或特点，患者是愿意参与新药临床试验的。虽然多数抗肿瘤药物常伴有严重的不良反应，但通过谨慎用药和临床安全性监测，以及对毒性反应的及时处理，均可使上述不良反应所致的危险性小于疾病自身的危险，部分潜在毒性风险是可以接受的。上述信息提示抗肿瘤新药的风险评估更多关注患者在危及生命状况下的获益可能性。

抗肿瘤新药早期临床试验内容多指临床Ⅰ期试验内容，但也可能包含了部分探索性的临床Ⅰ、Ⅱ试验内容。首次进入临床Ⅰ期试验方案是结合了新药的非临床研究结果，同时参考了肿瘤疾病特点、临床治疗手段和同类别药物应用情况等来决策和设计的。抗肿瘤新药早期临床试验中的安全性和有效性研究内容主要包括肿瘤患者选择、起始剂量设计、剂量递增、人体药动学研究、最大耐受剂量（MTD）探索、重复给药方案探索、作用机制研究等，这些研究内容及其设计考虑应该在非临床研究中有相应支持信息。现主要依据抗肿瘤药物的临床Ⅰ期试验内容来分析非临床研究应提供的哪些支持性信。

一、从受试对象分析非临床研究的支持信息

临床试验中的特定肿瘤类型患者选择可以依据动物药效学研究结果来考虑，也可以根据抗肿瘤新药的作用机制特点来考虑，或者根据拟定适应证在临床的治疗现状来考虑。在早期临床试验中通过对不同肿瘤患者的初步疗效评价最终筛选出确证性临床试验中的合适受试患者。该临床试验内容要求非临床的药效学研究结果能够提示哪类肿瘤患者可能有较好疗效。为了提高临床前药效学研究结果对临床受试患者选择的预测价值，建议应在足够多模型上药效学研究，并符合相关指导原则的规范性要求。Ⅰ期临床试验中还可能会选择

健康受试者进行试验，但这部分试验多为低于治疗剂量药动学研究或其他信息收集，在此不过多讨论。

二、从给药方案分析非临床研究的支持信息

抗肿瘤药物的给药方案是决定药物疗效和安全性的关键性因素，I期临床试验中应说明选择特定给药方案的合理性。抗肿瘤新药I期临床试验的给药方案可能需要在患者中进行探索研究。

（一）起始剂量

抗肿瘤药物的I期临床试验对象多为肿瘤患者，起始剂量的设计需考虑肿瘤患者的疾病和生理状态，也应考虑少选择可能剂量过低的无效起始剂量。肿瘤患者在进行细胞毒类抗肿瘤药物的起始剂量设计时多根据临床前毒性试验的MTD剂量来进行推算。毒性试验有急性毒性试验、不同给药方案的重复给药毒性试验，不同的MTD值可推算出不同的临床起始剂量。一般来说，若毒性试验模拟临床给药方案，28d长毒试验的MTD可用于推算临床起始剂量。当然也可以参考急毒试验、长毒试验结果或其他信息进行综合考虑。

（二）剂量递增方案

I期临床试验有不同的剂量递增方法，但必须考虑到药物的毒性-剂量或时间反应曲线。临床前毒性试验除得出MTD的重要数据外，更重要的是获得药物毒性反应的剂量关系。可根据毒性-剂量或时间反应的关系进行剂量递增方案设计。若毒性-剂量或时间反应曲线较为陡峭，则剂量递增的比例不应太大。由于药物毒性反应与其体内暴露量的相关性较好，综合比较临床前的毒性反应-暴露量关系（毒代动力学）和临床I期试验的药动学数据将有助于设计剂量递增方法。

（三）给药间隔

I期临床实验的重复给药方案主要根据单次剂量递增试验结果来进行考虑，考虑因素包括毒性反应的剂量关系、毒性反应的恢复试验、细胞生物周期的恢复时间等。临床前重复给药的药效学和毒性试验方案的探索研究有助于I期临床试验的重复给药方案选择。也可参考同类别药物或肿瘤和/或正常组织的药物毒性比率来设计用药的剂量间隔。

上述临床试验内容的设计需要在非临床研究中进行不同用药方案的有效性和安全性研究。为了探索肿瘤药物最佳的用药方法，保证最大的抑瘤活性和最小的药物毒性，建议非临床研究开展不同用药方案的药效学和安全性试验。毒性试验研究除达到常规的毒性试验目的外，应确认动物毒性实验的MTD剂量，并结合药动学和/或毒代动力学结果预测人体试验的最大耐受暴露量，评价新药的安全范围。

三、从不良反应监测分析非临床研究的支持信息

早期临床试验中毒性反应监测除参考常规的不良反应指标检查外，应根据临床前药物暴露的毒性反应性质和特点进行特别设计，如骨髓毒性、血液学毒性等。若Ⅰ期临床单次剂量试验中出现了其他预料外的毒性反应，也应及时增加相应指标的监测。肿瘤药物常见不良反应在不同药物间也有不同的量效关系，临床试验中不仅关注不良反应的类别或性质，更需监测不良反应发生的量效关系。

不良反应监测可能需要在非临床研究中有以下信息支持：非临床研究除探索肿瘤药物潜在的毒性反应类型外，还需考察抗肿瘤新药毒性反应与同类药物（如细胞毒或酪氨酸激酶抑制剂）量效关系的差异，以评价特定新药毒性反应的量效关系特点。

四、从Ⅰ期临床试验的疗效评价分析非临床研究的支持信息

Ⅰ期临床试验中可初步观察患者用药的肿瘤反应情况，可通过观察肿瘤反应标志物来初步预测其可能的疗效，如靶向抗肿瘤药物可通过测定特定标志物来初步预测其药理活性。由于Ⅰ期临床试验纳入患者数量少，远不足以确定其可能的疗效如缓解率，因此Ⅰ期临床试验的疗效可结合作用机制进行评价。

该临床试验内容需要非临床药效学研究中关注作用机制研究，这些机制研究认识在人体试验中的进一步确认有助于评价新药的有效性潜力，临床方案中可以考虑将作用靶点的变化作为人体试验中有效性评价的替代指标。

五、从药动学研究内容分析非临床研究的支持信息

人体药动学研究通过检测全血或血浆中试验药物的浓度（暴露量）的变化，以描述药物在体内的吸收、分布、代谢和排泄的全过程，并计算出药物的半衰期、峰浓度、达峰时间、生物利用度、分布容积、代谢、血浆蛋白结合、清除率等参数。影像学技术有助于研究药物在肿瘤组织靶部位的分布，鼓励采用放射自显影技术进行药物组织分布研究。必要时需进行其他特殊的药动学研究，如联合用药、肝肾功能不全患者、老年患者的药动学研究。另外，也要考虑进行影响药物吸收因素的研究，如食物。

临床药动学研究结果与动物药动学和/或毒代动力学研究结果的比较分析有助于评价新药药效和毒性的量效关系在动物与人体的差异，也有助于设计人体试验的最佳给药剂量和给药方案，也可以为试验终止或结束提供更多信息。因此，临床前药动学研究应能提供与人体药动学研究可比较的信息，动物药动学研究除反映动物体内过程特征外，应关注动物体内的代谢途径研究和物料平衡研究，并进行体外代谢系统研究，初步比较新药在动物和人的代谢差异。

第四节 生物制品非临床安全性研究的特殊考虑

ICH S6 指导原则“生物技术药物临床前安全性评价”对生物制品非临床研究的相关要点方面给出了一个总的论述。同新药相似，生物制品非临床安全性研究的主要目的是确定药物在靶组织是否会产生毒性（危险性识别），产生毒性反应的剂量和毒性作用是否具有可逆性，并以此来选择安全的可用于人体的起始剂量和剂量递增给药方案（风险性评估）。为了确定临床用药过程中对药物进行安全性监测，非临床研究应该确定一些适当参数。基于此目的，非临床研究中为了诱发动物体内的毒性，可以使用数倍于临床剂量的预期给药剂量。非临床安全性试验研究应贯穿于生物制品的整个临床试验中，而不仅仅是在临床研究开始之前进行。此外，生物制品中的杂质和污染物引发了人们对生物制品安全性的极大关注，因此在整个非临床和临床试验中，生物制品必须符合纯度、安全性（没有外源性物质）、无菌、一致性和效能等方面的要求。每一批生物制品都需完成对比性实验，以确保药理学和毒理学实验中所使用的生物制品的一致性。临床试验中所使用的生物制品应符合相同标准。

设计和实施生物制品的非临床安全性研究时，首先需要考虑相关动物种属的选择问题。给药途径和剂量、给药方案和持续时间、受试物稳定性与拟定临床应用条件应相同或接近。用于治疗肿瘤的生物制品，应该根据靶分子的表达，在产品具有药理活性的种属上进行毒性试验。例如，若要对一种单克隆抗体进行试验，选择的动物模型应该可以表达抗体能够识别的抗原决定簇。为了使动物模型对人体毒性反应的发生更具预测性，生物制品在动物模型中的组织分布情况应该与在人体中所观察到的情况相似。如果存在两种相关动物种属，那么有必要在两种动物种属上均进行研究。相反，如果不存在相关动物模型，那么安全性试验就应该考虑使用与人体靶组织有相同表达的转基因动物和同源性蛋白质。非临床研究中，剂量选择应该考虑不同种属间受体亲和性的差异。一个科学且能够提供有效信息的研究应可以确定中毒剂量和无毒性反应剂量（NOAEL）。但对于治疗晚期癌症的肿瘤药物来说，非临床研究中确定 NOAEL 是没有必要的。如果使用药理学有关的动物模型但非传统动物模型进行试验，为了能正确解释试验中的毒理学发现，试验设计中必须包括阳性和阴性对照并获得足够的基线数据。

生物制品在某些动物种属中具有免疫原性。虽然大家普遍接受动物体内形成抗体并不意味着在人体内也会形成抗体，但在多剂量毒理学研究中应该对生物制品的免疫原性做出评估，这样有助于对试验中发现的毒性反应做出合理解释，应该描述出抗体反应的范围和效应的特点。抗体或免疫复合物本身会引起新毒性物质的产生，或者影响生物制品的药理学参数，这将导致毒性或药效曲线的改变。例如，因为药物清除增加或中和抗体的产生，免疫原性反应有时会削弱生物制品的生物活性。另外，如果受试药物的暴露不能持续，或者毒性产生是由于机体对外源性蛋白产生的反应，那么生物制品的毒性曲线将会衰减。用于激活或抑制免疫系统的生物制品，以及可改变靶细胞上表面抗原表达的生物制品，都会引起免疫毒性。这些情况下，应进行动物自身免疫性影响的试验研究。

第五节　儿科人群非临床安全性研究的特殊考虑

如果儿童患者入选临床试验，以往成人用药经验的安全性数据通常能够体现最相关的信息，且该数据一般应在儿童临床试验开始前获得。应根据具体问题具体分析的原则来确定成人数据的适合性和范围（程度）。在儿童用药前有可能并没有大量的成人用药经验（如儿童专属适应证）。

在儿科人群临床试验开始前，应获得合适给药期限的成年动物重复给药毒性试验、安全药理学核心组合试验和遗传毒性试验标准组合的结果。与临床试验中儿童患者人群的年龄和性别相关的生殖毒性试验，对于提供直接毒性或发育风险的信息（如生育力和围生期发育试验）也是很重要的。胚胎-胎仔发育毒性试验对于支持男性或青春期前女性参与的临床试验并不重要。

只有在已有的动物和人体安全性数据（包括来自该药理学分类的其他药物的效应）被认为不足以支持儿科试验时，才应考虑进行幼龄动物毒性试验。如果需要进行一项幼龄动物试验，一般认为一种相关种属（首选啮齿类动物）是足够的。当有科学依据时，进行一项非啮齿类动物试验也是合适的。

对于在儿科患者中进行的短期 PK 试验（如给药 1 ~ 3 次），幼龄动物毒性试验通常被认为并不重要。

根据治疗适应证、儿童患者的年龄以及来自成年动物和人体暴露的安全性数据，在短期、多次给药、有效性和安全性临床试验之前，应考虑是否需要获得幼龄动物试验结果。受试者的年龄与临床试验期限之间的关系（即临床试验受试者给药暴露期间，有担忧的发育阶段所占的时间比例）是最重要的考虑因素之一。该评价可决定是否需要进行幼龄动物试验，若需要进行，这些试验在临床试验的哪个时期进行。

对于长期的儿童人群临床试验，当需要进行幼年动物毒性试验评价时，幼龄动物毒性试验应在该临床试验开始前完成。

存在这样一些例子，儿童是主要的用药人群，且已有的动物试验（毒理学或药理学）已显示出对靶器官具有潜在的发育毒性担忧。这些例子中的某些情况下，进行幼年动物长期毒性试验是合适的。长期试验（如犬 12 个月试验，啮齿类动物 6 个月试验）中，应采用合适年龄和种属的动物，选择相关的终点指标，以解决该发育担忧。一个 12 个月的试验可涵盖犬的整个发育周期。在某些情况下，无论采用哪一种动物种属，此种试验设计可用于替代相应标准的长期毒性试验和一项单独的幼龄动物试验。

在进行长期的儿童临床试验之前应明确是否需要进行致癌性试验。但除非有明显的担忧理由（例如，在多个试验中显示有遗传毒性，基于作用机制或一般毒性试验中的发现有癌前风险担忧），不推荐为支持儿科用药临床试验而进行致癌性试验。

第六节　开展探索性临床试验的非临床安全性研究考虑

某些情况下，早期获得人体数据有助于加深对人体生理学/药理学、候选药物特征以及疾病相关治疗靶点的认识。探索性试验是指那些拟在Ⅰ期试验早期进行、仅有有限的人体暴露、不以治疗为目的且不以考察临床耐受性为目的的试验。探索性试验可用于考察多种不同的参数，如 PK、PD 以及包括 PET（正电子发射断层显像）受体结合和取代或者其他诊断指标在内的其他生物标志物。受试者可以是来自特定人群的患者也可以是健康受试者。

这种情况下，非临床支持性数据的数量和类型是否合适将取决于人体拟定暴露程度，而这又与临床最大用量和用药期限有关。本节内容列举了 5 种不同的探索性临床试验方法以及在这些特殊方法中推荐的非临床试验计划。但是，也可以使用未提到的替代方法，包括用于支持生物技术药物的策略。对于这些替代方法，建议与相应的监管当局进行讨论并获得认同。这些方法的采用可减少药物开发中的动物使用。

一、微剂量试验

介绍两种不同的微剂量试验方法。

第一种方法，任何受试者给予的总剂量不超过 100μg，可采取单次给药或分次给药的方法。此方法有助于在 PET 研究中对药物的靶受体结合或组织分布进行考察。该方法的第二个用途是可评估药物的 PK 特征（使用或不使用同位素标记的药物）。

第二种方法，受试者的用药次数不超过 5 次，每次最大给药量为 100μg（每名受试者总剂量 500μg）。本方法与上面第一种方法有类似的用途，但可采用更低活性的 PET 配体。

在某些情况下，对于拟口服给药的药物，如果已有口服给药的非临床毒理学数据包，可以采用静脉注射途径进行微剂量临床试验。在该种情况下，静脉给药的微剂量可由已有口服给药毒性试验（已达到足够的暴露范围）来界定。这种情况下，由于给药剂量很低(最高为 100μg)，不建议考察原料药静脉给药的局部耐受性。但如果采用了新静脉注射溶媒，则应评估溶媒的局部耐受性。

二、亚治疗剂量或在预期治疗剂量范围内的单次给药试验

第三种方法为单次给药临床试验，通常以亚治疗剂量为起始剂量，且可能逐步递增到药理学剂量或预期治疗剂量范围。最大允许剂量应根据非临床数据来确定，根据试验过程中所获得的人体临床信息，该剂量可进一步被限制。例如，采用非放射性标记药物在或接近预期药效学活性剂量确定 PK 参数。再如，可考察单次给药后的靶点效应或药理作用。

三、多次给药试验

此处介绍了支持多次给药临床试验的两种不同的非临床研究方法。这两种方法可用于支持在治疗剂量范围内最长给药 14 天以确定人体 PK 和 PD 的临床试验，但不用于支持以确定临床最大耐受剂量为目的的试验。

第四种方法要求在啮齿类和非啮齿类动物中进行 2 周重复给药毒性试验，动物给药剂量应基于最大临床剂量下预期暴露量（AUC）的倍数确定。

第五种方法要求在一种啮齿类动物中进行一项 2 周毒性试验，在非啮齿类动物中进行一项确证性试验，以考察啮齿类动物中的 NOAEL 在非啮齿类动物中是否也是无毒剂量。如果非啮齿类动物在啮齿类动物的 NOAEL 暴露水平下可见毒性作用，临床试验应当推迟，直至在该动物种属中完成进一步的非临床试验，通常是一项标准的毒性试验。

第七节　沟通交流

首次临床试验申请前，为保证临床试验申请资料的完整性、临床试验方案的可行性，申请人可向国家药品审评机构提出沟通交流申请。

申请人需要自我评估现有药学与非临床研究数据是否支持拟定的临床试验方案，并明确对拟讨论问题的观点。沟通交流会议将对相关问题及受试者保护进行探讨。内容可能会包括：现有研究数据是否支持拟开展Ⅰ期临床试验；临床试验受试者风险是否可控等。对研究数据支持开展Ⅰ期临床试验且受试者风险可控达成一致的，申请人在会后可向国家食品药品监督管理总局递交临床试验申请。

众所周知，由于科学技术的发展，新兴治疗产品不断涌现，如基因治疗产品、细胞治疗产品、组织工程产品、药械组合治疗产品及人工智能结合产品等。这种情况下，现有技术指导原则可能存在不能完全覆盖研发考虑的情况，需要结合具体新药特点，设计科学合理的非临床研究内容，此时建议在更早期召开与药品审评部门的面对面沟通交流会议。

（王海学）

参 考 文 献

[1] 药品注册管理办法.国家食品药品监督管理局令第28号，2007年7月.

[2] 新药Ⅰ期临床试验申请技术指南.国家食品药品监督管理总令第16号，2018年1月.

[3] 药物研发与技术审评沟通交流管理办法（修订稿）.国家药品监督管理局药品审评中心.2018年3月11日.

[4] 药物研发与技术审评沟通交流管理办法（试行）.国家食品药品监督管理总局令第94号，2016年.

[5] 关于调整药物临床试验审评审批程序的公告.国家药品监督管理总局令第50号，2018年7月27号.

[6] 抗肿瘤药物非临床评价（S9）.ICH，2009.

[7] 支持药物进行临床试验和上市的非临床安全性研究指导原则M3（R2），ICH，2009.

[8] 生物技术药物临床前安全性评价（S6），ICH，2011.

[9] 王海学，王庆利，彭健.支持抗肿瘤新药进入临床试验的非临床评价要点及关注问题［J］.中国新药与临床杂志，2008，27（7）：549-555.

第十章 药品不良反应监测与药物警戒

1928 年，亚历山大·弗莱明（Alexander Fleming，1881–1955）发现第一种抗生素——青霉素；1932 年，格哈德·多马克（Gerhard Domagk，1895–1964）发现第一种合成抗生素——百浪多息（Prontosil），从此现代医学进入新时代，药物研究进入新阶段，人类治疗疾病有了新武器。随着大量新药不断被发现使用，药物引起的毒副作用也逐渐被人类认识到。为应对“磺胺酏剂事件”“反应停事件”等一系列药害事件的挑战，各国先后建立药品不良反应监测制度，药物警戒的理念也逐渐确立并应用于药品全生命周期的监管。

第一节 概　述

药物的治疗效应与毒副作用均为药品的固有属性，即便药品在上市前经历了系统的安全有效性评价，在临床使用时也严格遵照说明书规定的用法用量及适应证，也不能完全避免药品不良反应的发生。

一、药品不良反应监测的历史

药品不良反应监测体系是伴随着一次次惨痛的药害事件而逐渐建立完善的。发生在国外的“白喉抗毒素”“反应停”等事件，发生在中国的“亮菌甲素”“欣弗”等事件，逐步增强了社会对药品风险发生规律的认识，药物活性成分或辅料成分固有的毒性、药品的质量缺陷、用药错误、药物过量及药物滥用等均是药害事件发生的重要因素（表 10–1，表 10–2）。

表 10–1　国外主要药害事件与药品不良反应监测的发展

药害事件	原　因	应对措施
白喉抗毒素事件：1901 年，美国圣路易斯 13 名儿童注射了马血清白喉抗毒素以后相继死亡	白喉抗毒素被破伤风芽孢污染	1902 年，美国国会通过《生物制品管制法》（*Biologics Control Act*），规范生物制品的生产

续表

药害事件	原　因	应对措施
磺胺酏剂事件：1937年，美国Massengill公司的主任药师瓦特金斯将磺胺溶于二甘醇中，制成“磺胺酏剂”。数百名患者用药后出现肾衰竭，死亡107人，多数为儿童	溶媒二甘醇的肾毒性	1938年，美国国会通过《食品、药品和化妆品法案》（*The Food, Drug, and Cosmetic Act*），新药需经注册批准（NDA）方能上市，上市前需证明药物的安全性
药物滥用：19世纪40年代，美国安非他命和巴比妥类药物滥用成瘾问题严重	缺乏药品分类监管措施	1951年，美国国会通过《达勒姆-汉弗莱修正案》（*Durham-Humphrey Amendment*），要求所有可能存在“成瘾性”或“可能有害”的药物必须注明“警告：联邦法律禁止无处方配药”，逐步形成处方药、非处方药分类管理制度
反应停事件：1961年，原联邦德国药厂格兰泰集团研制的反应停（沙利度胺）作为一种“没有任何副作用的抗妊娠反应药物”在欧洲、拉丁美洲、澳大利亚、加拿大、日本等国家及地区广泛使用，导致近万名“海豹肢畸形儿”出生	沙利度胺致畸作用存在种属差异，上市前进行的大鼠试验中未观察到致畸作用	1962年，美国国会通过《科夫沃-哈里斯修正案》（*Kefauver-Harris Amendments*），加强对药物临床试验的管理（患者知情同意）；强制要求药物上市前需证明其安全性及有效性；要求美国食品药品监督管理局（FDA）重新评估自1938年以来批准上市药物的有效性（DESI）；要求药品的标签和广告应正确描述其疗效，应包括药品不良反应在内的警示信息；建立了GMP制度 1963年，世界卫生大会提出议案，要求基于各国监管机构的不良反应报告建立监测药品不良反应的国际系统 1964年，英国启动黄卡计划（Yellow Card Scheme），通过收集疑似药物不良反应（ADR）的信息，监测上市后药物和疫苗的安全性 1968年，世界卫生组织（WHO）启动国际药品监测合作计划（Programme for International Drug Monitoring，PIDM）。1998年，中国作为正式成员国加入PIDM
SMON综合征：20世纪60、70年度，日本1万~3万人因使用止泻药氯碘羟喹（Clioquinol）导致脊髓和周围神经变性，又称亚急性脊髓视神经病	可能与氯碘羟喹中毒有关	1969年，日本启用药品上市后监测（Post-Marketing Surveillance，PMS）系统 1979年，日本药品与医疗器械管理局的前身，医药品不良反应受害救济基金组织成立；日本进行了一系列药事法规修订，建立药品再审查、GMP、药品再评价制度，建立企业强制报告不良反应制度

表10-2　我国药品不良反应监测的历史

时　间	事　件
东汉时期（公元25年~220年）	《神农本草经》成书：秦汉时期众多医学家系统收集、整理、编写，载药365种，以三品分类法，分上、中、下三品。上药一百二十种为君，主养命以应天，无毒，久服不伤人；中药一百二十种为臣，主养性以应人，无毒有毒，斟酌其宜；下药一百二十五种为佐使，主治病以应地，多毒，不可久服
1983年	卫生部起草《药品毒副反应报告制度》

续表

时间	事件
1984年	《药品管理法》颁布，第25、26、37条涉及不良反应，第48条要求"药品生产企业、药品经营企业和医疗单位，应当经常考察本单位所生产、经营、使用的药品的量、疗效和不良反应"
1988年	卫生部在北京、上海的十所医疗单位开展药物不良反应监察试点工作
1989年	卫生部药品不良反应监察中心成立
1999年	国家药品监督管理局发布《药品不良反应监测管理办法（试行）》 国家药品不良反应监测中心成立
2004年、2010年	发布《药品不良反应报告和监测管理办法》(局令第7号、卫生部令第81号)

二、相关概念及药品不良反应分类

我国实行实行药品不良反应报告制度，药品生产企业（包括进口药品的境外制药厂商）、药品经营企业、医疗机构都应当按照规定报告所发现的药品不良反应。

（一）相关概念

1. 药品不良反应（adverse drug reaction，ADR），是指合格药品在正常用法用量下出现的与用药目的无关的有害反应。

2. 药品不良事件（adverse drug event，ADE），是指药品治疗过程中出现的临床不良事件，与用药不一定有因果关系。药品不良事件内涵较药品不良反应更为宽泛，既包括药品不良反应，又包括因药品质量缺陷、用药错误、药物过量及药物滥用等引起的临床不良事件。

3. 非预期的不良反应（unexpected adverse reaction），是指药物不良反应的性质、严重程度与药品说明书或上市批准文件记载的不一致，或根据药物特性难以预测的不良反应。

4. 药品群体不良事件，是指同一药品在使用过程中，在相对集中的时间、区域内，对一定数量人群的身体健康或者生命安全造成损害或者威胁，需要予以紧急处置的事件。

5. 药品重点监测，是指为进一步了解药品的临床使用和不良反应发生情况，研究不良反应的发生特征、严重程度、发生率等，开展的药品安全性监测活动。

6. 药品不良反应报告和监测，是指药品不良反应的发现、报告、评价和控制的过程。

（二）药品不良反应的分类

药品不良反应有多种分类方法，常用的有以下几种：

1. 基于与药理作用的关系

可分为A、B两型或A、B、C三型反应。需入院就诊或发生于医院的药品不良反应中A型反应约占80%。

（1）A 型反应：为药品本身药理作用的加强或延长，一般发生率较高、容易预测、死亡率低，如阿托品引起的口干等。

（2）B 型反应：是与正常药理作用完全无关的一种异常反应，一般难以预测，常规毒理学筛选难以发现，发生率一般较低但死亡率较高。包括特异质反应、药物过敏反应等。

（3）C 型反应：是指 A 型和 B 型反应之外的异常反应。一般长期用药后出现，潜伏期较长，没有明确的时间关系，难以预测，如致癌反应，或者用药后罹患常见病的风险增加等。

2. 基于发生率

国际医学科学组织委员会（Council for International Organizations of Medical Sciences，CIOMS）依据不良反应发生率的高低，将不良反应分为 5 类：十分常见（≥10%），常见（≥1%，<10%），偶见（≥0.1%，<1%），罕见（≥0.01%，<0.1%），十分罕见（<0.01%）。

3. WHO-UMC 分类

药品不良反应的发生机制较为复杂，常用的基于与药理作用关系的 AB（C）分类方法有一定局限性，不能有效地指导临床防控药品安全性风险。2000 年，世界卫生组织乌普萨拉监测中心（WHO-UMC）的 Edwards 等依据不良反应发生的特征，将其分为 A（Augmented）、B（Bizarre）、C（Chronic）、D（Delayed）、E（End of use）、F（Failure）六类（表 10-3）。

表 10-3　WHO-UMC 药品不良反应分类

类型	特征	示例	防控
A 型 与剂量相关	常见；与药理作用有关，是药理作用增强所致；可预测；死亡率低	三环类抗抑郁药引起的口干；阿片类药物引起的呼吸抑制；华法林导致的出血；地高辛的毒性等	减量或停药；考虑合并用药的因素
B 型 与剂量无关	罕见；与药物的药理作用无关；不可预测；死亡率高	免疫反应：特异质的青霉素过敏反应：全身麻醉时的恶性高热	停药，避免再次使用
C 型 与剂量、疗程相关	罕见；与药物蓄积有关	类固醇激素对下丘脑-垂体-肾上腺轴的抑制作用；双膦酸盐类致颌骨坏死	减量或停药；延长用药间隔
D 型 与疗程相关	罕见；常与剂量有关；在用药后的某个时间段发生或加重	致癌；迟发性运动障碍；致畸；洛莫司汀致白细胞减少症	难以处置
E 型 与停药相关	罕见；停药后出现	阿片类或苯二氮类戒断综合征（如失眠、焦虑）	重新用药或缓慢撤药
F 型 非预期的治疗失败	常见；与剂量有关；常因药物相互作用引起	在使用酶诱导剂时口服避孕药无效；抗菌药物耐药性	增加剂量；考虑合并用药因素

三、药物警戒理念的起源与发展

“药物警戒”（pharmaco vigilance，PV）一词首先由法国科学家（1974年）提出，源于pharmakon（希腊语药物）和vigilare（拉丁语监视）。20世纪90年代以来，药物警戒研究已从利用ADR报告和Ⅳ期临床试验数据检测新的药品不良反应风险信号，转向更重要的公共卫生问题。药物警戒的研究已从传统的上市后药品不良反应监测，拓展到药品研究、使用、生产、销售及监管各环节中，任何可能影响药品安全的风险因素、不良事件及其防控措施。药物警戒的研究对象包括药品不良反应及其他药品安全相关问题，如药品质量（假药和劣药）、处方错误、药品误服及过量、药物滥用、药物相互作用（drug-drug interaction，DDI）、食物药物相互作用（food-drug interaction，FDI）等问题。

WHO、CIOMS等国际组织对药物警戒的推广和发展起到重要作用。1986年，CIOMS建立第一个药物警戒工作组（国际不良药物反应报告工作组）。1997年，WHO-UMC主办的药物警戒有效传播国际会议（International Conference on Developing Effective Communications in Pharmacovigilance）发布埃利斯宣言（Erice Declaration）：“药物警戒是一项具有深远意义的公共卫生活动，它依赖于相关各方的诚信和集体责任，需要消费者、卫生专业人员、研究人员、学术界、媒体、生物制药业、药品监管机构、政府和国际组织的共同努力”。

2002年，WHO将药物警戒定义为“发现、评估、认识、预防药品的不良反应和其他相关问题的科学与活动。”药物警戒的目的是增强患者对药品（风险）的警惕性，提高患者用药的安全性，为公共卫生计划提供可靠、相称的信息，以有效评价药品的风险-获益特征。药物警戒涵盖一系列的工作机制和控制措施，用以规划和保证药品在其全生命周期，从试管到临床使用的总体安全性。

目前，药物警戒已经发展成一项国际性的行动和科学实践，首要目标为优化全球合理治疗实践，改善患者临床安全。大多数高收入的发达国家已经具备较为健全的药物警戒体系，中国和许多发展中国家仍在建立完善药物警戒法规、机构和工作程序，以应对药品安全性问题的挑战。

四、药物警戒研究

药物警戒在促进和改善公共卫生方面发挥着多种作用。药物警戒的关键目标是：识别患者使用药物相关的风险；参与对药物的潜在获益和不利影响的比较评估，使其尽可能地发挥疗效；促进药物的安全，有效和合理使用；通过有效沟通提高患者和公众对药物安全使用的认识。

（一）研究对象

药物警戒贯穿于药品的全生命周期。药品上市前阶段主要利用非临床安全性评价、临床试验等方法评价药物的安全性。非临床安全性评价的目标通常包括对靶器官的毒性效应、剂量依赖性、与暴露的关系，以及毒性可逆性的表征。由于存在种属差异，基于动物的上市前非临床安全性评价结果与临床实际存在一定差异。上市前的临床试验样本量有限，一般仅能观察到常见（1%~10%）的不良反应；此外，受研究周期、纳入人群等限制及伦理学要求，难以观察药物对特殊人群的安全性、迟发性毒性反应，以及联合用药、食物等对安全性的影响。

据报道，临床观察到肝毒性的药物中有38%~51%在动物实验未被发现。在美国，由于安全性原因而撤市的药物约占上市药物的3.5%，1975~2007年撤市的47种药物中，15种因肝毒性、21例因心脏毒性。1953~2013年，各国因药物不良反应而撤市的药品共462种，其中全球撤市43种（占9.34%），肝毒性是药品撤市的最常见原因。

由于药品上市前研究存在局限性，国内外均将上市后阶段的药品作为药物警戒的主要研究对象。欧盟的《药物警戒规范》（*Guideline on Good Pharmacovigilance Practices*，*GVP*）将药物警戒系统定义为用于履行药物警戒相关法律责任和义务的系统，旨在监测医药产品上市后的安全性及其风险-获益的任何改变。美国FDA发布的《药物警戒规范与药物流行病学评估指南》（*Good Pharmacovigilance Practices and Pharmacoepidemiologic Assessment*）用于指导上市后药物警戒和药物流行病学评估。

（二）主要研究内容

药物警戒研究的主要目的是发现、评估、确认药品可能存在的安全风险，寻找影响药品安全的风险因素，研究安全风险的预防及控制方法。具体可概括为以下几个方面：①识别、描述或量化安全风险，包括描述不良反应表现、严重程度、发生类型及转归；研究不良反应发生率；探讨不良反应发生机制及影响因素；②确认药品的安全性，包括不同剂量及疗程、不同人群及联合用药等情况下的安全性，提出合理用药的建议；③衡量风险管理措施的有效性。在药品上市后，药物警戒的主要研究内容包括以下几个方面：

1. 观察新的不良反应的发生情况。

2. 评估已知药物严重不良反应的风险程度（发生率、严重程度、预后转回、风险因素等）。

3. 识别、确认、评估不良反应风险信号。对发现的风险信号进行研究，确认与怀疑药品的关联性/因果关系，评估风险程度（发生率、严重程度、预后转回、风险因素等）。不良反应风险信号来源于：基础研究、临床试验、药物流行病学研究、常规监测中发现的信号；同类产品（相同活性成分/组方、相同作用机制）存在的严重不良反应的；药品监管部门关注的安全性问题。

4. 特殊人群用药的不良反应发生情况。特殊人群包括孕妇、儿童、老年人、肝肾功能损害患者、特殊种族/有基因倾向或某种合并症的患者。

5. 安全性数据缺乏的药品，研究其不良反应发生情况：包括经快速通道审批，豁免安全性相关研究，由于历史原因未经系统安全性评价的药品等。

6. 与药品安全相关的其他问题。包括药品质量问题（假药和劣药）、处方错误、药品误服及过量、药物滥用、药物相互作用（DDI）、药物食物相互作用（FDI）等。

药物警戒对减少和防止上市后药品不良反应的重复发生，及时、有效控制药品的风险，提高临床合理用药水平，保障公众用药安全，加强药品安全监管能力，遴选、调整基本药物等方面都具有重要意义。

第二节　法规及监测体系

一、美国

（一）管理机构

美国 FDA 下设药品评价研究中心（Center for Drug Evaluation & Research，CDER），CDER 的监测与流行病学办公室（OSE）主要负责在美国上市后药品不良事件的收集、分析、管理。

（二）法律法规

美国与药物警戒有关的法律文件包括法律和法案（law & act）、法规和条例（rule & regulation）等，如《联邦食品、药品和化妆品法》（*Federal Food，Drug，and Cosmetic Act，FD&C Act*）、《处方药用户收费法》（*Prescription Drug User Fee Act，PDUFA*）等。此外，FDA 发布了一系列指南（guidance）文件，指导企业开展药物警戒工作，如《上市后研究和临床试验指南》（*Postmarketing Studies and Clinical Trials*）、《药物警戒规范与药物流行病学评估指南》（*Good Pharmacovigilance Practices and Pharmacoepidemiologic Assessment*）、《药品安全信息-FDA 与公众的沟通》（*Drug Safety Information - FDA' s Communication to the Public*）等。

（三）监测系统

美国 FDA 药品不良反应报告最主要的来源是 MedWatch 报告系统（the FDA Safety Information and Adverse Event Reporting Program，FAERS）。FAERS 收集的报告范围主要为药品和医疗器械的不良反应和质量问题，分为自发报告系统和强制报告系统两部分。

自发报告系统接受来自医护专家、消费者、研发机构等的自愿报告，收集范围主要为药品和医疗器械不良反应报告和质量问题以及其他 FDA 监管产品的相关问题，任何怀疑与被 FDA 监管的药物、生物制品、医疗设备、膳食补充剂或化妆品有关的严重不良事件，产品质量问题及可疑的假冒医疗产品，产品使用/用药错误，治疗失败，以及不同企业的药物不等效等。

美国联邦法律规定，药品、生物制品的生产商、包装商，医疗器械的生产商、分销商必须定期向 FDA 报告其上市销售药品的不良反应，以发现那些上市前未能发现的罕见的或者长期的药品不良反应。其中：非预期的、严重不良事件：现版说明书及标签未收载的，必须在 15 个工作日内向 FDA 汇报。其他不良事件：上市后的前 3 年每季度必须向 FDA 提交定期报告，3 年后向 FDA 提交年度报告。

美国大约 90% 以上的不良反应报告来自企业的强制报告，报告类型包括：严重药品不良反应/事件报告（15day-reports）、定期报告（periodic reports）、随访报告（followup reports）及分销报告（distribution reports）。制药企业可以依据 21CFR314.90 法案，对非严重不良事件申请豁免报告，OSE 负责批准制药企业提交的豁免申请。

二、日本

(一) 管理机构

日本药品和医疗器械局（PMDA）负责药品和医疗器械上市许可申请的科学审查，上市后安全性的监测，同时负责对药物不良反应受害者及药品或生物制品造成的感染者提供补偿性赔偿。PMDA 的安全处具体承担包括药物不良反应在内的药物安全性监测工作。

(二) 法律法规

日本药品上市后警戒目的是确保其药物上市后的安全性及有效性，建立合理的用药方法，主要由 3 项制度组成：不良反应收集和报告制度；再审查制度；再评价制度。

日本于 1967 年开始建立药品不良反应报告制度，同年建设了全国性的药品监测系统，1972 年加入 WHO 国际药品监测合作计划。1978 年开始推行药房（普通药店）监测制度，1979 年立法确定了制药企业报告制度。2001 年 10 月，日本实施“上市后早期阶段警戒（Early Post-marketing Surveillance，EPPV）”制度，要求在新药上市的初期加强安全措施。

EPPV 是日本药品批准的必要条件。为保证临床合理使用、快速识别药品严重不良反应，上市许可人需在药品开始销售的 6 个月内实施 EPPV，通过访视、信函、传真、电子邮件等途径积极向卫生专业人员提供安全性信息，积极收集并鼓励上报不良事件。上市许可人指定的代表在约定的时间内定期走访所有使用新药的医院，前两个月每月 2 次，其后每月 1 次，向卫生专业人员介绍药品安全性相关信息，提示合理用药。EPPV 不属于临床或注册研究，只是促进卫生专业人员上报 ADR（自发报告）的措施。

1979 年，日本药事法修订案要求对新药开展再审查。再审查制度的目的是在药品批准后的特定时期内收集其有效性和安全性信息，再次确认药品的临床使用价值，该制度于 1980 年 4 月开始实施。

1971 年 12 月，日本以行政指导形式实施药品再评价制度。该制度的目的是基于医学和药学科学现状，重新考虑已批准药品的有效性和安全性。1985 年 1 月起，再评价制度被列入药事法，新再评价制度于 1988 年 5 月生效。

（三）监测系统

医疗保健专业人员的报告系统是医疗保健专业人员向日本厚生劳动省（Ministry of Health，Labour and Welfare，MHLW）报告不良反应的系统。1997 年 7 月通过调整和升级功能，简化了报告格式，将报告接收范围扩展到所有医疗机构和药店，来自医生、牙医和药剂师的报告数量明显增加。

上市许可人药品不良反应报告系统主要收集来自上市许可人的药品不良反应报告、感染报告、研究报告、国外采取的安全性措施的报告。新的严重不良事件要求 15 天内直接上报；死亡与危及生命的事件要求立即传真上报，然后再提交正式的书面报告；已知严重不良事件 30 天内上报；文献报道的严重不良事件、药品无效也需上报。

2012 年 3 月，患者/消费者的 ADR 报告系统开始试运行，患者或其家属可以通过互联网向 PMDA 报告 ADR。

三、欧盟

（一）管理机构

欧盟的药物警戒工作由欧洲药品管理局（EMA）及各成员国主管机构负责。上市许可人可直接向 EMA 提出新药注册申请（集中授权），也可以向某一个或多个国家提出新药注册申请，在一国上市后也可向其他欧盟国家通过互认程序获准上市。根据药品上市批准程序的差别，欧盟的药物警戒工作由 EMA 和各国药物警戒主管机构协作开展。EMA 负责集中授权的人用药品的药物警戒，协调各成员国人用药品的药物警戒工作；成员国的主管机构负责在该成员国范围内的药品安全性监测。EMA 下设的药物警戒风险评估委员会（PRAC）、人用药品委员会（CHMP）及人用药品相互认可和分散评审程序协调小组（CMDh）参与药物警戒工作，欧盟的《药物警戒管理规范》（*Good Pharmacovigilance Practices*，*GVP*）规定了各方在药物警戒工作中的具体职责。

（二）法律法规

欧盟的药物警戒法律文件包括指令（directive）、法规（eudraLex）等。2001 年 11 月，欧盟以 2001/83/EC 指令的形式对欧共体成立以来的所有涉及人用药品的指令进行了梳理，该指令的第 9 章规定了药物警戒和监测的有关内容。欧盟药品法规中第 9 卷为药物警戒指南，该指南对 EMA、成员国药品监管机构及上市许可持有人在药物警戒工作的职责，药品警戒体系、质量保证、检查，药品风险及信号管理，不良反应监测及上市后研究，风险最小化措施等做出详细的规定。

（三）监测系统

欧盟的药品可疑不良反应报告系统称为 EudraVigilance 数据库，其功能规范由 EMA 与成员国和欧盟委员会共同制定。根据欧盟指令 2001/83/EC 第Ⅸ章“药物警戒”第 3 节中“药物警戒数据的记录、报告和评估”的第 1 条“疑似不良反应的记录和报告”，以及法规（EC）726/2004 第Ⅱ章“药物警戒”第 3 节中“人用药品的授权与监督”的第 24（4）、28（1）、28a（1）（c）和 28c（1）条，EudraVigilance 数据库收集欧洲经济区（European Economic Area，EEA）药品上市后或药物临床试验期间发生的疑似药品不良反应报告。

四、中国

与发达国家相比较，我国的药品不良反应监测工作起步较晚。1988 年，卫生部在北京、上海的十所医疗单位开展了药物不良反应监察试点工作。1999 年，国家药品不良反应监测中心成立。近年来，随着中国社会经济的快速发展，药品在临床的应用更加广泛，为了在更高程度上满足人民群众对药品安全性的要求，国家加大了药品不良反应监测相关领域的投入，我国药品不良反应监测体系日臻完善。

（一）管理机构

国家药品监督管理局（NMPA）主管全国药品不良反应报告和监测工作，所属的国家药品不良反应监测中心（CDR）负责组织制订药品不良反应、医疗器械不良事件监测与再评价以及药物滥用、化妆品不良反应监测的技术标准和规范，组织开展药品不良反应、医疗器械不良事件、药物滥用、化妆品不良反应监测工作。

（二）法律法规

我国药物警戒的法律体系分为法律、行政法规、部门规章和工作文件四个层面。

《药品管理法》第七十条规定：“国家实行药品不良反应报告制度。药品生产企业、药品经营企业和医疗机构必须经常考察本单位所生产、经营、使用的药品质量、疗效和反应。发现可能与用药有关的严重不良反应，必须及时向当地省、自治区、直辖市人民政府药品监督管理部门和卫生行政部门报告。”《药品管理法实施条例》（国务院第 666 号令）第四十条规定：“对不良反应大或者其他原因危害人体健康的药品，应当撤销该药品批准证明文件。”

《药品不良反应报告和监测管理办法》（卫生部令第 81 号）明确了药品不良反应相关工作的职责、药品不良反应的报告与处置、药品上市后安全性评价与控制、信息管理、法律责任等。《药品定期安全性更新报告撰写规范》（国食药监安〔2012〕264 号）、《生产企业药品重点监测工作指南（征求意见稿）》（食药监安函〔2013〕12 号）、《药品不良反应报告和监测检查指南（试行）》（食药监药化监〔2015〕78 号）、《国家药品监督管理局关于药品上市许可持有人直接报告不良反应事宜的公告》(2018 年第 66 号)等工作文件用于指导不良反应监测及评价工作的开展。

(三)监测系统

我国的药品不良反应报告按照可疑即报原则,收集来自生产及经营企业、医疗机构及个人的不良反应报告。报告范围包括患者使用药品出现的与用药目的无关且无法排除与药品存在相关性的所有有害反应,其中包括因药品质量问题引起的或者可能与超适应证用药、超剂量用药、禁忌证用药等相关的有害反应。国家药品不良反应报告系统由国家药品不良反应监测中心统一建设与管理,收集来自药品生产企业(包括进口药品的境外制药厂商)、药品经营企业、医疗机构及公民、法人和其他组织的药品不良反应报告。与其他国家的监测系统类似,都属于自发报告系统(spontaneous reporting system)。

与国外发达国家不同,我国的药品不良反应报告主要来自医疗机构,来自药品生产企业的报告仅占 1.8%。为进一步完善药品不良反应监测制度,落实药品上市许可持有人不良反应报告主体责任,国家药品监督管理局发布关于药品上市许可持有人直接报告不良反应事宜的公告(2018 年第 66 号)。要求药品上市许可持有人建立健全药品不良反应监测体系,及时、全面报告药品不良反应,加强不良反应监测数据的分析评价,主动采取有效的风险控制措施。公告要求自 2019 年 1 月 1 日起,药品上市许可人通过药品不良反应直接报告系统报告药品不良反应。

五、国际组织

(一)世界卫生组织药物警戒合作中心

WHO 有五个从事药物警戒相关工作的合作中心,分别位于瑞典、挪威、摩洛哥、荷兰和印度,每个中心都有不同的专业领域,位于瑞典的国际药物监测合作中心(乌普萨拉中心)成立最早。

"反应停"事件发生后,为防止类似悲剧再次发生,世界卫生大会提出议案(1963 年),要求基于各国监管机构的不良反应报告建立药品不良反应监测的国际系统。1968 年,WHO 启动国际药物监测合作计划,并在美国开展了试点研究。1971 年,国际药物监测合作计划数据库(VigiBase)在日内瓦 WHO 总部建立。1977 年,国际药物监测合作中心(WHO-UMC)在瑞典乌普萨拉成立,负责管理 VigiBase 数据库。WHO 国际药物监测合作计划的正式成员目前已超过 120 个,成年国定期向 UMC VigiBase 数据库提交与药品有关的疑似 ADE,WHO-UMC 通过审查分析报告数据,检测识别药品有关的重要安全信号,并与成员国分享研究结果与结论(表 10-4)。

表 10-4　世界卫生组织药物警戒合作中心

名称及网址	主要工作内容	成立时间
国际药物监测合作中心（WHO Collaborating Centre for International Drug Monitoring）（瑞典 SWEDEN/乌普萨拉 Uppsala）http：//www.who-umc.org	领导国际药物监测合作计划科学发展：检测及识别药品有关的重要安全信号；研究药物警戒的最佳实践；为国际药物监测合作计划的成员国提供高质量和具有成本效益的国际标准药物警戒产品和服务；促进 WHO 成员国的药物警戒能力建设：开发和维护可持续、高质量的药物警戒系统等	1977
药物统计方法学合作中心（WHO Collaborating Centre for Drug Statistics Methodology）（挪威 NORWAY/奥斯陆 Oslo）http：//www.whocc.no	对药物进行 ATC 分类；为已经分配 ATC 代码的药物建立限定日剂量（defined daily dose，DDD）；根据需要审查和修订 ATC 分类系统和 DDD；相关的研究合作、培训等	1982
加强药物警戒实践合作中心（WHO Collaborating Centre for Strengthening Pharmacovigilance Practice）（摩洛哥 MOROCCO/拉巴特 Rabat）http：// www.capm.ma	开展和促进区域和国家药物警戒培训课程，特别是法语、东地中海和阿拉伯国家；为 WHO 与医疗产品相关的药物警戒规范提供支持；协助 WHO 进行药物警戒评估，并向成员国提供技术支持等	2011
教育和患者报告药物警戒合作中心（WHO Collaborating Centre for Pharmacovigilance in Education and Patient Reporting）（荷兰 NETHERLANDS/斯海尔托亨博斯 Hertogenbosch）http：//www.lareb.nl	与 WHO 合作开发和维护药物警戒核心课程，作为大学药学、医学和辅助专业课程的一部分；协助 WHO 培训和推广药物警戒核心课程；协助 WHO 及国际药物监测合作计划成员国开发患者报告系统并提供培训；妊娠期和哺乳期间的用药安全监测及培训等	2013
公共卫生方案和监管服务药物警戒合作中心（WHO-Collaborating Centre for Pharmacovigilance in public health programmes and regulatory services）（印度 INDIA/加济阿巴德 Ghaziabad）http：//www.ipc.gov.in/PvPI/pv_home.html	为 WHO 制定相关工具和指南提供支持，加强亚洲及其他地区中低收入国家的药物警戒实践；为各国公共卫生计划（如结核病，艾滋病毒/艾滋病；免疫规划）和监管问题提供药物警戒科学支持等	2017

（二）国际医学科学组织委员会

国际医学科学组织委员会（CIOMS）是由 WHO 和联合国教科文组织（UNESCO）于 1949 年联合设立的一个国际、非政府、非营利组织。其宗旨是促进医学科学观点和信息的交流，建立包括伦理、医疗产品开发和安全等在内的健康相关研究的指南，促进公共卫生的发展。

CIOMS 围绕药物警戒相关问题，先后成立了十余个工作组，工作组的成员主要为来自各国监管机构、制药业和学术界的高水平专家。CIOMS 的工作组在国际药品不良反应报告、药品定期安全性更新国际报告摘要、药物核心临床安全信息、ADR 术语、MedDRA 标准化查询等方面建立了共识及指南，并被广泛报道及应用。CIOMS 的药物警戒倡议见表 10-5。

表10-5 CIOMS的药物警戒倡议

CIOMS工作组	主 题	完成时间
Ⅰ	国际药品不良反应报告（international reporting of adverse drug reactions：final report of CIOMS Working Group）	1990
Ⅱ	药品定期安全性更新国际报告摘要（international reporting of periodic drug-safety update summaries：final report of CIOMS Working Group Ⅱ）	1992
Ⅲ/Ⅴ	药品核心临床安全信息的撰写指南（guidelines for preparing core clinical-safety information on drugs. 2nd ed. including new proposals for investigator's brochures. Report of CIOMS Working Group Ⅲ）	1995/1999
Ⅳ	上市后药品的获益-风险评权衡：风险信号评价（benefit-risk balance for marketed drugs：evaluating safety signals）	1998
Ⅴ	当前药物警戒的挑战（current challenges in pharmacovigilance）	2001

（三）国际人用药物注册要求协调会

国际人用药物注册要求协调会（ICH）于1990年4月在布鲁塞尔建立。ICH作为国际药品注册的协作组织，在推动药物警戒理念在国际的应用、规范药物警戒活动方面发挥了重要作用。

ICH成员分为创始监管成员（founding regulatory members）、常设监管成员（standing regulatory members）、监管成员（regulatory members）、创始行业成员（founding industry members）、行业成员（industry members）等。ICH的使命是在全球范围内协调，确保以最节省资源的方式开发和注册安全、有效和高质量的药物，具体方式由协调监管方和行业专家共同制定并执行ICH指导原则。ICH指导原则分质量（quality）、安全性（safety）、临床（efficacy）、多学科（multidisciplinary）四个模块，其中临床部分E2A-E2F指南均属于药物警戒范畴。部分ICH指南，如E2A、E2C、E2D和E2F，是在CIOMS工作组前期工作的基础上开展的。

E2A：临床安全数据管理，快速报告的定义和标准（clinical safety data management，definitions and standards for expedited reporting）

E2B（R3）：临床安全数据管理，个例安全报告传输的数据要素（clinical safety data management，data elements for transmission of individual case safety reports）

E2C（R2）：上市药品定期风险效益评估报告（periodic benefit-risk evaluation report）。

E2D：批准后安全性数据管理，快速报告的定义和标准（post-approval safety data management，definitions and standards for expedited reporting）。

E2E：药物警戒计划（pharmacovigilance planning）。

E2F：安全性更新报告（development safety update report）。

2017年5月31日至6月1日，ICH 2017年第一次会议（加拿大蒙特利尔）批准原国家食品药品监督管理总局作为ICH正式成员。2018年6月7日，在日本神户举行的ICH 2018年第一次大会上，中国国家药品监督管理局当选为ICH管理委员会成员，中国将逐步实施ICH指南的有关要求。

第三节 药物警戒研究方法

与其他国家类似，我国的药品不良反应监测主要采用被动监测模式，即监测机构通过监测系统被动的接收药品不良反应报告。被动监测存在局限性，如漏报率较高，无法计算发生率等。但在某些方面，被动监测仍具有一定优势：如覆盖面广，可以累积大量个例报告，评估全国或区域的不良反应流行情况，发现十分罕见的严重ADR，而其他临床研究方法受样本量、观察周期、研究费用等限制，一般很难观察到此类ADR。采用数据挖掘（data mining）的方法，在被动监测数据库中可以检测出药品风险信号。新发现的药品风险信号，往往需要通过药物流行病学研究、文献研究等方法进行确认、评价。

一、个例报告

药品不良反应的收集和报告是最基础的药物警戒活动。我国《药品不良反应报告和监测管理办法》要求，“药品生产、经营企业和医疗机构应当主动收集药品不良反应，获知或发现药品不良反应后应当详细记录、分析和处理，填写《药品不良反应/事件报告表》并报告。”个例药品不良反应报告又称个例安全性报告（individual case safety report，ICSR），是指涉及个别患者的不良反应/事件报告。一份有效的ICSR一般应满足“四要素”要求，即可识别的患者、可识别的报告人、怀疑药物、不良事件。

（一）报告范围

《药品不良反应报告和监测管理办法》要求，新药监测期内的国产药品报告该药品的所有不良反应；其他国产药品，报告新的和严重的不良反应。进口药品自首次获准进口之日起5年内，报告该进口药品的所有不良反应；满5年的，报告新的和严重的不良反应。

（二）报告时限

《药品不良反应报告和监测管理办法》规定，“药品生产、经营企业和医疗机构发现或者获知新的、严重的药品不良反应应当在15日内报告，其中死亡病例须立即报告；其他药品不良反应应当在30日内报告。有随访信息的，应当及时报告。药品生产企业应当对获知的死亡病例进行调查，详细了解死亡病例的基本信息、药品使用情况、不良反应发生及诊治情况等，并在15日内完成调查报告，报药品生产企业所在地的省级药品不良反应监测机构。”

（三）报告评价

《药品不良反应报告和监测管理办法》要求，药品生产、经营企业和医疗机构对收集到的药品不良反应报告和监测资料进行分析和评价，减少和防止药品不良反应的重复发生。

1. 新的药品不良反应

药品说明书中未记载的不良反应。说明书中已有描述，但不良反应发生的性质、程度、后果或者频率与说明书描述不一致或者更严重的，按照新的药品不良反应处理。导致死亡的不良反应应当被认为是新的不良反应，除非说明书中已明确该不良反应可能导致死亡。同一类药品可能存在某个或某些相同的不良反应，称为“类反应”。类反应不应当默认为已知的不良反应，除非在其说明书中已有明确描述。

2. 严重药品不良反应

严重药品不良反应的严重（serious）与临床意义上的严重（severe）有所不同。根据《药品不良反应报告和监测管理办法》，严重药品不良反应是指因使用药品引起以下损害情形之一的反应：①导致死亡；②危及生命；③致癌、致畸、致出生缺陷；④导致显著的或者永久的人体伤残或者器官功能的损伤；⑤导致住院或者住院时间延长；⑥导致其他重要医学事件，如不进行治疗可能出现上述所列情况的。死亡病例应理解为怀疑因药品不良反应（如室颤）导致死亡的病例，而非只看病例结局本身。如果死亡病例的不良反应仅表现为轻度皮疹或腹痛，并不能导致死亡，患者死亡原因可能是原患病（如癌症）进展，则不能判定为严重药品不良反应，也不能归为死亡病例。

不良反应的严重程度参考美国国立卫生研究院和国家癌症研究所发布的通用不良反应术语标准（Common Terminology Criteria for Adverse Events，CTCAE），可分为5级（某些不良事件无5级）：

1级：轻微，无症状或症状轻微；仅为临床或诊断所见；无需治疗。

2级：中度，具有较小、局部或非侵入性治疗；与年龄相当的工具性日常活动（IADL）受限。

3级：严重或具有重要医学意义，但不会立即危及生命；导致住院或延长住院时间；致残；自理性日常生活活动受限。

4级：危及生命；需要紧急治疗。

5级：与不良事件相关的死亡。

3. 因果关系判定

因果关系判定又称关联性评价，是指用于评价怀疑药品与患者发生的反应之间的相关性。不良反应关联性及因果关系评价方法较多，评价原则总体类似，大致可分为评分法（如Naranjo评定法）、概率法（如贝叶斯法）、专家法等几类。除非观察到再激发反应（再次使用可疑药品再次出现类似反应），一般不能确认用药与不良事件的因果关系。

根据 WHO 指导意见，关联性评价分为肯定、很可能、可能、可能无关、待评价、无法评价 6 级（见附件）。

二、信号及信号检测

CIOMS 将信号定义为：由一个或多个来源（包括观察和实验）产生的信息，表明干预（如用药）与一个或一组相关事件（不利或有益的）之间存在新的、潜在的因果关系，或已知关系的一个新方面，被认为有充足的理由去采取验证行动。

（一）信号的特征

药品风险信号主要来源于常规药物警戒中的个例报告、不良反应报告数据库的数据挖掘、医学文献报道或文献研究、药品上市前/上市后安全性研究、国外监管部门的风险警示等。药品的风险信号一般有以下几个特征：

1. 信号涉及的报告记载了不良事件与药物之间可能存在因果关系的信息。

2. 未知或以前缺乏完整记录。

3. 由多个病例报告生成。

4. 涉及药品说明书中未收载的、新的不良反应；或说明书中已有描述，但不良反应发生的性质、程度、后果或者频率与说明书描述不一致或者更严重的；或新的相互作用（DID 或 FID）；或新的高危人群等。

（二）信号检测

信号检测（signal detection）旨在识别和描述因使用药品而对患者造成的可疑伤害。近年来，通过减少药品不良反应漏报，提高报告质量，增加数据来源，研究新的数据分析方法等措施，信号检测的效率不断提高。信号检测方法可以概括为两类：一是逐例分析法（case-by-case analysis）；二是不对称分析法（disproportionality analysis）。

1. 逐例分析

逐例分析时，研究人员依据个人知识及临床经验，对涉及同一不良事件的多例报告进行评价，考虑可能影响个例不良事件发生的诸多临床因素，以及报告内容的完整性和报告质量，个例不良事件与用药的关联性，结合临床报道、基础研究等信息，评判是否存在风险信号。逐例分析时，高质量的报告对信号的生成往往有较大贡献。

2. 不对称分析

不对称分析依据非均衡性测量理论，通过构建四格表计算不良事件数据分布，分析药物-事件组合频数的非均衡性，发现值得关注的药物-事件组合，分析可疑药物与某一不良事件可能存在的关联性。与逐例分析不同，不对称分析不考虑报告质量等因素，所有报告在信号生成中权重相同。

常用的不对称分析方法有频数法，如报告比例比（proportional ADR reporting ratio，

PRR）、报告比值比（reporting odds ratio，ROR）等；贝叶斯法，如信息成分法（information component，IC），多项伽马泊松分布缩减法（multi-item gamma poisson shrinker，MGPS）等。其他分析方法还有 Logistic 回归分析、聚类分析（clustering analysis）、链接分析（link analysis）、偏差检测（deviation detection）和神经网络技术（neural networks）等。

（三）信号评价

信号检测得到的药品风险信号，说明药品与不良事件之间可能存在、潜在的因果关系，尚不能确认存在真实风险。在采取进一步的措施之前，一般需结合信号的合理性和可信度、涉及不良事件的严重程度等对信号进行评估，必要时需要利用更可靠的数据源，结合文献研究、药物流行病学研究及/或基础研究结果，进一步获取证据，验证信号并量化药品的安全风险。

符合以下情况的信号多需开展进一步研究及评价：

1. 药品说明书中未记载的，新的不良事件，尤其是严重的不良事件。

2. 药品说明书中已记载的已知不良事件，严重程度明显增加的。

3. 罕见于普通人群的严重不良事件。

4. 新观察到的与其他药品、膳食补充剂、食品或医疗器械之间的相互作用。

5. 新观察到的高危人群，如特定遗传、种族倾向或共存医疗条件（coexisting medical conditions）的人群。

6. 由于药品名称、标签、包装或使用印刷或描述不清晰，导致药品被误用的。

7. 药品不合理使用导致的信号（如超过规定剂量使用或在规定人群之外的患者中观察到的不良事件）。

8. 已知风险的管理未达到目标的。

经评价被确认的信号，需根据风险程度采取适当的风险管理措施，包括：修改说明书中安全性警示信息；限制使用人群；发布药物不良反应信息通报；要求企业/实施许可人开展上市后安全性研究；暂停销售；撤市等。

（四）优势及局限性

当不良反应报告数量巨大时（如我国的全国药品不良反应监测网络，1999 ~ 2017 年累计收到《药品不良反应/事件报告表》1218.2 万份），信号检测就成了发现药品风险信号的主要有效方法，可以检出其他研究方法难以发现的风险信号。对于上市销售 5 年以内的新药，信号检测的效率往往较高。

信号检测也有其限性。某些情况下，如潜伏期较长、背景发生率较高的 ADE，或信号源于疾病的进展、转归等情况时，信号检测的假阳性结果相对增加。信号检测结果受数据质量影响，如采用被动监测数据进行信号检测，被动监测数据存在的漏报（分子被低估）、缺乏用药人群信息（没有分母）等会影响信号检出效率。此外，遮蔽（masking）效应也会影响信号检测结果。遮蔽效应是指某一特定药品 X 与某一特定不良反应 Y 的报告过多时，会影响药品 X 与其他不良反应间的关联以及其他药品与不良反应 Y 间的关联。尽管 X 与 Y 间的关联可能是真实存在的，但其过多的报告势必会减少其他组合间的不对称测定指标。

三、文献研究

文献研究其耗时短、经费支出较少，在药物警戒研究中应用较广。开展药物警戒相关文献研究，首先应确定研究目的，在此基础上制定检索计划及检索策略。安全性研究与有效性研究在文献收集方面有所不同，前者更注重多途径、多策略、全面地收集相关文献、查找证据，既要通过文献数据库、专利数据库等多种途径收集正式发表的文献，也应收集“灰色文献（grey literature）”，即非公开出版的学位论文、会议文献、科技报告、技术档案等；既要收集临床试验及临床研究文献，包括以目标药品为试验药或对照药的文献，也应收集药学、药理毒理、药代动力学等非临床研究文献。

常用的研究方法包括文献综述、系统评价（systematic reviews）和荟萃分析（meta-analysis）等。对于信号检测发现药品安全信号，一般首先采用文献研究的方法对其验证及评估。

四、主动监测

被动监测存在漏报率较高等局限性，通常不适用于以下研究：背景发生率较高的 ADR；同时与用药以外的多种因素有关的 ADR；与疾病临床表现类似的 ADR；研究 ADR 发生率等。目前，国内外常用主动监测的方法以弥补被动监测的不足。与被动监测比较，主动监测旨在通过持续有组织的过程，更加完整地确定特定人群中不良事件的数量。主动监测获取的个例报告信息一般更为全面，得到的结果也更为准确。

主动监测一般不干预诊疗活动，所获取的数据属于真实世界数据（real world data，RWD）范畴。常用的主动监测方法包括处方事件监测、集中监测、登记等。近年来，随着计算机技术的发展，研究人员开始利用电子医疗记录开展主动监测研究，如美国建立的哨点系统（sentinel system）和疫苗安全性数据库链接系统（vaccine safety datalink），欧洲建立的 EU-ADR 系统和疫苗不良事件监测和信息系统 （vaccine adverse event surveillance and communication）等。

（一）哨点监测

哨点监测（sentinel monitoring）常用于传染病的疫情监测，一般选择高危人群，目的在于了解不同地区某种传染病的流行状况、流行因素和流行趋势，为制定防控措施及效果评价提供依据。哨点监测通过查阅哨点（sentinel sites）的医疗记录或与医生及患者等形式，也可以从现场全面准确获取药品 ADE/ADR 数据。哨点监测局限性在于主要研究对象为哨点医院或特定医疗机构的患者，存在选择偏倚、患者数少，研究成本相对较高。

（二）集中监测

集中监测（intensive monitoring）是指在一定的时间内对某一医院或某一地区所发生的ADR/ADE及药品使用情况进行详细记录，研究药品ADE/ADR发生规律的一种监测方法。根据研究目的，可选择普遍人群（监测期间使用被监测药品的全部患者）和/或特定人群进行监测。集中监测的记录可靠，可同时收集有关用药和ADR/ADE的信息；能够掌握用药情况，计算ADR发生率；病例数量多，可以发现罕见的ADR。其局限性是样本量大、成本高，需要长期维持训练有素的监测团队。

（三）处方事件监测

处方事件监测（prescription event monitoring）是指利用电子诊疗数据或医疗保险数据确认用药人群，依据拟定的随访时间向开处方的医生或就诊的患者发送随访调查表，调查表中可包括患者信息、用药原因、用药起止及持续时间、用药剂量、停药原因等与ADE/ADR有关的信息。处方事件监测不干涉医师的诊疗行为，可对潜伏期较长的ADR进行研究。其局限性是研究对象仅限于在医院使用或纳入医保的产品，医师或患者对调查的应答率较低。

（四）登记

登记（registry）是一个有组织的数据收集系统，利用观察性研究方法统一收集特定疾病、症状或暴露人群的特定结局数据。登记入组的一般为诊断为特定疾病、使用特定医药产品或同时符合两者的患者，可以分为以相同疾病为特征的疾病登记和以相同药品暴露为特征的药品登记。疾病登记有助于收集临床病情相关的因素，药品暴露登记用于研究药品对患者的影响。登记研究的样本量、观察时间及设计应满足研究目标需求。

登记特别适用于罕见疾病、罕见暴露或特殊人群的研究，有利于放大罕见ADR的信号，评估药品在真实临床实践中的ADR发生率。登记一般不用于评价药品的有效性，如果一个药品在随机对照临床试验（RCT）中已被证明有效，登记可能有助于研究药品在不同的剂量、不同的人群、合并用药等真实临床实践中的有效性。其局限性是当用药人群较大或者患病率较高时，需要登记的病例数多，人力物力的投入也较大；由于药物暴露登记中未设对照组，不能提供暴露与结局的关联性。

五、观察性研究

观察性研究（observational studies）又称非干预性研究（non interventional study，NIS），是指在非干预条件下的评估与观察，研究不影响患者正常的诊疗过程，只是观察性地收集记录患者的数据。观察性研究是药品风险信号评估的常用流行病学方法，主要包括横断面研究、病例对照研究和队列研究，可以使用已有数据和/或重新收集数据。

（一）队列研究

队列研究（cohort study）是通过分析不同暴露因素下的组间差异，判断暴露因素与结局之间关联性大小的研究方法。队列研究可以通过对用药人群的随访观察药品不良反应/事件、远期疗效、终点结局；通过对患者的进一步抽样，研究特定人群（老人、儿童、有并发症的患者、孕妇）的疗效与安全性问题。队列研究可以使用同一数据源研究多个药品不良反应/事件。

队列研究优势在于纳入人群定义明确，选择性偏倚小；可观察到暴露（用药）和ADE/ADR在时间上的先后，资料较可靠，有可能证实ADE/ADR的病因；可直接计算发生率，了解ADR的风险程度；有时还可能获得一种因素的多重效应，即有可能观察到涉及一个药品的多种ADR；可按暴露水平分级，从而有可能观察到剂量-反应关系。局限性在于观察时间长，人员经费支出大，质量控制难度较大，对样本量要求较高，不适用于发生率很低的ADE/ADR的病因研究。

根据暴露、结局与研究时间的关系，可以分为前瞻性队列研究、回顾性队列研究、双向性队列研究。

（二）病例对照研究

病例对照研究（case-control study）是以所关注的药品ADE/ADR为研究对象，选择适宜的对照，比较不同暴露因素对ADE/ADR影响的一种研究方法。该方法适用于研究一种或多种药物与一种已知罕见药品ADE/ADR之间的关联性，特别是ADR的风险因素。

病例对照研究优势在于组织实施简单，人员经费支出相对较少，可以使用病历数据；可同时研究多个因素与ADE/ADR的联系，特别适合于探索性病因研究。局限性在于对样本量要求高，不适于暴露比例低的因素；容易出现选择偏倚、信息偏倚；由果到因，用药与ADE/ADR的因果关系较难判断；不能确定暴露和非暴露人群中疾病的发病率，只能计算出近似的危险度，即OR值；证据强度低于队列研究。

随着流行病学研究的不断发展，在病例对照研究的基础上衍生出许多新的研究设计类型，主要包括有巢式病例对照研究、病例队列研究、病例交叉研究与病例时间对照研究等，主要用途与病例对照研究一致，但证据强度明显提高。近年来，高血压和动脉粥样硬化的风险因素研究，幽门螺杆菌与胃癌关系的研究，预防用药对老年股骨头骨折的效果以及临床并发症和预后等研究均采用了衍生的病例对照研究设计。

（三）横断面研究（现况调查）

横断面研究（cross-sectional study）是按照事先设计的要求，在某一特定人群中，应用普查或抽样调查等方法收集特定时间内某种疾病或健康状况及有关变量（因素）的资料，以描述该疾病或健康状况的分布及其有关的因素。通过横断面研究，可以了解疾病情况、用药状况、药品ADE/ADR发生情况以及其他相关因素。现况调查主要使用患病率指标，故又称患病率研究或现患研究。

横断面研究适用于描述特定时间点的疾病患病率，或者在获得连续时间点资料的前提下，研究患病率随时间变化的趋势等。横断面研究不能得出有关因果关系的结论，不能直接确定药物暴露与ADE/ADR之间的时间关系，一般不用于病程较短的疾病调查，暴露因素的不规律性变化会影响现况调查结果的利用价值。横断面研究分为普查和抽样调查。前者指在一定时间内对一定范围的人群中每一个成员所做的调查。后者指抽取有代表性的样本人群进行调查，抽样方法应遵循随机化原则和样本大小适当的原则。

六、临床试验

临床试验（clinical trials）是指有特定目的、良好设计的前瞻性临床研究。在临床试验中申请者或研究者应按确定方法将药品或治疗方法分配给每一位受试者。与观察性研究的本质差别在于前者对研究对象施加了某种干预措施。当基础研究、观察性临床研究不能满足评价药品安全性、控制临床用药风险的要求时，应进行临床试验。

（一）研究设计

按干预模式可分为单组（单臂研究）、平行（受试者在研究期间被平行分配至两组或多组）、交叉（受试者两个阶段先后接受两种干预措施，在研究的第一阶段接受第一种，在第二阶段接受第二种）、析因设计（多因素的交叉分组设计，同时研究两个或多个干预措施的作用）；按盲法可分为开放、单盲、双盲；按分配方法可选择无对照、随机对照、非随机对照设计。根据主要结果或终点的类型及研究目的可分为安全性、有效性、安全性/有效性、生物等效性（bio-equivalence）、生物利用度（bio-availability）、药代动力学（药物体内吸收、分布、代谢、排泄过程研究）、药动学/药效学（PK/PD）研究等。

（二）研究目标及内容

FDA将临床试验分为5期，各期临床试验的研究目标及内容如下：

0期：探索性研究，少量受试者参与，无诊疗目的（如筛选研究，小剂量研究）。

Ⅰ期：通常选择健康志愿者参与，重点研究安全性，目标是找出药物所致频次较高的和严重的不良事件，常与药物代谢研究同时进行。

Ⅱ期：有效性的初步研究。受试者分别使用试验药、安慰剂或对照药，同时也继续评估药物安全性，研究短期用药导致的不良事件。

Ⅲ期：研究不同人群、不同剂量及合并用药的安全性、有效性信息。

Ⅳ期：上市后研究，用于收集更多的安全性、有效性及合理用药的信息。

七、基础研究

药品上市后开展的基础研究，主要针对新的严重不良反应，识别或初步确认风险的存在，明确毒性物质基础及作用机制。由于伦理学的限制，上述内容一般难以通过临床研究获得。药品上市后在更广泛的人群中使用，涉及因素较上市前更为复杂，某些严重ADR与长期用药有关，超过动物实验的常规给药周期；某些严重ADR可能与特定人群或基础疾病有关，正常动物一般难以观察到。故开展上述研究时，需根据药品及不良反应的特点合理设计，必要时应考虑延长给药周期，或选择特定年龄、生理阶段或疾病模型动物，或增加阳性药对照。此外，也可考虑选择细胞、组织、胚胎等材料，采用毒理学替代法进行研究。

药品不良反应涉及因素极为复杂，基础研究结果常与临床实际存在一定差距。不宜仅凭体外及动物试验的毒性研究结果评判药品的安全性，应结合上市前研究及上市后不良反应监测、临床研究结果进行综合评价。

第四节 发展与展望

药品的安全风险具有复杂性，一方面，药品安全风险存在于药品生命周期的各个环节，任何一个环节中出现问题，都会破坏整个药品安全管理链；另一方面，药品安全风险涉及多个主体，包括患者、医生、药师、护士，以及药品生产者、经营者等。如何全面认识其风险及获益，实现基于科学证据的临床及监管科学决策，最大限度地保证患者用药安全，就成为药品相关领域挑战性问题。

一、药品全生命周期的风险管理

1966年，哈佛大学教授雷蒙德·弗农（Raymond Vernon）首次提出产品生命周期理论（product life cycle，PLC），药品全生命周期是指从研发开始，到注册审评、上市销售、推广使用，到由于种种原因撤出市场的全过程。药物警戒的研究范畴包括药品全生命周期，以及药品研究、生产、销售、使用、监管等各环节，任何可能影响药品安全的风险因素及防控措施。建立完善的药物警戒体系是实现药品全生命周期风险管理的关键。

2018年，新组建的国家药品监督管理局在药品监管司中设立了药物警戒处；2018年9月发布的《关于药品上市许可持有人直接报告不良反应事宜的公告》将药品不良反应的报告范围拓展到患者使用药品出现的与用药目的无关且无法排除与药品存在相关性的所有有害反应，包括因药品质量问题引起的或者可能与超适应证用药、超剂量用药、禁忌证用药等相关的有害反应；2018年11月，第十三届全国人大常委会提出的《中华人民共和国药品管理法（修正草案）》中增加了药物警戒与全生命周期的风险管理的要求，“药品上市许可持有人应当保证药品安全、有效，对药品研制、生产、经营、使用全过程依法承担责任”“从事药品研制、生产、经营、使用活动，应当遵守法律、法规、标准和规范，保证全过程数据真实、准确、完整和可追溯”等要求。与发达国家相比，我国的药物警戒体系起步较晚，相关法规、机构和工作程序仍需逐步完善。

二、研究新型药物警戒技术

（一）真实世界数据与真实世界证据

近年来，真实世界数据（real world data，RWD）和真实世界证据（real world evidence，RWE）在药物警戒研究中的应用日益广泛。RWD包括与患者健康状况相关数据及从常规诊疗收集到的各种来源的数据。利用这些信息，可以更深入地了解医疗产品的安全性、获益，其附加的治疗作用及其潜在的局限性，实现更安全有效的医疗产品开发。RWD可以来自多个来源，如电子健康记录（EHR）、医疗保险索赔和计费数据、产品和疾病登记数据、应用移动数字设备获取的健康数据等。RWE是基于RWD分析得出的关于医疗产品使用的潜在利益或风险的临床证据。

RWD和RWE可用于药品全生命周期的安全有效性评价与风险管理。在新药研发阶段，利用已有临床数据集建模和分析，可对新药的安全性、有效性、市场前景等进行预测，降低新药研发的风险及成本；在临床应用阶段，利用医疗大数据全面分析患者特征和疗效数据，比较多种干预措施的有效性，形成临床路径，提高合理用药水平，减少过度治疗及治疗不足；在药品监管环节，利用医疗大数据分析等技术，可早期发现药品风险，提高监管效率和质量。此外，结合同一产品在不同企业、不同批次间的潜在疗效及安全性的差异，有助于从生产质量、运输、储存、标识等方面分析产品风险因素，实现全生命周期的药物警戒。

（二）大数据技术

大数据（big data，BD）通常是指传统数据处理软件在可接受的时间内难以捕获、管理与处理，过于庞大或复杂的数据集，是以数据容量（volume）大、数据种类（variety）多、产生和更新速度（velocity）快、科学价值（value）大的“4V”为主要特征的数据集合。健康医疗大数据是指在人们疾病防治、健康管理等过程中产生的与健康医疗相关的数据。与其他大数据不同，健康医疗大数据除具备大数据一般特性外，还具备多态性、隐私性、时序性、不完整性、冗杂性等医疗特性。健康医疗大数据涵盖了用于评价药品安全性的各类信息，包括用药信息、患者信息、检查检验信息等。利用这些信息，可以更深入地了解药品的安全有效性，指导临床诊疗和药品监管决策。同时，也可以利用临床诊疗中收集到的信息对单个或同类药品的安全性进行评估，指导更加安全有效的药品研发。

1. 数据融合技术

健康医疗大数据具有多源异构的特点，有效利用健康医疗大数据的关键在于不同来源的数据元素可实现互联互通。为此，需要对数据进行清洗加工，使其标准化、结构化，具备“互操作性（interoperability）”，从而实现数据的融合，建立数据间、信息间、知识片段间多维度、多粒度的关联关系，实现多层面的知识交互。

2. 自然场景文本识别技术

健康医疗大数据中大量的关键信息记录在各种非结构化的“自然文本”中，如病程记录、手术记录、检查记录等。需要结合临床实践，针对自然场景图像背景复杂、分辨率低下、字体多样、分布随意等特点，研究自然场景文本识别技术，使之成为适于分析的格式。自然场景文本处理主要包括文本检测与文本识别。文本检测是指从图像中找到并分离文本所在区域。文本识别主要目的是从分离出来的图像中识别文字。

3. 人工智能技术

某些专家将“大数据”定义为利用预测分析、用户行为分析或其他高级数据分析技术从数据中提取价值的方法。如何从大量数据中挖掘出其中内涵的重要信息，需要利用深度学习、神经网络等人工智能技术。2016 年 1 月，美国 Enlitic 公司开发的基于图像识别、神经网络技术的癌症检测系统，从 X 线、CT 扫描、MRI 等影像检查的图像中辅助筛查恶性肿瘤，可以有效地提高检验人员的工作效率。Google 采用基于深度神经网络的无监督特征学习方法，利用医院信息系统（HIS）中的数据进行临床决策。人工智能技术在医疗领域的广泛应用，将为实现基于医疗大数据的精准医疗提供扎实基础。

（三）网络药理学

传统的药物研究基于“一药一靶”的研究思路，即筛选对特定疾病靶点具有高特异性、高选择性的化学成分。近期研究发现，基于该思路开发出的许多新药往往出现了“脱靶”和“多靶”的现象，即多向药理学，药物治疗未得到期望的疗效或产生了非预期的不良反应。2007 年，英国邓迪大学 Andrew L Hopkins 教授提出网络药理学的概念，指出药物与靶蛋白并非简单的“一对一”关系，复杂疾病的发生涉及多个蛋白，许多药物的有效性依赖于其对多个靶蛋白的调节作用。网络药理学基于系统生物学、多向药理学的理论，运用组学、高通量筛选、网络可视化及网络分析等技术，揭示了疾病、靶点、药物之间复杂的生物网络关系。依据网络药理学的理论，评价药物时应从系统、网络的整体角度去考虑药物的作用靶点以及可能的多靶效应和脱靶效应对疾病发生、发展的影响，药物应有效地作用于疾病网络，而不干扰其他系统网络的正常运行。网络生物学和网络药理学概念的提出及其相关领域的研究进展为毒理学研究方法的发展提供了全新的思路。

（四）计算毒理学

计算毒理学（computational toxicology）是研究化学结构与其毒性关系的学科，通过整合高通量检测、化学结构解析及其他生物研究领域等多来源的研究数据，建立数学和计算机模型，并应用于化合物的毒性及作用机制、靶器官等的预测。计算毒理学在小分子化合物副作用的预测中已有较多应用，有助于减少新药研发风险，缩短研究周期，降低成本支出，提高新药开发成功率。美国 FDA 的健康关键途径（Critical Path Initiative）和欧盟的第七研究框架计划（Seventh Research Framework Programme）都致力于通过计算毒理学技术对新化合物进行全程评估，早期发现化合物可能“潜在”的毒性。

三、药物警戒教育及培训

WHO将药物警戒定义为是发现、评估、认识、预防药品的不良反应和其他相关问题的科学与活动，其主要目的是尽可能避免或减缓药品对人体的有害作用。我国《药品不良反应报告和监测管理办法》第十四条规定：“从事药品不良反应报告和监测的工作人员应当具有医学、药学、流行病学或者统计学等相关专业知识，具备科学分析评价药品不良反应的能力。”高校、医疗机构、企业、科研机构中从事或将要从事药物警戒教学、研究和工作的人员，都需要加强相关教育培训，提高识别、评价、防控药品风险的能力。

（一）学历教育

药物警戒既包括药品不良反应的研究，也包括处方错误、药物误服、药物滥用及假药、劣药对人体危害的研究，是一门多学科交叉科学。将药物警戒课程纳入学历教育，提高药物警戒人员的知识能力，是推进药物警戒研究发展的重要基础条件。药物警戒教学的内容可在药学、药理学、分子生物学、药物流行病学等传统课程基础上，纳入药品不良反应报告及评价、药品风险信号的检测和评价，以及药物警戒的法律法规、常用的药物警戒研究方法等内容。

（二）职业培训

近年来，信息化技术的发展迅速，药物警戒的研究已从传统的人工观察发现不良事件，收集相关信息，填写病例报告表的阶段（如波士顿协作药物监测计划），发展到利用计算机辅助研究、信号检测的阶段（如欧盟的EU-ADR、美国的哨点监测计划）。网络药理学、计算毒理学等新方法，自然场景文本识别、机器学习及深度学习等新技术在药物警戒研究中逐步得到应用，需要组织专门培训，使药物警戒人员了解国内外研究进展，熟悉相关领域新技术、新方法，提高研究能力。药物警戒职业培训的对象可包括医生、药师、护士等医疗卫生人员，生产经营企业从事药物警戒相关工作的人员，以及高校及科研院所从事药物警戒教学及研究的人员。培训课程应结合受众灵活设置，可以纳入法律法规的新要求及药物警戒研究的新技术、新方法、新进展等。相对于学历教育，职业培训应结合实例，注重实际操作能力的培训。

四、生态药物警戒

2007年，Giampaolo Velo提出生态药物警戒（ecopharmacovigilance）的概念，并将其定义为“关于检测、评估、理解和预防与环境中药物存在相关的有害影响或其他问题的科学和活动，这些影响和活动同时影响人类其他动物种类”。

（一）药物污染对生态的影响

药物一般随尿液和粪便以原型或代谢产物的形式从体内排出。排泄出的部分成分仍具有活性，常规的污水处理过程一般难以消除。这些成分可以在河流、湖泊、海洋、地下水甚至饮用水中检测到，如英国泰晤士河水中检测出氟西汀成分，尼亚加拉河（美国）以及安大略湖、伊利湖（美国和加拿大共有）水中检测出抗抑郁药、抗癫痫药和他汀类药物，法国四分之一的饮用水中检测出抗癫痫药、抗焦虑药等成分。

处置不当是药物污染的原因之一。Verona 医学院临床药理学系开展的一项研究显示，22% 的人将未使用或过期的药物作为垃圾丢弃，或者倒入厕所或水池中。

制药工业的废弃物也是污染的重要来源。印度海德拉巴的制药业较为发达，检测结果显示，该地区污水中环丙沙星的浓度高达 31mg/L，湖泊中环丙沙星（6.5mg/L）、西替利嗪（1.2mg/L）、诺氟沙星（0.52mg/L）及依诺沙星（0.16mg/L）等的浓度也较高，地下水中检测出药物成分。

药物污染可能对环境和人体造成破坏，如避孕药中的激素污染水体，可以导致雄鱼长出雌性器官；湖水被雌激素类物质污染后，短吻鳄的阴茎大小减少了 24%，睾酮水平减少了 70%；喂饲使用双氯芬酸的牲畜尸体后，95% 的秃鹫因急性肾衰竭死亡。高浓度的抗生素可能诱导细菌产生耐药性。

（二）生态药物警戒的发展

药物污染对生态的影响已逐渐引起社会关注。为避免细菌耐药性的发生，许多国家限制了抗生素在畜牧业的使用，根据欧洲议会和理事会指令 2004/28/EC，如果兽药产品的环境风险不可接受且无法管理风险时，则不应予以批准上市许可。此外，欧洲议会理事会立法（指令 2004/27 / EC）要求，人用药品制造商在通过集中授权形式提出药品注册申请时，需同时提交环境风险评估报告。

2015 年 10 月，第四届国际化学品管理大会（ICCM4）首次形成决议，建议采取措施避免生态系统遭受药物污染，政府机构、制药业和非政府机构认为有必要开展全球合作，提高对药物污染问题的认识，并采取有效行动推动该问题的解决，如调查和评估药物对环境潜在的不利影响；研究药物及相关废弃物的安全处置方法，建设污染处理设施；减少药物相关污染物的排放；提倡合理用药，减少药物的使用量等。

附件：药品不良反应关联性评价标准

药品不良反应/事件关联性评价主要遵循以下五条原则：

1. 用药与不良反应/事件的出现有无合理的时间关系？

2. 反应是否符合该药已知的不良反应类型？

3. 停药或减量后，反应是否消失或减轻？

4. 再次使用可疑药品是否再次出现同样反应/事件？

5. 反应/事件是否可用并用药的作用、患者病情的进展、其他治疗的影响来解释？

依据不良反应/事件分析的五条原则，将关联性评价分为肯定、很可能、可能、可能无关、待评价、无法评价 6 级。

	1	2	3	4	5
肯定	+	+	+	+	−
很可能	+	+	+	?	−
可能	+	±	±?	?	±?
可能无关	−	−	±?	?	±?
待评价	需要补充材料才能评价				
无法评价	评价的必须资料无法获得				

注：+表示肯定；−表示否定；± 表示难以肯定或否定；? 表示不明。

肯定：用药及反应发生时间顺序合理；停药以后反应停止，或迅速减轻或好转（根据机体免疫状态某些 ADR 反应可出现在停药数天以后）；再次使用，反应再现，并可能明显加重（即再激发试验阳性）；同时有文献资料佐证；并已排除原患疾病等其他混杂因素影响。

很可能：无重复用药史，余同“肯定”，或虽然有合并用药，但基本可排除合并用药导致反应发生的可能性。

可能：用药与反应发生时间关系密切，同时有文献资料佐证；但引发 ADR 的药品不止一种，或原患疾病病情进展因素不能除外。

可能无关：ADR 与用药时间相关性不密切，反应表现与已知该药 ADR 不相吻合，原患疾病发展同样可能有类似的临床表现。

待评价：报表内容填写不齐全，等待补充后再评价，或因果关系难以定论，缺乏文献资料佐证。

无法评价：报表缺项太多，因果关系难以定论，资料又无法补充。

参 考 文 献

[1] 药品不良反应报告和监测管理办法 [J]. 药物不良反应杂志，2011，13 (3)：173-179.

[2] Edwards IR，Aronson JK. Adverse drug reactions：definitions，diagnosis，and management [J]. Lancet，2000，356 (9237)：1255-1259.

［3］ Hugman B. The Erice declaration：the critical role of communication in drug safety［J］.Drug Saf，2006，29（1）：3-91.

［4］ The Importance of Pharmacovigilance - Safety Monitoring of Medicinal Products［EB/OL］.UK：WHO. 2002-1-1［2018-11-20］. http：//apps.who.int/medicinedocs/en/d/Js4893e/.

［5］ 宋海波，韩玲. 中药肝损伤的流行特点、风险因素及评价［J］. 中国药理学与毒理学杂志，2016，30（4）：291-305.

［6］ Qureshi ZP，Seoane-Vazquez E，Rodriguez-Monguio R，et al. Market withdrawal of new molecular entities approved in the United States from 1980 to 2009［J］. Pharmacoepidemiology and Drug Safety，2011，20（7）：772-777.

［7］ Stevens JL，Baker TK. The future of drug safety testing：expanding the view and narrowing the focus［J］. Drug Discov Today，2009，14（3）：162-167.

［8］ Onakpoya IJ，Heneghan CJ，Aronson JK. Post-marketing withdrawal of 462 medicinal products because of adverse drug reactions：a systematic review of the world literature［J］. BMC Med，2016，14（1）：10.

［9］ 国家食品药品监督管理局安监司关于征求《关于推动生产企业开展药品重点监测工作的通知（征求意见稿）》意见的函［EB/OL］.［北京］：SDA. 2013-3-19［2018-11-21］. http：//www.nmpa.gov.cn/WS04/CL2101/228805.html.

［10］ 国家药品监督管理局关于发布国家药品不良反应监测年度报告（2017年）的公告（2018年第3号）［EB/OL］. 北京：NMPA. 2018-4-10［2018-9-20］. http：//www.nmpa.gov.cn/WS04/CL2050/227761.html.

［11］ Tsintis P，La Mache E. CIOMS and ICH initiatives in pharmacovigilance and risk management：overview and implications.［J］. Drug Saf，2004，27（8）：17-509.

［12］ 国家药品监督管理局办公室公开征求关于个例药品不良反应收集和报告指导原则（征求意见稿）意见［EB/OL］. 北京：NMPA. 2018-9-5［2018-10-15］. http：//www.nmpa.gov.cn/WS04/CL2051/330159.html.

［13］ Common Terminology Criteria for Adverse Events （CTCAE） Version 5.0［EB/OL］：U.S. DEPARTMENT OF HEALTH AND HUMAN SERVICES. 2017-11-27［2018-9-8］. https：//ctep.cancer.gov/protocolDevelopment/electronic_applications/ctc.htm.

［14］ CIOMS. Practical Aspects of Signal Detection in Pharmacovigilance，Report of CIOMS Working Group VIII［M］. Geneva：CIOMS，2010.

［15］ 叶小飞，程刚，郭晓晶，等. 药品不良反应信号检测中遮蔽效应的影响及消除方法［J］. 中国药物警戒，2013，10（1）：33-35.

［16］ Guideline on good pharmacovigilance practices （GVP）：Module VIII - Post-authorisation safety studies（Rev 3）［EB/OL］：EMA. 2017-10-9［2018-10-20］. https：//www.ema.europa.eu/documents/scientific-guideline/guideline-good-pharmacovigilance-practices-gvp-module-viii-post-authorisation-safety-studies-rev-3_en.pdf

［17］ 高月. 中药安全性研究基础与方法［M］. 北京：军事医学出版社，2017.

[18] 范骁辉，赵筱萍，金烨成，等. 论建立网络毒理学及中药网络毒理学研究思路［J］. 中国中药杂志，2011，36（21）：21-23.
[19] 李杰，李柯佳，张臣，等. 计算系统毒理学：形成、发展及应用［J］. 科学通报，2015，60（19）：1751-1760.
[20] Velo G. Why ecopharmacovigilance［J］. Drug Saf，2007，30（10）：919-990.
[21] Edwards IR，Lindquist M. Pharmacovigilance - Critique and Ways Forward［M］. Switzerland：Springer International Publishing AG Switzerland，2017：195-203.

第十一章 治疗药物监测

治疗药物监测（therapeutic drug monitoring，TDM）是通过监测患者体内（主要是血液，也包括尿液、脑脊液等其他体液）的药物浓度和遗传因素，利用药代动力学原理，对药物剂量、频次等给药方案的合理性进行分析，是个体化药物治疗的一种重要手段。在临床实践中，治疗药物监测不仅为减少或避免药物不良反应发挥了作用，也为药物过量中毒的诊断和治疗提供重要依据。

第一节　治疗药物监测概述

治疗药物监测始于20世纪50年代末60年代初，经过几十年的发展，其内容日益丰富和完善，逐渐成为一门集定量药理学、药物治疗学、循证药学等多学科交融的交叉学科，为药物安全、有效、经济的使用提供技术支撑。

一、治疗药物监测的发展

我国TDM工作开始于20世纪70年代，主要应用自动化的免疫分析法和高效液相色谱技术对药物浓度进行定量测定。之后，随着质谱技术以及药物基因组学的发展，TDM包含的内容越来越广泛，如药物代谢相关基因测定等。传统的血药浓度监测需要等到药物治疗启动后才能进行，而通过对药物代谢酶基因多态性的检测可以预测患者的药物暴露情况，两者互相补充，将是实现个体化治疗的一个重要途径。

目前，我国开展TDM的药物涉及免疫抑制剂、抗菌药物、精神类药物、抗肿瘤药物、心血管类药物等80余种，约占临床常用药物的10%（表11-1）。

表11-1　常规血药浓度监测的药物

药理分类	药物名称
抗感染药物	万古霉素、替考拉宁、伏立康唑、阿米卡星、
强心苷类	地高辛
抗癫痫药物	丙戊酸、卡马西平、苯妥英钠、苯巴比妥
平喘药	茶碱

续表

药理分类	药物名称
三环类抗抑郁药	阿米替林、去甲替林、丙米嗪、地昔帕明
抗肿瘤药	甲氨蝶呤
免疫抑制剂	环孢素、他克莫司、西罗莫司

二、治疗药物监测基本概念

（一）血药浓度

药物及其活性代谢物进入机体血液的量称为血药浓度（blood concentration of the drug），是药物产生药理活性和毒性的物质基础。大部分情况下，血药浓度与药物疗效呈正相关，也是 TDM 的研究目标。

（二）谷浓度

临床实践中多点采血很难实现，因此需要选择一个简便的采血点来表征总体的药物暴露量。一般会选择谷浓度（trough level），即多次给药达稳态后血药浓度最低的时间点。

（三）治疗浓度范围

治疗浓度范围（therapeutic range）又称治疗窗（therapeutic window），是指药物治疗过程中，有利的临床反应概率相对较高，而不利的临床反应概率相对较低的血药浓度区间。大部分情况下，TDM 的目标是将患者的血药浓度控制在该区间内。

（四）有限采样策略

对于某些药物，单一时间点的血药浓度与药物体内暴露量的相关性较差，此时可考虑使用有限采样策略（limited sampling strategy，LSS）。通过药代动力学计算，以尽可能少的时间点数据获得相关性最好的曲线下面积计算方程，以便在实践中以最少时间点采样来评估药物暴露量。

（五）药物代谢动力学

药物代谢动力学（pharmaco kinetics，PK）是研究机体对药物的吸收、分布、代谢和排泄动力学，以及相应的药理、治疗和毒性反应的学科。药代动力学应用研究领域包括生物利用度测定，生理、病理因素对药物吸收、分布的影响，疾病状态下或必要时药物剂量的调整，药理效应与给药剂量的相关性，药物相互作用评价等，为制定个体化用药方案提供必要的参数。

（六）药物基因组学

药物基因组学（pharmacogenetics）是一门新兴学科，研究人类基因组信息与药物反应之间的关系，旨在提高药物疗效并减少药物不良反应。与一般基因组学研究不同的是，药物基因组学主要致力于已知基因多态性对药物临床应用的影响。

第二节　治疗药物监测的应用

合理的治疗药物监测（TDM）可以让患者获得更好的治疗效果和经济获益，如降低不良反应风险，节约药费支出等。对于毒性较大，治疗窗较窄的药物来说，TDM 是必不可少的技术支持。

一、治疗药物监测的指征

大部分药物的治疗剂量和中毒剂量相差很大，安全性较好，没有必要进行治疗药物监测。然而，随着越来越多新药的问世，药动学药效学理论的飞速发展，个体化治疗的需求，许多药物都需要在 TDM 的指导下实现精准给药。这些药物往往具有以下特征：

1. 治疗浓度范围较窄，药物的治疗剂量和中毒剂量接近，该类药物的剂量往往不好掌握，如地高辛、苯妥英钠等。

2. 个体间药物暴露量或临床疗效差异较大的药物，如某一剂量的药物在一个患者身上产生理想的药理作用，在另一个患者身上则可能引起毒性作用，代表药物有他克莫司、伏立康唑等。

3. 中毒症状与疾病本身的表现类似，临床无明确判断标准，需要借助 TDM 来判断药物的毒性反应，如地高辛。

4. 用于特殊患者群体的某些药物，如危重症患者、肾功能不全患者等。如万古霉素用于肾功能不全患者，需要根据血药浓度调整给药方案。

对于这些药物，在 TDM 进入临床实施之前，还需要考察其血药浓度与疗效或不良反应是否存在较好的相关性，是否具有可供参考的治疗浓度范围，是否已建立灵敏、准确、特异以及可操作的浓度测定方法。

二、治疗药物监测的临床应用实例——环孢素

环孢素为免疫抑制治疗中的里程碑药物，大大促进了器官移植领域和 TDM 领域的发展。该药的监测指征、监测方法、治疗浓度范围等具有典型代表意义。

（一）监测指征

环孢素的体内浓度和临床反应有着明确的关联，但药物的治疗指数较窄，药物代谢存在高度的个体内和个体间差异，而药物疗效不足导致的疾病活动或移植物排异反应很难鉴别和判断。药物间相互作用会显著影响环孢素的代谢从而导致不良反应发生。

（二）采样及监测方法

乙二胺四乙酸抗凝的静脉全血为推荐样本类型。该样品于室温或者更高的温度

(37℃)下可稳定存放至少 11 天，可于-20℃稳定保存至少 3 年。

开始环孢素治疗后 2～3 日，以及在任何剂量改变后，都应检测谷浓度，即下一次给药之前的半小时之内收集血样。通常，开始使用环孢素治疗后，在第 1 个月内应每周测定谷浓度 1～2 次，直至结果稳定。此后，仅需每 2～3 个月测定 1 次。但如果加用或停用影响环孢素代谢的药物，则需要更频繁地监测血药浓度。

环孢素的血药浓度测定方法包括化学发光免疫分析法、酶联免疫吸附法、高效液相色谱法、液质联用等。因检测方法的差异，不同技术下的浓度结果不能直接比较，需要一定的校正。

（三）治疗浓度范围

不同适应证其治疗浓度范围不同。一般认为谷浓度应维持在 100～400ng/ml。

肾移植术后可以选择环孢素、糖皮质激素、麦考酚酸三联免疫治疗方案。使用该方案的肾移植受者，环孢素的治疗浓度范围随术后时间延长而降低：术后 1 个月内环孢素谷浓度建议 200～350ng/ml，1～3 个月浓度维持在 150～300ng/ml，3～12 个月 100～250ng/ml，1 年以上大于 50ng/ml。由于环孢素的峰浓度（口服给药后 2 小时的浓度）与药物整体暴露量的相关性略优于谷浓度，因此有的移植中心以监测环孢素峰浓度为主，如术后 1 个月内维持环孢素峰浓度在 1000～1500ng/ml，1～3 个月维持在 800～1200ng/ml，3～12 个月 600～1000ng/ml，1 年以上大于 400ng/ml。

在其他免疫相关疾病中，环孢素也有相应的浓度参考范围。如以肾病综合征为主要表现的肾小球疾病建议维持环孢素的谷浓度在 100～150ng/ml，包括难治性微小病变性肾病、特发性膜性肾病等。改善全球肾脏病预后组织在“2012 版肾小球肾炎临床实践指南”中提出，治疗特发膜性肾病时环孢素谷浓度可维持在 125～175ng/ml，或峰浓度维持在 400～600ng/ml。

（四）影响血药浓度的因素

生理因素影响环孢素的吸收、代谢、分布等药动学过程，因此胃肠功能改变、肝功能减退、脂蛋白水平升高等因素会导致体内药物浓度明显波动，如腹泻患者（排泄量＞500ml/72h）体内环孢素的吸收会相应降低 50% 左右。胃排空速率快，环孢素的吸收增加；反之，降低胃排空速率导致环孢素吸收减少。

某些食物与环孢素同服会造成血药浓度波动。例如，葡萄柚和葡萄柚汁可使小肠上皮细胞肝药酶表达量特异性降低，导致环孢素代谢减少，显著升高血药浓度。此外，高脂食品如牛奶、巧克力等能够增加环孢素的肠道吸收，造成血药浓度升高。

药物相互作用是影响环孢素浓度的重要因素，其他药物通过影响肝药酶活性、胃肠功能等发挥该作用。如三唑类抗真菌药（伏立康唑等）、大环内酯类抗生素（红霉素等）抑制或竞争肝药酶活性而使环孢素代谢减慢，血药浓度升高。而肝药酶诱导剂，如抗结核药利福平，可加快环孢素的肝脏代谢，使其血药浓度迅速下降。

中药成分与环孢素的作用是近年来研究的热点，有病例报道提示中药汉防己甲素、大黄制剂、小檗碱等均能升高环孢素血药浓度，其机制有待进一步研究。

（王晓星　张相林）

参 考 文 献

［1］ 柳芳，陈文倩，张相林，等.治疗药物监测的概念探析［J］.实用药物与临床，2016，19（3）：380-383.

［2］ 李金恒.临床治疗药物监测的方法和应用［M］.北京：人民卫生出版社，2003.

［3］ 吴永佩，等.临床药物治疗学总论［M］.北京：人民卫生出版社，2016.

［4］ 凌树森.治疗药物监测新理论与新方法［M］.北京：中国医药科技出版社，2002.

［5］ 赵汉臣，李勇.实用治疗药物监测手册［M］.北京：人民卫生出版社，2002.

［6］ 中华医学会器官移植学分会，中国医师协会器官移植医师分会.中国肾移植受者免疫抑制治疗指南（2016版）.器官移植，2016，7（5）：327-331.

［7］ 中国成人肾病综合征免疫抑制治疗专家组.中国成人肾病综合征免疫抑制治疗专家共识［J］.中华肾脏病杂志，2014，30（6）：467-474.

［8］ Kidney Disease：Improving Global Outcomes （KDIGO） Glomerulonephritis Work Group. KDIGO Clinical Practice Guideline for Glomerulonephritis.Kidney inter，Suppl. 2012，2：139-274.

索 引

符号

英文

C

H

P

中文

A

B

C

D

F

G

H

J

K

L

M

P

Q

R

S

T

W

X

Y

Z